LIANSUO YAODIAN DIANYUAN ZHONGYAO JICHU XUNLIAN SHOUCE

连锁药店店员
中药基础训练手册

主编单位：湖南省药师协会
老百姓大药房连锁股份有限公司

主　　审：刘绍贵　饶　健
主　　编：谢子龙　殷　旭
副主编：王　莉
编　　委：侯茂虎　李文宗　艾征宙　高　博
周伯恩　王小红　黄　阳　陈　靖
周　薇　周　猛　欧美琼　王　瑛
陈海波　陈　帅　晏　瑶　朱亚甲
孙　玲　陈　佳　唐　勇　赵毅炜
张晓波　杨芳芳　王　琴　王　凤
谭　坚　李　培　李　涛　何　感
杨　芬　成　蕾　马　燕　侯惠鸣
荣东梅　洪　兰　王中锋　文　栋
陶玉平

U0339715

湖南科学技术出版社

序 一

　　老百姓大药房心系众生，服务百姓，独树一帜，以仁和、质量、诚信、精准服务为念，在医药商业经营和传承创新发展中医药事业、维护人民健康、保证人民用药安全有效、促进医药改革发展、活跃市场经济以及企业文化积淀等方面均取得了卓有成效的成绩，成为了社会药房和社会药学服务中的翘楚，取得了较好声誉。老百姓大药房成立以来不仅取得了良好的社会和经济效益，而且吸纳和凝聚了一支强有力的药学和中药学精英队伍，成为企业持续发展的有力支撑。

　　2013年，为"强基固本"，夯实基础，拓展新知，凝练队伍精气神，强化服务意识，提高从业人员执业水平和能力，老百姓大药房特组织相关专家出版了中西合参的《药店店员基础训练手册》，作为业内培训和中西药学人员习作之用，受到业内专家和广大读者的高度好评。为凸现中医药优势特色，传承中药经营业传统文化，进一步提升中药店员服务水平，此次再度组织相关专家按照《中华人民共和国药典》等相关典籍和现行药事法规要求，编写了这本《连锁药店店员中药基础训练手册》。

　　本书以中药基础知识和应知应会的基本技能为主旨，简要介绍了中药药性基本理论、相关名词术语解释、配伍应用禁忌、400余种常用中药性能应用，以及400余种中药材或中药饮片的主要鉴别特征和品规质量标志、中药采购验收与储存管理、调剂与销售服务、中药煎煮、贵细与精品饮片管理，附录载有毒性中药品种及小毒、有毒、大毒三类品种名录与用法用量以及常用饮片通用斗谱等，并附有数百幅高清中药彩图以资识别和鉴赏。

本书内容虽简，但简而有要，药物真假可辨，既切合实用，又制定准绳，应了现实和时代之需，可视为业内规范操作之作，亦为书市缺如的优良之作，故乐以为序！

湖湘著名中药专家 杜海贵

序　二

　　《连锁药店店员中药基础训练手册》的编写，目的是为零售药店中药类执业药师、中药师以及中药柜店员的药学服务提供一本实用的参考书籍。

　　中药是中华民族五千余年传统文化的瑰宝，在中华民族的繁衍昌盛和疾病防治、康复保健中，作出了不可磨灭的贡献。传承和创新发展中医药文化和中医药事业，是每位医药从业人员的责任和使命。本书用简洁、通俗的语言，围绕连锁药店店员日常工作中必备的中药基础知识进行详尽的阐述。内容包括中药理论基础，常见中药鉴别特征与品规质量标示，中药饮片的采购与储存保管，中药饮片销售服务，中药调剂与处方应付，中药煎服法与代煎，贵细、精品饮片管理，以及常用中药饮片通用斗谱等内容；同时参考《中华人民共和国药典》、各省区市的地方标准以及相关规范，提出了连锁药店中药饮片质量验收、储存养护等方面的规范操作。希望通过本书，能够与喜欢传统中药文化的同道共勉，为普及中药知识、推广及弘扬中药文化起到积极的作用。因时间紧、任务重、信息资料采集有限，文字错漏或表述不尽精准在所难免，希望同道不吝指正。

　　最后，我们向为本书编写、审稿和提供支持的各位专家、各方人士表示诚挚的感谢！谨以此书致敬在药学服务一线的工作者们！

老百姓大药房连锁股份有限公司董事长

前　言

　　中医中药是我国独特的卫生资源，历经数千载的沧桑和历代人的传承，以其确切的疗效和独特的保健功能服务于人民健康事业，在连锁药店经营中占据独特地位，拥有特色服务专区、特色专业技术。2016 年 2 月 26 日国务院发布《关于印发中医药发展战略规划纲要（2016—2030 年）的通知》（国发〔2016〕15 号），文件中明确提出："中医药作为我国独特的卫生资源、潜力巨大的经济资源、具有原创优势的科技资源、优秀的文化资源和重要的生态资源，在经济社会发展中发挥着重要作用。随着我国新型工业化、信息化、城镇化、农业现代化深入发展，人口老龄化进程加快，健康服务业蓬勃发展，人民群众对中医药服务的需求越来越旺盛，迫切需要继承、发展、利用好中医药，充分发挥中医药在深化医药卫生体制改革中的作用，造福人类健康。""到 2020 年，实现人人基本享有中医药服务，中医医疗、保健、科研、教育、产业、文化各领域得到全面协调发展，中医药标准化、信息化、产业化、现代化水平不断提高。""到2030 年，中医药治理体系和治理能力现代化水平显著提升，中医药服务领域实现全覆盖，中医药健康服务能力显著增强，在治未病中的主导作用、在重大疾病治疗中的协同作用、在疾病康复中的核心作用得到充分发挥。"同时，为推进"健康中国"建设，提高人民健康水平，中共中央、国务院于 2016 年 10 月 25 日印发并实施《"健康中国 2030"规划纲要》，提出充分发挥中医药独特优势，发展中医药健康服务。

为推进"健康中国"建设，提高人民健康水平，在行业不断发展背景下，湖南省药师协会、老百姓大药房连锁股份有限公司应势邀约相关专家、药学资深人士、行业优秀企业编写了《连锁药店店员中药基础训练手册》一书。

　　本书旨在提升连锁药店中药类执业药师、中药师和中药柜员工的专业技术水平和专业服务能力。本书围绕连锁药店店员日常工作中必备的中药基础知识进行了详尽的阐述。正文部分包括中药理论基础、常见中药鉴别特征与品规质量标示、中药饮片的采购与储存保管、中药饮片销售服务、中药调剂与处方应付、中药煎服法与代煎，以及贵细、精品饮片管理共7章。第一章中药理论基础，重点介绍中药药性理论和道地药材等概念，如四气、五味、升降浮沉、归经、中药配伍禁忌等；第二章常用中药鉴别特征与品规质量标示，重点阐述中药性状鉴定的基本方法、中药材商品规格与等级，并分类介绍了21个类别400余味常见中药，其正名、来源、采收加工、质量标志、饮片特征、储藏要求以《中华人民共和国药典》（一部）或各省现行《中药饮片炮制规范》为准；第三章中药饮片的采购与储存保管，主要介绍中药采购人员的职责、中药饮片验收人员的资质职责和中药饮片验收的标准、中药饮片的储存管理；第四章中药饮片销售服务，主要叙述连锁药店中药饮片销售的岗位设置与职责、服务标准与礼仪、服务流程；第五章中药调剂与处方应付，重点解释中药调剂程序与操作规范，中药处方调配应付，中药斗谱的编排与装斗、清斗等内容；第六章中药煎服法与代煎，主要介绍中药煎煮容器选择、水量和火候的控制，特殊药物的煎煮法，以及门店中药代煎的操作规范；第七章贵细、精品饮片管理，论述常见贵细饮片的功效解读、储存、陈列管理、切片打粉知识等。附录部分则介绍了105种常见中药饮片的正伪品图，审方中药师日常工作点检表，《中华人民共和国药典》中标注"有大毒""有毒""有小毒"3类品种及剂量表，3类应特殊管理的中药饮片品种，常用中药饮片通用斗谱。本书所涉内容既是连锁门店中药专区经营活动中店员必须掌握的相关专业知识和技能，也是中药师践行优良药学服务、保障公众安全的学习范本。必须指出的是，为保证文献资料的完整性,《中华人民共和国药典》(2020 年版)不再收录的马兜铃、天仙藤、穿山甲三味中药,本书对其相关内容均予以保留,以供读者温习和参考。

本书具有以下特点:一是实用性强,书中所述内容均是中药类执业药师、中药师和中药柜人员工作中实际需要解决的问题;二是内容广泛,适用于各个不同岗位人员;三是可操作性强,所有内容均来自各地各店的实践,结合了实际工作需要,可视为一部理论和实践融为一体的教材。希望本书能为零售药店所有员工不断提高业务技术水平和服务能力提供借鉴。

主编单位老百姓大药房连锁股份有限公司创立于2001 年 10 月,2015 年 4 月 23 日上海证券交易所 A 股主板上市,是一家由单体民营药店发展起来的中外合资大型医药集团。2018 年年销售额即超过了 100 亿元,覆盖 22 省份、100 余城市,拥有门店逾 5000 家、员工2 万余人,已发展成为中国经营规模最大、覆盖省份最多的大型医药连锁企业之一。2010—2019 年 9 次荣获"中国药品零售企业综合竞争力百强"第一名;2015 年荣获 Superbrands(英国)颁发的"中国人喜爱的品牌"(Superbrands 创立于英国,是全球最大的独立品牌授奖项目)。老百姓大药房自成立以来始终专注于顾客的健康需求,专注于药学服务的践行。2008 年成立行业首家药师俱乐部,2009 年举办第一届"全国药师精英赛"并推行药师星级体系建立,2011 年推广《老百姓大药房执业药师服务规范》,2012 年在商务部组织的"首届药品流通行业岗位技能竞赛暨第二届全国医药行业特有职业技能竞赛"中取得店长岗位、药师岗位"双冠军",2016 年门店资深药师取得中国非处方药物协会颁发的"卓越药师"称号。

本书的出版要感谢有关专家及药学工作者的辛苦付出。由于编写时间紧迫、水平有限,本书难免存在错误和疏漏之处,恳请各位专家、读者批评指正,以便再版时修改、充实与完善。

编　者

目　录

第三章 中药饮片的采购 与储存保管

第四章 中药饮片销售服务

第五章 中药调剂与处方应付

第六章　中药煎服法与代煎

第七章　贵细、精品饮片管理

第一章　中药理论基础

神农"尝百草之滋味""一日而遇七十毒",生动而形象地概括了药物知识萌芽的实践过程,以及人类辨尝草木以寻求食源的经历,故有"药食同源"之说。也就是说,药物知识是人类在长期生活、生产实践,以及与疾病斗争的过程中,点滴积累起来的。文物考古表明,在数千年前的钟鼎文中,已有"药"字出现,《说文解字》将其训释为"治病草,从草,乐声",明确指出了"药"为治病之物,并以"草"(植物)类居多的客观事实。

在现存的先秦文献中,药物品种已多见,如《诗经》中涉及植物和动物330余种,有的还简要记述了产地和采收知识。《山海经》中载有各类药物120多种。西汉晚期出现药物专著,并将其名为"本草";东汉时(约公元2世纪),出现了现存最早的本草学专著《神农本草经》;两晋南北朝时期陶弘景著《神农本草经集注》;唐显庆年间编写《新修本草》;宋人唐慎微著《证类本草》;明李时珍著《本草纲目》;清赵学敏著《本草纲目拾遗》。据统计,我国古代较有名的本草著作有400余部,还有很多著作因时代变迁和战乱而湮没。

第一节　中药药性理论简介

研究中药药性形成的机制及其运用规律的理论称为中药药性理论,其基本内容包括四气五味、升降浮沉、归经、有毒无毒、配伍、禁忌等。药性理论是我国历代医药学家在长期医疗实践中,以阴阳、脏腑、经络学说为依据,根据药物的各种性质及其所表现出来的治疗作用总结出来的用药规律。它是中医药学理论体系中的一个重要组成部分,是学习、研究、运用中药所必须掌握的基本理论知识。

一、四气

"四气"指寒、热、温、凉4种不同的药性,又称"四性"。药性的寒热温凉是根据药物作用于人体后所产生的不同调节效应总结出来的,它与所治疗疾病的性质是相对而言的,是药性理论的重要组成部分,是说明药物作用的主要理论依据之一。

药性之气源于《黄帝内经·素问》,中医学理论认为气是构成世界的基本物质,食物和药物也是如此,如《素问·藏器法时论》曰"气味合而服之,以补精益气",《素问·阴阳应象大论》曰"形不足者,温之以气,精不足者,补之以味"等。四气作为中药药性理论术语,最早记载于《神农本草经·序录》曰"药有酸、咸、甘、苦、辛五味,又有寒、热、温、凉四气,及有毒、无毒",其含义明确,自此气味成为中药性能的主要内容。

寒凉与温热是相对立的两种药性,而寒与凉、温与热分别又具有程度上的区别,即"凉次于寒""温次于热",此外还有平性。平性药,是指该类药物寒热之性不明显、药性平和、作用和缓,但实际上也有偏热偏凉的区别,仍在四气范围内。四气还寓于阴阳,寒凉属阴,温热属阳。

一般说来,"寒者热之,热者寒之"(《素问·至真要大论》),即阳热证用寒凉药,阴寒证用温热药,这是中医临床的基本用药原则。寒凉性的药物,多具有清热泻火、凉血解毒、滋阴除蒸、泄热通便、清热利尿、清化热痰、清心开窍、凉肝息风等作用,可用治阳证、热证,药如石膏、知母、栀子之属;温热性的药物,多具有散寒、温里、暖肝散结、温经通络、回阳救逆、温阳利水、补火助阳的作用,可用治阴证、寒证,药如干姜、肉桂、附子之类。

二、五味

所谓"五味",是指药物辛、甘、酸、苦、咸5种基本的味道,有些药物还具有淡味和涩味,但因"淡附于甘""涩乃酸之变","故仍称"五味"。五味的辨识,一是根据人们味觉器官的辨别总结确定的,如麻黄味辛、甘草味甘、黄连味苦、乌梅味酸;二是根据临床治疗效果总结确定的,如石膏以口尝无辛味,但因其清肺热、辛入肺,故其味辛。也就是说,五味不仅仅是药物味道的真实反映,更重要的是对药物作用的高度概括。

现代研究证明中药的五味是由其所含的化学物质决定的,辛味药多含挥发性物质,酸味药多含有机酸和鞣质,甘味药多含糖、氨基酸、维生素,苦味药多含生物碱、苷类,咸味药多含无机盐,不同类别的化学物质决定各类中药对人体的功效。

五味与四气一样,也具有阴阳五行的属性,《素问·至真要大论》曰:"辛甘发散为阳,酸苦涌泄为阴,咸味涌泄为阴,淡味渗泄为阳。六者或收或散,或缓或急,或燥或润,或软或坚,以所利而行之。"这里确定了五味的阴阳属性,即辛、甘、淡属阳,酸、苦、咸、涩属阴。

1. 辛　能散、能行、能润,具有发散解表、行气活血,敷布和蒸化津液以濡润机体的作用。如白芷解表散寒、柴胡疏散退热、木香行气止痛、川芎活血化瘀等。

2. 甘　能补、能和、能缓、能解毒,具有滋补和中、缓急止痛、调和药物的毒性和偏性等作用。如人参补气、当归补血、麦冬补阴、杜仲补阳、饴糖缓急止痛、甘草调和诸药等。

3. 酸　能收、能固、能涩,具有收敛固涩和生津止渴的功效,多用于治疗体虚滑脱症,如五味子固表止汗,乌梅敛肺涩肠,五倍子收湿敛疮,山茱萸收涩固脱等。

4. 苦　能泄、能降、能燥、能坚,具有清热泻火、解毒、降逆、通便、燥湿、坚阴等功用。如黄芩清热燥湿、栀子泻火除烦、青葙子清肝泻火、连翘清热解毒、黄柏泻火存阴等。

5. 咸　能下、能润、能软,具有润下通便、软坚散结的功能。如芒硝泻热通便、鳖甲软坚散结、海马散结消肿等。

6. 淡　能渗、能利,具有渗利小便的作用,故有些渗利水湿的药物具有淡味。如泽泻、猪苓、茯苓、薏苡仁利水渗湿,滑石利尿通淋,通草清热利尿等。

7. 涩　与酸味药作用相似,多用于虚汗、久泻、尿频、遗精、滑精、出血等症。如金樱子固精缩尿、固崩止带,莲子益肾涩精。

有些药难以用四气五味理论解释药性、说明作用机制,因而又有芳香性药性之说,是四气五味学说的补充。具有芳香性药物的主要作用为:辟秽防疫、解表散邪、悦脾开胃、化湿去浊、通窍止痛、行气活血、开窍醒神。

三、升降浮沉

升降浮沉是指药物在人体产生作用的4种不同趋向。它是针对疾病的病位和病势而言的,病势有向上、向下、向内、向外之别，病位有在上、在下、在里、在表之分，依照同病位、逆病势的要求，提出了升、降、浮、沉的概念。概括而言，升浮药主上升向外，其性多温热，味多辛、甘、淡，有升阳举陷、疏散解表、温通经脉、通痹解结、行气开郁、活血消癥、开窍醒神、涌吐等作用，故解表药、温里药、祛风寒湿药、活血化瘀药、开窍药、补益药、涌吐药等多具有升浮药性。沉降药主向下向内，其性多寒凉，味多酸、苦、咸，该类药物多为重浊坚实之品，具有清热降火、降逆止呕、消积导滞、泻下通便、利水渗湿、平肝潜阳、镇静安神、息风止痉、固表止汗、涩肠止泻、涩精止遗、固崩止带等作用，故清热药、利水渗湿药、泻下药、收涩药多具有沉降药性。个别药物升降浮沉的药性不明显或具有双向性，如麻黄既能发汗散寒，又能利水消肿。

决定和影响升降浮沉的因素有：四气五味、气味厚薄、质地轻重，以及炮制、配伍等诸多方面。综上所述，一般性属温热，味属辛、甘、淡的药物大多为升浮药；性属寒凉，味属酸、苦、咸的药物大多为沉降药。炮制可以改变或影响药物升降沉浮的性能，如酒制升提、姜制发散、醋制收敛、盐制多下行。此外药物的升降浮沉性质通过配伍也可发生转化，一般而言，升浮药在大队沉降药中能随之下降；反之，沉降药在大队升浮药中能随之上升。

四、归经

归经系指药物对人体某些脏腑经络的特殊的亲和作用，"归"指药物作用的归属，"经"是脏腑经络的统称。归经理论是以中医基本理论脏腑经络学说为基础，以药物所治疗的具体病证为依据，经过长期临床实践总结得出的。中药归经理论最早可追溯到《韩非子·喻老》中的记述："疾在腠理，汤熨之所及；在肌肤，针砭所及也；在肠胃，火齐之所及也；在骨髓，司命之所属，无奈何也。"后在《黄帝内经》《神农本草经》等医药名著中都对五味及部分药物的归经有所论述，如《素问·宣明五气论》中有"五味所入""五味所禁"的论述；《神农百草经》在论述药物功效时，明确提及人参"补五脏"、合欢"利心志"、大黄"荡涤肠胃"、芒硝"逐六腑积聚"等。中医脏腑经络学说认为，人的生命活动是以五脏为核心，六腑配属五脏，气血津液是脏腑功能产生的基础，通过经络把五脏、六腑、四肢、百骸、皮肉、筋脉、七窍、二阴连成一体。由于经络能联系人体内外表里，一旦病邪侵入，体表病变可通过经络影响脏腑；反之内在脏腑病变，也可通过经络反馈到体表，由于五脏六腑的生理功能不同，经络行走部位不同，所以病变特征和临床表现证也就各不相同。如心主神明、主血脉，故心经病证常见心悸、血瘀心痛、失眠健忘，临床选用柏子仁、酸枣仁、丹参等治疗，使相应病证缓解或治愈，这几味药则归属心经；肝主疏泄、肝藏血，故肝经病证常见眩晕、胁痛、抽搐、惊厥，临床选用柴胡、郁金、天麻、枸杞子等治疗，使相应病证缓解或治愈，则认为这些药物归属肝经；肺主气、司呼吸，肺经病证常见气喘、咳嗽，临床选用麻黄、桂枝、苦杏仁、桔梗治疗有效，则认为这些药物归属肺经；胃主受纳、腐熟水谷，故胃经病证常见食欲缺乏、胃脘胀痛、恶心呕吐、嗳气呃逆，临床选用木香、半夏、陈皮、白芷治疗有效，便认为这些药物归属胃经。而一味药物归属多条经络，则说明药物治疗范围的扩大，如香薷，归肺、胃经，既可用于暑湿感冒、恶寒发热、头痛无汗，也可用于腹痛吐泻；知母，归肺、胃、肾经，可用于肺热燥咳、胃热烦渴、阴虚发热。

熟悉中药归经理论，一是便于临床辨证用药；二是便于功效相似的药物区别使用；三是通过药物归经的主次，可以帮助识别药物作用的重点。如病患热证，有肺热、心火、胃火、肝火等的不同，治疗用药亦不同。若肺热咳喘，当用桑白皮、地骨皮等肺经药以泻肺平喘；若胃火牙痛，当用石膏、黄连等胃经药来清泻胃火；若心火亢盛、心悸失眠，当用朱砂、丹参等心经药以清心安神；若肝热目赤，当用夏枯草、龙胆等肝经药以清肝明目。此外，掌握归经理论还有助于区别功效相似的药物，如羌活、葛根、柴胡、吴茱萸、细辛等均可用于治疗头痛，但羌活善治太阳经头痛、葛根善治阳明经头痛、柴胡善治少阳经头痛、吴茱萸善治厥阴经头痛、细辛善治少阴经头痛。因此，在熟悉药物功效的同时，掌握药物的归经对相似药物的鉴别应用有着十分重要的意义。

五、中药的配伍

配伍，即按照病情和药物的不同特点，有选择地将两种以上药物配合一起使用。前人把单味药的应用与中药之间的配伍关系总结为 7 条规律，即单行、相须、相使、相畏、相杀、相恶、相反，合称为药物的"七情"。中药的"七情"源于《神农本草经》："药有阴阳配合，子母兄弟，根茎花实，草石骨肉。有单行者，有相须者，有相使者，有相畏者，有相反者，有相杀者……不尔，勿合用也。"此后的本草著述中，都对"七情药例"做了整理或系统分类，如《本草纲目》中关于七情配伍规律的阐述："药有七情，独行者，单方不用辅也；相须者，同类不可离也，如人参、甘草，黄柏、知母之类；相使者，我之佐使也；相恶者，夺我之能也；相畏者，受彼之制也；相反者，两不合也；相杀者，制彼之毒也。古方多有相恶、相反者，盖相须相使同用者，帝道也；相畏、相杀同用者，王道也；相恶、相反同用者，霸道也；有经有权，在用者悟尔。"并对药例进行了系统分类"凡三百六十五种，单行者七十一种，相须者十二种，相使者九十种，相畏者七十八种，相恶者六十种，相反者十八种，相杀者三十六种，凡此七情合和视之"。

1. 单行　即单用一味药来治疗某种病情单一的疾病。如明代《本草蒙筌》曰："有单行者，不与诸药共剂，而独能攻补也，如方书所载独参汤、独菊汤之类是尔。"其中提及的独参汤，即单用人参治疗大失血所引起的元气虚脱的危重病证，此外青蒿治疗疟疾、益母草调经止痛、斑蝥治疗原发性肿瘤也都是单行用药的治疗方法。

2. 相须　指两种性能功效类似的药物配合使用，可增强原有药物的疗效。《本草蒙筌》曰："有相须者，二药相宜，可兼用也。"相须配伍的药物必须是同类，拥有相同或类似的性能、功效、临床应用，如麻黄配桂枝，能增强发汗解表的治疗效果；石膏配知母，可增强清热泻火、除烦止渴的作用；黄芩配黄连，能增强清热燥湿、泻火解毒的作用；藿香配佩兰，能增强解表祛湿、芳香化湿的作用；贝母配知母，能增强养阴润肺、化痰止咳的作用；生地配玄参，可增强清热凉血、滋阴降火的功效；黄芪配白术，能增强补中益气、健脾和胃的功效；天冬配麦冬能增强养阴润燥、清火生津的功效；羌活配独活，能增强祛风除湿、通络止痛的功效等。这类配伍应用，是中药配伍应用的主要形式之一，是复方用药的配伍核心。

3. 相使　是指以一种药物为主，另一种药物为辅，两药合用，辅药可以提高主药的疗效。《本草蒙筌》曰："有相使者，能为佐卒，引达诸经也。"如黄芪配茯苓治脾虚水肿，黄芪为健脾益气、利尿消肿的主药，茯苓利水渗湿，可增强黄芪益气利尿的治疗效果；枸杞子配菊花治疗目暗昏花，枸杞子是补肾益精、养肝明目的主药，菊花散风清热、平肝明目，可增强枸杞子补虚明目的作用，为辅药；以上是功效相近的药物相使配伍的例证。功效不同的药物也可相使配伍，如吴茱萸配生姜，治肝寒犯胃、呕吐吞酸，吴茱萸暖肝温胃、散寒止痛、降逆止呕，是散肝经寒邪的主药；生姜温胃散寒、温中止呕，可增强吴茱萸暖肝温胃、降逆止呕的作用；黄连配木香，治湿热泻痢、腹痛里急，黄连为清热燥湿、泻火解毒的主药，木香行气止痛、调中宣泄，可增强黄连清热燥湿、行气化滞的功效。相使者，一主一辅，相辅相成，不一定为同类药物配伍，辅药能提高主药的疗效。

4. 相畏　是指一种药物的毒性或副作用能被另一种药物减轻或消除，如《本草经集注》曰："半夏有毒，用之必须生姜，此是取其所畏，以相制尔。"即半夏的毒性或副作用能被生姜所抑制，生半夏可"戟人咽喉"令咽痛声哑，用生姜炮制为姜半夏后，其副作用大为缓和。还有巴豆畏大黄、甘遂畏大枣、熟地畏砂仁、常山畏陈皮，都是相畏配伍的药例。

5. 相杀　是指一种药物能够减轻或消除另一种药物的毒性或副作用。从此定义上可看出相杀与相畏配伍没有本质上的区别，只是在表述上采用了主动与被动的关系，可视为一种配伍、两种阐释。如生姜杀半夏毒，即半夏畏生姜。这类常见的配伍药例有生姜杀半夏、天南星，金钱草杀雷公藤，防风杀砒霜等。

6. 相恶　是指一种药物与另一种药物合用，能使原有的疗效降低。《神农本草经》曰："勿用相恶相反者。"如莱菔子能削弱人参的补气作用、黄芩能削弱生姜的降逆止呕作用、海螵蛸能削弱瞿麦的利尿通淋作用等。从临床应用来看，一是药性相反的药物，同时作用于同一部位，可能相恶；二是作用趋向相反的药物可能相恶，如涌吐药与止吐药、泻下药与涩肠止泻药等；三是扶正药与祛邪药配伍可能相恶，如补虚的沙参恶祛邪的防己。

7. 相反　是指两种药物同用能产生剧烈的毒性或副作用。"十八反""十九畏"则多属于此类配伍。

上述7类除单行外，相须、相使可以起到协同作用，能提高药效，是临床常用的配伍方法；相畏、相杀可以减轻或消除毒副作用，以保证安全用药，是使用毒副作用较强的药物的配伍方法；相恶是因药物的拮抗作用，抵消或削弱其中一种药物的功效，属于应注意的一类配伍；相反是药物相互作用，能产生毒性反应或强烈的副作用，属于配伍禁忌的范畴。

六、药对

药对，又称对药或对子药，即两味药成对，是临床上常用的相对固定的配伍形式，是中药配伍应用中的最小单位。形成药对的两药一般是固定的，彼此之间可以是相须、相使、相畏、相杀，也包括两药合用产生新药效的配伍关系。人们习惯将两药合用以起到协同作用，增强药效或消除毒副作用，抑其所短，专取其长；或产生与原药各不相同的新作用。（表1-1）

表1-1　　　　　　　　　　　　常用药对配伍应用简表

分　类	药　对	配伍应用
解表药对	麻黄—桂枝	发汗解表、除痹止痛作用加强，在治疗风寒表实证中常见
	麻黄—苦杏仁	定喘止咳效果增强，在治疗寒性咳喘痰白、胸闷气逆等方证中同用
	麻黄—石膏	清肺平喘，宣肺利水，协调同用
	桂枝—白芍	两者相配，既能牵制桂枝辛散而不致伤阴，又能防止白芍酸寒而恋邪
	白芷—川芎	辛香走散，祛风止痛作用增强
	荆芥—防风	协同增效
	防风—黄芪	既益气解表，又固表止汗

分 类	药 对	配伍应用
	葱白—生姜	解表散寒功效增强
	羌活—独活	祛风散寒、除湿蠲痹作用增强
	桑叶—菊花	协同增效，既发散风热，又平肝清肝
	金银花—连翘	增强清热解毒作用和透热之功效
清热药对	黄芩—黄连	两者相协，既可清泻上焦之热，又可清泻中焦邪热
	黄连—吴茱萸	一寒一温，肝胃兼顾，降逆和胃效果增强
	黄连—木香	苦辛通降，既可清热燥湿，又能行气导滞
	蒲公英—紫花地丁	增强清热解毒、消肿散结功效
	射干—桔梗	使肺得宣肃、祛痰利咽作用倍增
	石膏—知母	相使为用，既清气分实热，又清胃经实火
	生地黄—熟地黄	滋阴养血、止血功效更增强
泻下药对	大黄—芒硝	软坚泻下、泻火清热之力增强
	大黄—枳实	行泻相协、攻坚导滞之力增强
	火麻仁—郁李仁	二仁相配，润肠通便效果更佳
祛风湿药对	独活—桑寄生	既祛风寒湿邪，又可壮骨强筋
	桑寄生—杜仲	两者相配，共奏补肝肾、强筋骨、祛风湿之效
	白花蛇—乌梢蛇	相须为用，祛风通络、止痉功效增强
祛湿药对	苍术—白术	一重燥湿，一重健脾，相得益彰
	藿香—佩兰	芳香化浊，醒脾和胃
	茯苓—猪苓	淡渗利湿兼健运
	茯苓—泽泻	相须为用，既利水渗湿，又健脾泄热
	滑石—甘草	解暑、通淋、解毒、利尿效力增强
	金钱草—海金沙	利湿通淋，排石效力增强
	茵陈—栀子	茵陈得栀子，导湿热从小便而去，利胆作用增强
温里药对	附子—肉桂	增强温肾助阳、温经散寒止痛作用
	附子—干姜	相须为用，回阳救逆、温中散寒作用增强
理气药对	陈皮—半夏	理气健脾、降逆止呕、燥湿化痰之功更佳
	陈皮—竹茹	温寒相制，理气止呕、化痰止咳作用增强
	薤白—瓜蒌	通降开合，通阳散结，开胸止痛效果更佳
	川楝子—延胡索	一入血分，一入气分，气血并行，对肝郁化火犯胃及疝气疼痛更为适宜

续表2

分 类	药 对	配伍应用
理血药对	大蓟—小蓟	相须为用，凉血止血、解毒消痈作用显著
	地榆—槐花	凉血止血、疗痔作用更显
	川芎—当归	活血止痛、养血润燥作用增强
	川芎—白芍	养血柔肝、活血止痛功效更佳
	乳香—没药	散瘀定痛、消肿生肌功效更佳
	三棱—莪术	相须为用，破血行气、消积止痛作用更佳
	穿山甲—王不留行	通经下乳、活血消肿功效增强
止咳化痰平喘药对	半夏—陈皮	相须为用，燥湿化痰、理气止吐、健脾和胃
	半夏—竹茹	温寒相制，增强和胃止呕之效
	桔梗—甘草	宣肺化痰、解毒利咽功效增强，称为甘橘汤
	苦杏仁—桔梗	止咳平喘效力增强
	紫菀—百部	润肺下气、消痰止咳功效增强
	白前—前胡	前者偏重降气，后者侧重宣清
平肝息风药对	石决明—珍珠母	平肝潜阳、清肝明目功效增强
	天麻—钩藤	效用相类，平肝息风功效增强
	蒺藜—沙苑子	一重平肝，一重补肾，对肝阴肾虚的病证更为适宜
	全蝎—蜈蚣	息风镇痉、通络止痛、攻毒散结功效增强
补益药对	人参—黄芪	功效相类，补气之力更强
	人参—蛤蚧	补肾纳气、固本平喘功效增强
	人参—熟地黄	一补气，一补血，气血双补
	当归—熟地黄	相须为用，补血滋阴功效增强
	鹿茸—熟地黄	壮阳、益精血效力倍增
	制何首乌—熟地黄	相须为用，养血滋阴及补精血、乌须发之功增强
	熟地黄—砂仁	既消滋腻碍胃之弊，又增养血健脾之功
	黄芪—升麻	两者同用，相辅相成，既托毒外出，又益气血
	黄芪—当归	气血双补，专治气虚血少病证
	黄芪—党参	相须为用，补脾胃、益肺气功效增强
	甘草—白芍	增强柔肝、缓急止痛之效
	仙茅—淫羊藿	补肾壮阳功效增强
	肉苁蓉—锁阳	补肾阳、益精血、润肠通便功效增强

分　类	药　对	配伍应用
其他药对	白芍—柴胡	养血柔肝、疏肝解郁功效增强
	当归—白芍	补血养血、柔肝止痛功效增强
	沙参—麦冬	润肺益胃、养阴生津功效更佳
	麦冬—天冬	增强养阴生津、润肺清心功效
	枸杞子—菊花	滋肝补肾、清肝明目功效增强
	黄精—玉竹	补脾益肺、养阴润燥功效增强
	龟甲—鳖甲	滋阴潜阳、退热除蒸、益肾强骨功效增强
	龟甲胶—鹿角胶	滋阴养血、益精健骨、止血功效增强
	山楂—神曲	消食健胃、降脂功效增强
	酸枣仁—柏子仁	养心安神功效增强
	浮小麦—麻黄根	相须为用，止汗之力增强

第二节　相关名词解释与道地药材简介

中药商品中涉及的名词、术语较多，本节仅对"中药材""中药饮片""道地药材"及其常见道地药材的区域分布、"毒性中药""按麻醉药品管理的中药""贵细中药"进行阐述。

一、中药材

中药材指将采集到的药用动、植、矿物，经产地初步加工、干燥后的药用原材料。除少数品种可直接入药外，大多需经进一步加工或炮制，或制其形，或治其质，或异其味，以降低或消除毒性、增强药效、改变性味作用和性状、去除杂质后，才能供临床配方使用。

二、中药饮片

中药饮片，狭义的饮片指供煎汤饮服的药片；广义的饮片，指药材经过炮制后直接用于中医临床处方调配的药品。依据《中华人民共和国药品管理法》（2019 年 12 月 1 日施行）第四十四条第二款："中药饮片应当按照国家药品标准炮制；国家药品标准没有规定的，应当按照省、自治区、直辖市人民政府药品监督管理部门制定的炮制规范炮制。省、自治区、直辖市人民政府药品监督管理部门制定的炮制规范应当报国务院药品监督管理部门备案。"

三、道地药材

道地药材又称地道药材，指传统中药材中具有特定种植产地、历史悠久、品质优良、炮制考究、疗效突出的中药材。中国道地药材的形成经历了漫长的历史过程，如《本草衍义》曰："凡用药必须择州土所宜者，则药力具，用之有据。"我国幅员辽阔、地貌复杂，《苏沈良方·自序》曰："橘过江而为枳，麦得湿而为蛾，鸡逾岭而黑，鹆逾岭而白，月亏而蚌蛤消，露下而蚊喙坼。"不同的水土、气候、日照、生物分布的生态环境培育了各具特性的药用动植物、矿产品种，加之在漫长的传承过程中逐步形成了各自独特的采集方法、栽培技术、炮制工艺等，从而使许多药材在品种、质量、生产加工方法上都有一定的区域性，最终形成特色的道地药材品种。现代研究表明，同一品种药材，因产地不同，其所含的有效成分也不尽相同，从而使药理作用差别很大。由此可见经历了长期的临床实践的择优挑选、逐步确立，才是吉林人参、辽宁细辛、内蒙古黄芪、山西党参、山东阿胶、福建泽泻、广东砂仁、广西蛤蚧、四川黄连、云南三七、甘肃当归等道地药材形成的根本因素（常见道地药材参见表1-2）。因此道地药材具有质量、品牌意义。

　　道地药材的主产区并不是固定不变的，在道地药材形成的漫长过程中，由于受多种因素的影响，其产地有时也会发生很大的变化。《本草纲目》在每味药物集解下，对许多道地药材的产地变化做了记述，为后世研究道地药材的地理分布变化，提供了宝贵的资料。应正确对待道地药材的相对性，在不影响药效的前提下，不要过分拘泥于药材生产的地域限制。

表1-2　　　　　　　　　　　　　　　　常见道地药材

类　别	地理范围	常见道地药材
川药	以四川为主产地	川芎、川贝母、附子与川乌、黄连、石菖蒲、姜、川牛膝、常山、丹参、麦冬、川楝子与川楝皮、陈皮与使君子、巴豆、花椒、厚朴、黄柏、麝香、虫白蜡、硼砂、续断、熊胆、川郁金、川白芷、金钱草
广药	广东、广西及海南岛	巴戟天、山豆根、何首乌与夜交藤、高良姜、阳春砂仁、益智、槟榔、鸦胆子、广藿香、广金钱草、青蒿、鸡血藤、肉桂与桂枝、珍珠与珍珠层粉、蛤蚧、穿山甲、广陈皮、苏木、八角茴香、化橘红
云药	滇南、滇北	三七、云木香、重楼、诃子、茯苓、儿茶、萝芙木、草果、马钱子、云龙胆、红豆蔻、骨碎补
贵药	贵州	天麻、天冬、黄精、白及、杜仲、五倍子、朱砂、吴茱萸
怀药	河南	地黄、怀牛膝、山药、茜草、天花粉与瓜蒌、天南星、白附子、菊花、辛夷、红花、金银花、千金子
浙药	浙江及其沿海大陆架	浙贝母、白术、延胡索、郁金、姜黄与莪术、玄参、乌药、玉竹、山茱萸、栀子、乌贼骨、蝉蜕、蝉花、乌梅、乌梢蛇、防己
南药	湖南、湖北、江苏、福建、江西、台湾、安徽	半夏、射干、莲子、女贞子、艾叶、蕲蛇、龟板、鳖甲、石燕、石膏、南沙参、明党参、太子参、苍术、青木香与马兜铃、芍药、桑螵蛸、蟾酥、泽泻、枳实与枳壳、白花蛇舌草、冰片、樟脑、乌骨鸡、牡丹皮、木瓜、蜈蚣、薄荷、零陵香、湘红莲、亳菊、滁菊、贡菊、石斛、香薷、雄黄
北药	河北、山东、山西和内蒙古中部地区	黄芪、党参、远志、甘遂、黄芩、白头翁、香附、北沙参、柴胡、银柴胡、紫草、白芷、板蓝根、大青叶与青黛、知母、蔓荆子、山楂、连翘、苦杏仁、桃仁、酸枣仁、薏苡仁、小茴香、猪牙皂与皂角刺、银杏、阿胶、全蝎、五灵脂、龙骨与龙齿、滑石、代赭石、土鳖虫

类 别	地理范围	常见道地药材
关药	山海关以北东北三省和内蒙古自治区部分地区	人参、细辛、防风、刺五加、薤白、藁本、两头尖、五味子、牛蒡子、鹿茸、关黄柏、龙胆、平贝母、升麻、哈蟆油、赤芍
西药	西安以西广大地区	大黄、甘草、当归、羌活、麻黄与麻黄根、秦艽、茵陈、枸杞子、地骨皮、虫草、猪苓、牛黄
藏药	青藏高原地区	冬虫夏草、雪莲花、炉贝母、藏红花、甘松、胡黄连、藏木香、藏菖蒲、余甘子、毛诃子、麝香、藏茵陈

四、毒性中药

毒性中药，系指使用不当能引起中毒或死亡的中药。毒性中药的品种，原国家卫生部在1989年5月31日"关于贯彻执行《医疗用毒性药品管理办法》的通知"附件二中正式界定的为28种，但在1990年5月1日的补充规定中，确定取消"红升丹"之名，故实为27种。古人对中药毒性或有毒中草药的认识与今人有所不同，古人的认知可概括为4种：一泛指所有的中草药，如《周礼·天官记》中的"聚毒药以供医事"，《黄帝内经》中"当今之世，必齐毒药攻其中"，《医学问答》中"药本毒物……药之治病无非以毒拔毒，以毒攻毒"，明代医家张景岳曰："可辟邪安正者，均可称之为毒药。"二指药物的偏极之性。三指药物作用的强弱不同，古人常用无毒、小毒、常毒、大毒、剧毒来区分。四指药物的毒副作用，如隋代医家巢元方曰："凡药物云有毒或大毒者，皆能变乱，于人为害，亦能杀人。"

今人所指的毒性，系指药物对机体所产生的不良影响及损害，包括急性毒性、亚急性毒性、慢性毒性及致癌、致畸、致突变、药物成瘾性等特殊毒性。药物毒性反应区别于药物副作用，副作用是指在常用剂量下出现的与治疗目的无关的不适反应。所谓"毒药"，是指药物的药理作用剧烈，极量与致死量很接近的药物。虽服用少量，但超过极量时，即有可能在短时间内引起中毒，甚至危及生命。

有毒中药的分级，迄今为止尚无统一标准，大多依据历代医疗实践经验和本草记载，一般是按中医理论和经验对饮片性能所做的概括，如《中华人民共和国药典》（以下简称《中国药典》）第一部每味药"性味与归经"项下的"有大毒""有毒""有小毒"的表述均属此列。一般说来，中药有效剂量与中毒剂量之间的范围越小，其毒性越大；反之有效剂量与中毒剂量之间的范围越大，则毒性越小。

五、贵细中药

贵细中药一般是指某些疗效显著，来源特殊或生长年限长、产品稀少、价格昂贵和市场紧缺的药物，同时也应是质量上乘的药物。

根据历史相沿形成的传统认知情况，一般应把人参类（包括野山参、高丽参、红参、白参、生晒参、全须生晒参、红参须、白参须等及其不同品规），洋参类（包括多种进口西洋参、多种国产洋参及其不同品规），以及鹿茸、鹿鞭、鹿筋、鹿胶、羚羊角、麝香、熊胆、牛黄、珍珠、马宝、马瑙、猴枣、猴骨、穿山甲、蛤蚧、哈蟆油、海狗肾、燕窝、虎膝、虎鞭、海龙、海马、海星、海燕、蕲蛇、金钱白花蛇、蟾酥、玳瑁、龟甲胶、鳖甲胶、川贝母（松贝母）、天麻、冬虫夏草、西红花、沉香、檀香、朱砂、琥珀、白木耳、血竭、三七、天竺黄、安息香、苏合香、龙涎香、砂仁、肉桂、龟板、鳖甲、太子参、鱼鳔胶、驴鞭、紫河车等作为贵重药加以管理，应采用专人负责、专柜加锁、专用账册、重点管理。

六、麻醉药品

麻醉药品是指连续使用后，易产生躯体依赖性和精神依赖性，能成瘾癖的药品。例如阿片、吗啡类镇痛药，即属麻醉药品。

中药中按麻醉药品管理的目前仅有"罂粟壳"1种。国家指定甘肃省农垦总公司为罂粟壳的定点生产单位，各省、自治区、直辖市罂粟壳定点经营单位要严格按照国家药品监督管理局下达的罂粟壳调拨供应计划购进，并根据所在地省级药品监督管理部门分配计划供应给承担罂粟壳批发业务的单位。指定的中药饮片经营门市部应凭盖有乡镇卫生院以上医疗单位公章的医生处方零售罂粟壳（处方保存3年备查），不准生用，严禁单味零售。

第三节　中药配伍应用知识

配伍是指在中医药理论指导下，依据病情需要和药物的特性，按照一定法则，将两种及两种以上的药物配合使用。最初治疗疾病多采用单味药物，但若病情较重或比较复杂，单味药力量有限，常难全面兼顾治疗要求。随着药物品种的日益增多，人们对药物特性的了解逐渐加深，用药也由简到繁，出现了多种药物配合应用的方法。药物配伍之后可以加强药理作用、减弱毒性或刺激性、防止副作用、矫正恶味。配伍既能照顾复杂病情，又可增强疗效、减少毒副作用，因而被广泛采用。

一、配伍禁忌

配伍禁忌，是指某些药物合用后药效减弱或丧失，或者原有毒副作用增强，以及产生新的毒副作用，均应禁用、忌用或慎用。《神农本草经》指出："药有阴阳配合，子母兄弟，根茎花实，草石骨肉；有单行者，有相须者，有相使者，有相畏者，有相恶者，有相反者，有相杀者，凡此七情，合和视之，当用相须相使者良，勿用相恶相反者。"并记载相反药18种、相恶药60种。至金元时期将反药概括为18种，可见于《珍珠囊补遗药性赋》《儒门事亲》等著作中，并编成歌括"十八反"和"十九畏"，成为配伍禁忌的代名词。

（一）"十八反"配伍禁忌

"十八反"歌括："本草明言十八反，半蒌贝蔹及攻乌，藻戟遂芫俱战草，诸参辛芍叛藜芦。"即：①乌头反半夏、瓜蒌、贝母、白蔹、白及。乌头包括川乌、制川乌、草乌、制草乌、附子及附子的加工品（制附子、白附片、黑顺片）；半夏包括生半夏、法半夏、清半夏、姜半夏、半夏曲、竹沥半夏；瓜蒌包括瓜蒌子、瓜蒌皮、瓜蒌霜、天花粉；贝母包括川贝母、浙贝母、伊贝母、平贝母、湖北贝母。②甘草反海藻、大戟、甘遂、芫花，甘草包括生甘草、炙甘草。③藜芦反诸参、细辛和芍药。诸参包括人参、人参叶、丹参、北沙参、玄参、西洋参、红参、苦参、南沙参、党参；芍药包括白芍、赤芍。

（二）"十九畏"配伍禁忌

"十九畏"歌括："硫黄原是火中精，朴硝一见便相争。水银莫与砒霜见，狼毒最怕密陀僧。巴豆性烈最为上，偏与牵牛不顺情。丁香莫与郁金见，牙硝难合京三棱。川乌草乌不顺犀，人参最怕五灵脂。官桂善能调冷气，若逢石脂便相欺。"即：硫黄畏朴硝、芒硝、皮硝、玄明粉；水银畏砒霜、信石、红砒、白砒；狼毒畏密陀僧；巴豆、巴豆霜畏牵牛子（黑丑、白丑）；公丁香、母丁香畏郁金（温郁金、黄丝郁金、桂郁金、绿丝郁金）；牙硝、玄明粉畏三棱；川乌、草乌、附子、天雄畏犀牛角（广角）；人参畏五灵脂；肉桂、官桂、桂枝畏赤石脂。

二、病证禁忌

病证禁忌，又称证候禁忌。如寒证忌用寒药，热证忌用热药，出血证忌用破血药，体虚多汗忌用发汗药，邪实正不虚者忌用补虚药，正虚邪不实者忌用攻邪药。如大黄主要用于实热积滞便秘，寒积便秘则不宜用；麻黄主要用于外感风寒表实无汗或肺气不宣的咳喘，但表虚自汗及阴虚盗汗、肝肾虚喘则忌用。

《中国药典》（2020年版）一部记述了20种药物的病证禁忌，如丁公藤慎用于虚弱者；干漆禁用于过敏者；大皂角忌用于咯血、吐血者；大青盐慎用于水肿者；马钱子、马钱子粉慎用于运动员；天仙子禁用于心脏病、心动过速、青光眼者；亚麻子禁用于大便滑泻者；没药慎用于胃弱者；青葙子禁用于青光眼者；苦楝皮慎用于肝肾功能不全者；乳香慎用于胃弱者；闹羊花禁用于体虚者；芫荽子慎用于瞳孔散大者；洋金花禁用于外感及痰热咳喘、青光眼、高血压及心动过速者；银杏叶忌用于实邪者；猪牙皂禁用于咯血、吐血者；蜂胶慎用于过敏体质者；罂粟壳儿童禁用，运动员慎用。

此外，常见升高血压类中药，包括麻黄、鹿茸、人参、西洋参、刺五加、黄精、玉竹、麦冬、甘草、淫羊藿、肉桂、黄芪、枳实、陈皮、青皮、款冬花、附子、鹿角胶等，慎用于高血压患者。有肾毒性的中药，包括关木通、防己、青木香、寻骨风、朱砂莲、土木香、雷公藤、斑蝥、全蝎、钩吻、乌头、附子、雄黄、朱砂、苍耳子、相思子、巴豆、巴豆霜、牵牛子、马钱子、鸦胆子、川楝子、苦楝皮、轻粉、胆矾、昆明山海棠、丽江山慈菇、砒霜等，慎用于肾功能不全者。

三、妊娠用药禁忌

妊娠用药禁忌，指在妇女妊娠期间，对母体或胎儿产生严重不良影响，可能导致堕胎、母体损害、对胎儿生长不利、对产程不利、不利于优生优育的药物应当禁用或慎用。禁用药物大多是毒性较强或药性猛烈的药物，可引起母体或胎儿严重损伤，如水银、砒霜、巴豆、大戟、商陆、藜芦、乌头等；慎用药物包括通经祛瘀、活血行气、攻下利水、软坚散结以及辛热药物等，如桃仁、槟榔、三七、大黄、艾片、冰片、益母草等。凡禁用的药物绝对不能使用；慎用的药物，则可根据孕妇患病的情况，酌情使用。没有特殊必要时，应尽量避免使用，以防发生事故。

《便产须知》所载歌诀："元斑水蛭及虻虫，乌头附子配天雄；野葛水银并巴豆，牛膝薏苡与蜈蚣；三棱芫花代赭麝，大戟蝉蜕黄雌雄；牙硝芒硝牡丹桂，槐花牵牛皂角同；半夏南星与通草，瞿麦干姜桃仁通；硇砂干漆蟹爪甲，地胆茅根都不中。"

上述记载的药物中属禁用的有地胆（蚖青）、红娘子、斑蝥、水蛭、虻虫、钩吻、水银、砒石、砒霜、轻粉、雄黄、蟾酥、马钱子、胆矾、皂矾、藜芦、瓜蒂、干漆、蜈蚣、麝香、甘遂、大戟、芫花、巴豆及巴豆霜、千金子及千金子霜、商陆、川乌、草乌、番泻叶、芦荟、三棱、莪术、硇砂等；慎用药物有肉桂、牡丹皮、木通、乳香、没药、五灵脂、王不留行、枳实、枳壳、附子、瞿麦、干姜、桃仁、红花、牛膝、大黄、薏苡仁、天花粉、槐花、牵牛子、半夏、南星、茅根、代赭石、皂角刺、通草等。

《中国药典》（2020 年版）一部，列妊娠禁用药 34 种，包括丁公藤、三棱、干漆、土鳖虫、千金子、千金子霜、川乌、马钱子、马钱子粉、天仙子、巴豆、巴豆霜、水蛭、甘遂、全蝎、红粉、朱砂、芫花、两头尖、阿魏、京大戟、闹羊花、草乌、牵牛子、洋金花、猪牙皂、莪术、商陆、斑蝥、雄黄、蜈蚣、罂粟壳、麝香、轻粉等；忌用药 2 种，包括大皂角、天山雪莲等；慎用药 59 种，包括人工牛黄、三七、大黄、川牛膝、制川乌、小驳骨、飞扬草、王不留行、天花粉、天南星、制天南星、天然冰片、木鳖子、牛黄、牛膝、片姜黄、艾片、白附子、玄明粉、芒硝、西红花、肉桂、华山参、冰片、红花、芦荟、苏木、牡丹皮、体外培育牛黄、皂矾、没药、附子、苦楝皮、郁李仁、虎杖、金铁锁、乳香、卷柏、草乌叶、枳壳、枳实、禹州漏芦、禹余粮、急性子、桂枝、桃仁、凌霄花、益母草、通草、蜀葵花、常山、硫黄、番泻叶、蒲黄、漏芦、赭石、薏苡仁、瞿麦、蟾酥等。总之，凡属祛瘀通经药、芳香开窍药、大辛大热的药物、攻逐利水及泻下的药物、有毒的药物，以及影响胚胎发育或子宫出血的药物，均应禁用、忌用或慎用。

四、服药食忌

服药食忌，又称服药时的饮食宜忌、药食禁忌或食忌，俗称"忌口"。即服用某些药物或服药期间，对某些与病情有碍的食物，应注意避免或节制食用。历代中医在临床用药中对此十分重视，合理的宜忌可以避免药物不良反应，增进疗效。

一般来说，在服药期间，凡属生冷、黏腻、腥臭等不易消化，以及有特殊刺激性的食物均应酌情避忌，否则即可引起消化不良、胃肠刺激，或助热、助升发，以及敛邪等副作用。另外，病情不同，药食禁忌也有区别，如温热病，应忌食辛辣、油腻、煎炸性食物；寒凉证，应忌食生冷瓜果、清凉饮料；虚性病证，应忌食清泄食物；实性病证，忌食温补之品等，这是饮食禁忌的基本原则。《灵枢·五味》曰："肝病禁辛，心病禁咸，脾病禁酸，肾病禁甘，肺病禁苦。"胸痹患者忌食肥肉、动物内脏及吸烟喝酒等；肝阳上亢、头晕目眩、烦躁易怒等应忌胡椒、辣椒、大蒜、白酒等辛热助阳之物；黄疸胁痛应忌食动物脂肪及烟酒等辛辣刺激之物；脾胃虚弱者应忌食油炸黏腻、寒冷坚硬、不易消化的食物；冠心病、高血压、高血脂、糖尿病、肾病、心力衰竭等患者应少食或忌食盐；荨麻疹、湿疹、支气管哮喘、过敏性鼻炎患者，不宜食鱼、虾、蟹、牛、羊、韭菜、香菜等腥膻及刺激之品；痔疮、肛裂患者，不宜食辛辣、酒制品等。

还有服用某些药物时不可吃某些食物，如服用人参、西洋参时，不宜同时服食萝卜，因一补气一顺气，可降低人参、西洋参药效；服用西洋参、含铁的补血药物期间不宜饮茶，因茶中含有鞣酸，会破坏药物有效成分，一般服药 3 日后，方可饮茶。在古代文献中有如下记载：常山忌葱；地黄、何首乌忌葱、蒜、萝卜；荆芥忌鱼蟹；甘草、黄连、鳖甲忌苋菜；薄荷、甘草忌甲鱼；

茯苓忌醋；土茯苓、使君子忌茶；天冬忌鲤鱼，以及蜜反生葱等。

五、用法用量

中药的用法用量直接关系到药物治疗的效用，应遵循一定的原则。因此，在确定剂量时，必须对药物的性质、不同的剂型、疾病的轻重、配伍的关系，以及患者体质的强弱、年龄等情况作全面考虑，才能确定适当的用量。

（一）药物性能、剂型与用量的关系

药物分有毒、无毒、峻烈、缓和等不同性质，所以其用量亦应不同。凡使用有毒或峻烈的药物，用量宜小，以免中毒。《神农本草经》曰："若用毒药疗病，先起如黍粟，病去即止，不去倍之，不去十之，取去为度。"说明凡使用毒药（包括烈性药）应从小量开始，观察患者服药后变化情况，如病势已退，即停服，不愈可酌量增加，以达到病愈为度。对质地较轻或容易煎出的药物如花、叶之类，用量不宜过大；质重或不宜煎出的药物如矿物、贝壳之类，用量则宜大。芳香走散的药物用量宜小；厚味滋腻的药物用量可略大。过于苦寒的药物，易损伤脾胃，用量可稍大。此外，剂型的不同，用量也有差别，同样的药物，入汤剂比丸、散剂用量要大；复方应用比单味药用量要小；鲜药用量应比干药用量大。

（二）疾病与用量的关系

用药分量与疾病轻重、虚实有着密切的关系。一般病情轻者，用量不宜过重；病情较重者，用量可适当增加。如果病轻药重，会造成药力太过，反伤正气；重病药量轻则药力不足，不能达到病愈。同时药物的用量，亦随治疗上的需要而转变，如红花少用则养血，多用则破血；救治血崩虚脱的"独参汤"，其人参的用量宜大。此外，水土气候之异，生活习惯和职业等之别，也应予以考虑。

（三）体质、年龄与用量的关系

体质强弱与年龄不同的患者，对药物的耐受程度有差异，故用量也应有区别。对体质虚弱者，剂量宜酌减；体质壮实者，剂量可适当增加。儿童及老年患者用量宜小。一般10岁以上的儿童，可用成人量的2/3；5~10岁，用1/2；2~5岁，用1/3；1岁之内的婴儿，用1/4。毒、剧药不在此列。青壮年患者，用量较大。新病者宜大，久病者宜轻。

（四）配伍与用量的关系

在方剂组成中，有主药和辅药，主药用量应较大，辅药用量应较小。如张仲景的"小承气汤"与"厚朴三物汤"，都是由大黄、厚朴、枳实组成，但药量不同，故名称和用途有区别。"小承气汤"重用大黄，主于攻积；"厚朴三物汤"重用厚朴，主于利气。这就说明药物用量和配伍与治疗作用具有密切的关系。

第四节 处方常用中药性能应用

处方常用中药性能应用如表1-3所示：

表1-3　处方常用中药性能应用

类别	药名	性味归经	功能与主治	用法用量	注意事项
1.解表药 1.1发散风寒药	麻黄	辛、微苦，温。归肺、膀胱经。	发汗散寒，宣肺平喘，利水消肿，多用于表证已解，肺止咳。用于风寒感冒，胸闷咳喘，风水浮肿，蜜炙黄润，寒痰咳嗽	2~10g	
	桂枝	辛、甘，温。归心、肺、膀胱经。	发汗解肌，温通经脉，助阳化气，平冲降气。用于风寒感冒，脘腹冷痛，血寒经闭，关节痹痛，痰饮，水肿，心悸，奔豚	3~10g	
	紫苏叶	辛，温。归肺、脾经。	解表散寒，行气和胃。用于风寒感冒，咳嗽呕吐，任娠呕吐，鱼蟹中毒	5~10g	孕妇慎用
	生姜	辛，微温。归肺、脾、胃	解表散寒，温中止呕，化痰止咳，解鱼蟹中毒。用于风寒感冒，胃寒呕吐，寒痰咳嗽，鱼蟹中毒	3~10g	
	香薷	辛，微温。归肺、胃经。	发汗解表，化湿和中。用于暑湿感冒，恶寒发热，头痛无汗，腹痛吐泻，水肿，小便不利	3~10g	
	荆芥	辛，微温。归肺、肝经。	解表散风，透疹，消疮。用于感冒，头痛，麻疹，风疹，疮疡初起	5~10g	
	防风	辛、甘，微温。归膀胱、肝、脾经。	祛风解表，胜湿止痛，止痉。用于感冒头痛，风湿痹痛，风疹瘙痒，破伤风	5~10g	
	羌活	辛、苦，温。归膀胱、肾经。	解表散寒，祛风除湿，止痛。用于风寒感冒，头痛项强，风湿痹痛，肩背酸痛	3~10g	
	藁本	辛，温。归膀胱经。	祛风，散寒，除湿，止痛。用于风寒感冒，巅顶疼痛，风湿痹痛	3~10g	
	白芷	辛，温。归胃、大肠、肺经。	解表散寒，祛风止痛，宣通鼻窍，燥湿止带，消肿排脓。用于风寒感冒头痛，眉棱骨痛，鼻塞流涕，鼻鼽，鼻渊，牙痛，带下，疮疡肿痛	3~10g	

续表1

类别	药名	性味归经	功能与主治	用法用量	注意事项
	细辛	辛,温。归心、肺、肾经	解表散寒,祛风止痛,通窍,温肺化饮。用于风寒感冒,头痛,牙痛,鼻塞流涕,鼻鼽,鼻渊,风湿痹痛,痰饮喘咳	1~3 g。散剂每次服 0.5~1 g。外用适量	不宜与藜芦同用
	苍耳子	辛、苦,温。有毒。归肺经	散风寒,通鼻窍,祛风湿。用于风寒头痛,鼻塞流涕,鼻鼽,鼻渊,风湿痹痛,湿疹瘙痒	3~10 g	
	辛夷	辛,温。归肺、胃经	散风寒,通鼻窍。用于风寒头痛,鼻塞流涕,鼻鼽,鼻渊	3~10 g,包煎。外用适量	
	西河柳	甘、辛,平。归心、肺、胃经	发表透疹,祛风除湿。用于麻疹不透,风湿痹痛	3~6 g,外用适量,煎汤擦洗	
	鹅不食草	辛,温。归肺经	发散风寒,通鼻窍,止咳。用于风寒头痛,咳嗽痰多,鼻塞不通,鼻渊流涕	6~9 g。外用适量	
1.2 发散风热药	薄荷	辛,凉。归肺、肝经	疏散风热,清利头目,利咽,透疹,疏肝行气。用于风热感冒,风温初起,头痛,目赤,喉痹,口疮,风疹,麻疹,胸胁胀闷	3~6 g,后下	
	牛蒡子	辛、苦,寒。归肺、胃经	疏散风热,宣肺利咽,解毒透疹。用于风热感冒,咳嗽痰多,麻疹,风疹,咽喉肿痛,痄腮,丹毒,痈肿疮毒	6~12 g	
	蝉蜕	甘,寒。归肺、肝经	疏散风热,利咽,透疹,明目退翳,解痉。用于风热感冒,咽痛音哑,麻疹不透,风疹瘙痒,目赤翳障,惊风抽搐,破伤风	3~6 g	
	桑叶	甘、苦,寒。归肺、肝经	疏散风热,清肺润燥,清肝明目。用于风热感冒,肺热燥咳,头晕头痛,目赤昏花	5~10 g	
	菊花	甘、苦,微寒。归肺、肝经	散风清热,平肝明目,清热解毒。用于风热感冒,头痛眩晕,目赤肿痛,眼目昏花,疮痈肿毒	5~10 g	
	蔓荆子	辛、苦,微寒。归膀胱、肝、胃经	疏散风热,清利头目。用于风热感冒头痛,齿龈肿痛,目暗不明,头昏目眩	5~10 g	
	柴胡	辛、苦,微寒。归肝、胆、肺经	疏散退热,疏肝解郁,升举阳气。用于感冒发热,寒热往来,胸胁胀痛,月经不调,子宫脱垂,脱肛	3~10 g	大叶柴胡干燥根茎表面密生环节,有毒,不可当柴胡用

续表2

类别	药名	性味归经	功能与主治	用法用量	注意事项
	升麻	辛、微甘，微寒。归肺、脾、胃、大肠经	发表透疹，清热解毒，升举阳气。用于风热头痛，齿痛，口疮，咽喉肿痛，麻疹不透，阳毒发斑，脱肛，子宫脱垂	3~10 g	
	葛根	甘、辛，凉。归脾、胃、肺经	解肌退热，生津止渴，透疹，升阳止泻，通经活络，解酒毒。用于外感发热头痛，项背强痛，口渴，消渴，麻疹不透，热痢，泄泻，眩晕头痛，中风偏瘫，胸痹心痛，酒毒伤肝	10~15 g	
	淡豆豉	苦、辛，凉。归肺、胃经	解表，除烦，宣发郁热。用于感冒，寒热头痛，烦躁胸闷，虚烦不眠	6~12 g	
	浮萍	辛，寒。归肺经	宣散风热，透疹，利尿。用于麻疹不透，风疹瘙痒，水肿尿少	3~9 g，外用适量，煎汤浸洗	
	木贼	甘、苦，平。归肺、肝经	疏散风热，明目退翳。用于风热目赤，迎风流泪，目生翳膜	3~9 g	
	谷精草	辛、甘，平。归肝、肺经	疏散风热，明目退翳。用于风热目赤，肿痛羞明，眼生翳膜，风热头痛	5~10 g	
2. 清热药 2.1 清热泻火药	石膏	甘、辛，大寒。归肺、胃经	清热泻火，除烦止渴。用于外感热病，高热烦渴，肺热喘咳，胃火亢盛，头痛，牙痛	15~60 g，先煎	
	煅石膏	甘、辛、涩，寒。归肺、胃经	去湿，生肌，敛疮，止血。外治溃疡不敛，湿疹瘙痒，水火烫伤，外伤出血	外用适量，研末撒敷患处	
	知母	苦、甘，寒。归肺、胃、肾经	清热泻火，滋阴润燥。用于外感热病，高热烦渴，肺热燥咳，骨蒸潮热，内热消渴，肠燥便秘	6~12 g	
	寒水石	辛、咸，寒。归心、胃、肾经	清热泻火。用于热病烦渴，癫狂，口疮，热毒疮肿，丹毒烫伤	10~15 g，外用适量	
	芦根	甘，寒。归肺、胃经	清热泻火，生津止渴，除烦，止呕，利尿。用于热病烦渴，胃热呕哕，肺热咳嗽，肺痈吐脓，热淋涩痛	15~30 g；鲜品用量加倍，或捣汁用	
	天花粉	甘、微苦，微寒。归肺、胃经	清热泻火，生津止渴，消肿排脓。用于热病烦渴，肺热燥咳，内热消渴，疮疡肿毒	10~15 g	孕妇慎用；不宜与川乌、制川乌、草乌、制草乌、附子同用

续表3

类别	药名	性味归经	功能与主治	用法用量	注意事项
	淡竹叶	甘、淡，寒。归心、胃、小肠经。	清热泻火，除烦止渴，利尿通淋。用于热病烦渴，小便短赤涩痛，口舌生疮。	6~10 g	
	鸭跖草	甘、淡，寒。归肺、胃、小肠经。	清热泻火，解毒，利水消肿。用于感冒发热，热病烦渴，咽喉肿痛，水肿尿少，热淋涩痛，痈肿疔毒。	15~30 g，外用适量	
	栀子	苦，寒。归心、肺、三焦经。	泻火除烦，清热利湿，凉血解毒；外用消肿止痛。用于热病心烦，湿热黄疸，淋证涩痛，血热吐衄，目赤肿痛，火毒疮疡；外治扭挫伤痛。	6~10 g。外用生品适量，研末调敷	
	夏枯草	辛、苦，寒。归肝、胆经。	清肝泻火，明目，散结消肿。用于目赤肿痛，头痛眩晕，目珠夜痛，瘰疬，瘿瘤，乳痈，乳房胀痛。	9~15 g	
	决明子	甘、苦、咸，微寒。归肝、大肠经。	清热明目，润肠通便。用于目赤涩痛，羞明多泪，头痛眩晕，目暗不明，大便秘结。	9~15 g	
	密蒙花	甘，微寒。归肝经。	清热泻火，养肝明目，退翳。用于目赤肿痛，多泪羞明，目生翳膜，肝虚目暗，视物昏花。	3~9 g	
	青葙子	苦，微寒。归肝经。	清热泻火，明目退翳。用于肝热目赤，目生翳膜，视物昏花，肝火眩晕。	9~15 g	本品有扩散瞳孔的作用，青光眼患者禁用
	莲子心	苦，寒。归心、肾经。	清心安神，交通心肾，涩精止血。用于热入心包，神昏谵语，心肾不交，失眠遗精，血热吐血。	2~5 g	
2.2 清热燥湿药	黄芩	苦，寒。归肺、胆、脾、胃、大肠、小肠经。	清热燥湿，泻火解毒，止血，安胎。用于湿温、暑湿，胸闷呕恶，湿热痞满，泻痢，黄疸，肺热咳嗽，高热烦渴，血热吐衄，痈肿疮毒，胎动不安。	9~30 g	
	黄连	苦，寒。归心、脾、胃、肝、胆、大肠经。	清热燥湿，泻火解毒。用于湿热痞满，呕吐吞酸，泻痢，黄疸，高热神昏，心火亢盛，心烦不寐，血热吐衄，目赤，牙痛，消渴，痈肿疔疮；外治湿疹，湿疮，耳道流脓。酒黄连清上焦火热，用于目赤，口疮。姜黄连清胃和胃止呕，用于寒热互结，湿热中阻，痞满呕吐。萸黄连疏肝和胃，止呕，用于肝胃不和，呕吐吞酸	2~5 g。外用适量	

续表4

类别	药名	性味归经	功能与主治	用法用量	注意事项
	黄柏	苦,寒。归肾、膀胱经	清热燥湿,泻火除蒸,解毒疗疮。用于湿热泻痢,黄疸尿赤,带下阴痒,热淋涩痛,脚气痿躄,骨蒸劳热,盗汗,疮疡肿毒,湿疹湿疮。盐黄柏滋阴降火,用于阴虚火旺,盗汗骨蒸	3~12g。外用适量	
	龙胆	苦,寒。归肝、胆经	清热燥湿,泻肝胆火。用于湿热黄疸,阴肿阴痒,带下,湿疹瘙痒,肝火目赤,耳鸣耳聋,胁痛口苦,强中,惊风抽搐	3~6g	
	秦皮	苦、涩,寒。归肝、胆、大肠经	清热燥湿,收涩止痢,止带,明目。用于湿热泻痢,赤白带下,目赤肿痛,目生翳膜	6~12g。外用适量,煎汤洗患处	
	苦参	苦,寒。归心、肝、胃、大肠、膀胱经	清热燥湿,杀虫,利尿。用于热痢,便血,黄疸尿闭,赤白带下,阴肿阴痒,皮肤瘙痒,疥癣麻风,外治滴虫阴道炎	4.5~9g。外用适量,煎汤洗患处	不宜与藜芦同用
	白鲜皮	苦,寒。归脾、胃、膀胱经	清热燥湿,祛风解毒。用于湿热疮毒,黄水淋沥,湿疹,风疹,疥癣疮癞,风湿热痹,黄疸尿赤	5~10g,外用适量,煎汤洗或研粉敷	
2.3 清热解毒药	金银花	甘,寒。归肺、心、胃经	清热解毒,疏散风热。用于痈肿疔疮,喉痹,丹毒,热血毒痢,风热感冒,温病发热	6~15g	
	连翘	苦,微寒。归肺、心、小肠经	清热解毒,消肿散结,疏散风热。用于痈疽,瘰疬,乳痈,丹毒,风热感冒,温病初起,温热入营,高热烦渴,神昏发斑,热淋涩痛	6~15g	
	穿心莲	苦,寒。归心、肺、大肠、膀胱经	清热解毒,凉血,消肿。用于感冒发热,咽喉肿痛,口舌生疮,顿咳劳嗽,泄泻痢疾,热淋涩痛,痈肿疮疡,蛇虫咬伤	6~9g。外用适量	
	大青叶	苦,寒。归心、胃经	清热解毒,凉血消斑。用于温病高热,神昏,发斑发疹,痄腮,喉痹,丹毒,痈肿	9~15g	
	板蓝根	苦,寒。归心、胃经	清热解毒,凉血利咽。用于瘟疫时毒,发热咽痛,温毒发斑,痄腮,烂喉丹痧,大头瘟疫,丹毒,痈肿	9~15g	
	青黛	咸,寒。归肝经	清热解毒,凉血消斑,泻火定惊。用于温毒发斑,血热吐衄,胸痛,口疮,痄腮,喉痹,小儿惊痫	1~3g,宜入丸散。外用适量	
	绵马贯众	苦,微寒;有小毒。归肝、胃经	清热解毒,驱虫。用于虫积腹痛,疮疡	4.5~9g	

续表5

类别	药名	性味归经	功能与主治	用法用量	注意事项
	蒲公英	苦、甘，寒。归肝、胃经。	清热解毒，消肿散结，利尿通淋。用于疔疮肿毒，乳痈，瘰疬，目赤，咽痛，肺痈，肠痈，湿热黄疸，热淋涩痛	10~15g	
	紫花地丁	苦、辛，寒。归心、肝经。	清热解毒，凉血消肿。用于疔疮肿毒，痈疽发背，丹毒，毒蛇咬伤	15~30g	
	野菊花	苦、辛，微寒。归肝、心经。	清热解毒，泻火平肝。用于疔疮痈肿，目赤肿痛，头痛眩晕	9~15g，外用适量，煎汤外洗或制膏外涂	
	重楼	苦，微寒；有小毒。归肝经。	清热解毒，消肿止痛，凉肝定惊。用于疔疮痈肿，咽喉肿痛，蛇虫咬伤，跌仆伤痛，惊风抽搐	3~9g，外用适量，研末调敷	
	拳参	苦、涩，微寒。归肺、肝、大肠经。	清热解毒，消肿，止血。用于赤痢热泻，肺热咳嗽，痈肿瘰疬，口舌生疮，血热吐衄，蛇虫咬伤	5~10g。外用适量	
	漏芦	苦，寒。归胃经。	清热解毒，消痈，下乳，舒筋通脉。用于乳痈肿痛，痈疽发背，瘰疬疮毒，乳汁不通，湿痹拘挛	5~9g	
	土茯苓	甘、淡，平。归肝、胃经。	解毒，除湿，通利关节。用于梅毒及汞中毒所致的肢体拘挛，筋骨疼痛，湿热淋浊，带下，痈肿，疥癣	15~60g	孕妇慎用
	鱼腥草	辛，微寒。归肺经。	清热解毒，消痈排脓，利尿通淋。用于肺痈吐脓，肺热喘咳，热痢，热淋，痈肿疮毒	15~25g，不宜久煎；鲜品用量加倍，水煎或捣汁服。外用适量，捣敷或煎汤熏洗患处	
	金荞麦	微辛、涩，凉。归肺经。	清热解毒，排脓祛瘀。用于肺痈吐脓，肺热喘咳，乳蛾肿痛	15~45g，用水或黄酒隔水密闭炖服	
	大血藤	苦，平。归大肠、肝经。	清热解毒，活血，祛风止痛。用于肠痈腹痛，热毒疮疡，经闭，痛经，跌仆肿痛，风湿痹痛	9~15g	
	败酱草	辛、苦，微寒。归胃、大肠、肝经。	清热解毒，消痈排脓，祛瘀止痛。用于肠痈腹痛，痈肿疮毒，产后瘀阻腹痛，亦可用于治疗肝热目赤肿痛及赤白痢疾	煎服，6~15g。外用适量	

续表6

类别	药名	性味归经	功能与主治	用法用量	注意事项
	射干	苦,寒。归肺经	清热解毒,清痰,利咽。用于热毒痰火郁结,咽喉肿痛,痰涎壅盛,咳嗽气喘	3~10g	
	山豆根	苦,寒;有毒。归肺、胃经	清热解毒,消肿利咽。用于火毒蕴结,乳蛾喉痹,咽喉肿痛,齿龈肿痛,口舌生疮	3~6g	
	马勃	辛,平。归肺经	清肺利咽,止血。用于风热郁肺咽痛,咳嗽,音哑;外治鼻衄,创伤出血	2~6g,外用适量,敷患处	
	青果	甘、酸,平。归肺、胃经	清热解毒,利咽,生津。用于咽喉肿痛,咳嗽痰黏,烦热口渴,鱼蟹中毒	5~10g	
	木蝴蝶	苦、甘,凉。归肺、肝、胃经	清肺利咽,疏肝和胃。用于肺热咳嗽,喉痹,喑哑,肝胃气痛	1~3g	
	白头翁	苦,寒。归胃、大肠经	清热解毒,凉血止痢。用于热毒血痢,阴痒带下	9~15g	
	马齿苋	酸,寒。归肝、大肠经	清热解毒,凉血止血,止痢。用于热毒血痢,痈肿疔疮,湿疹,丹毒,蛇虫咬伤,便血,痔血,崩漏下血	9~15g,外用适量,捣敷于患处	
	鸦胆子	苦,寒;有小毒。归大肠、肝经	清热解毒,截疟,止痢。外用腐蚀赘疣。用于热毒痢疾,疟疾;外治赘疣,鸡眼	0.5~2g,龙眼肉包裹或装入胶囊吞服;外用适量	
	地锦草	辛,平。归肝、大肠经	清热解毒,凉血止血,利湿退黄。用于痢疾,泄泻,咯血,尿血,便血,崩漏,疮疖痈肿,湿热黄疸	9~20g,外用适量	
	半边莲	辛,平。归心、小肠、肺经	清热解毒,利尿消肿。用于痈肿疔疮,蛇虫咬伤,臌胀水肿,湿热黄疸	9~15g	
	白花蛇舌草	微苦、甘,寒。归胃、大肠、小肠经	清热解毒,利湿通淋。适用于痈肿疮毒,咽喉肿痛,毒蛇咬伤,热淋涩痛,尚可用于湿热黄疸	15~30g,外用适量	
	山慈菇	甘、微辛,凉。归肝、脾经	清热解毒,化痰散结。用于痈肿疔毒,瘰疬痰核,蛇虫咬伤,癥瘕痞块	3~9g,外用适量	

类 别	药 名	性味归经	功能与主治	用法用量	注意事项
	千里光	苦、寒。归肺、肝经	清热解毒，明目，利湿。用于痈肿疮毒，感冒发热，目赤肿痛，泄泻痢疾，皮肤湿疹	15～30 g。外用适量，煎水熏洗	
	白蔹	苦、微寒。归心、胃经	清热解毒，消痈散结，敛疮生肌。用于痈疽发背，疔疮，瘰疬，烧烫伤	5～10 g。外用适量，煎汤洗或研成极细粉敷患处	不宜与川乌、制川乌、草乌、制草乌、附子同用
	四季青	苦、涩，凉。归肺、大肠、膀胱经	清热解毒，消肿祛瘀。用于肺热咳嗽，咽喉肿痛，痢疾，胁痛，热淋；外治烧烫伤，皮肤溃疡	15～60 g。外用适量，水煎外涂	
	荷叶	苦，平。归肝、脾、胃经	清暑化湿，升发清阳，凉血止血。用于暑热烦渴，暑湿泄泻，脾虚泄泻，血热吐衄，便血崩漏。荷叶炭收涩化瘀止血，用于出血症和产后血晕	3～10 g；荷叶炭 3～6 g	
	金果榄	苦，寒。归肺、大肠经	清热解毒，利咽，止痛。用于咽喉肿痛，痈疽疔疮，泄泻，痢疾，脘腹疼痛	3～9 g。外用适量，研末吹喉或醋磨涂敷患处	
	半枝莲	辛、苦，寒。归肝、肺、肾经	清热解毒，化瘀利尿。用于疔疮肿毒，咽喉肿痛，跌仆伤痛，水肿，黄疸，蛇虫咬伤	15～30 g	
	菝葜	甘、微苦、涩，平。归肝、肾经	利湿去浊，祛风除痹，解毒散瘀。用于小便淋浊，带下量多，风湿痹痛，疔疮痈肿	10～15 g	
2.4 清热凉血药	地黄	鲜地黄：甘、苦，寒。归心、肝、肾经。生地黄：甘，寒。归心、肝、肾经	鲜地黄：清热生津，凉血，止血。用于热病伤阴，舌绛烦渴，温毒发斑，吐血，衄血，咽喉肿痛。生地黄：清热凉血，养阴生津。用于热入营血，温毒发斑，吐血衄血，热病伤阴，舌绛烦渴，津伤便秘，阴虚发热，骨蒸劳热，内热消渴	鲜地黄 12～30 g；生地黄 10～15 g	
	玄参	甘、苦、咸，微寒。归肺、胃、肾经	清热凉血，滋阴降火，解毒散结。用于热入营血，温毒发斑，热病伤阴，舌绛烦渴，津伤便秘，骨蒸劳热，目赤，咽痛，瘰疬，白喉，痈肿疮毒	9～15 g	不宜与藜芦同用

续表8

类 别	药 名	性味归经	功能与主治	用法用量	注意事项
	牡丹皮	苦、辛,微寒。归心、肝、肾经。	清热凉血,活血化瘀。用于热入营血,温毒发斑,夜热早凉,无汗骨蒸,经闭痛经,跌扑伤痛,痈肿疮毒	6～12 g	孕妇慎用
	赤芍	苦,微寒。归肝经。	清热凉血,散瘀止痛。用于热入营血,温毒发斑,目赤肿痛,肝郁胁痛,经闭痛经,跌扑损伤,痈肿疮疡	6～12 g	不宜与藜芦同用
	紫草	甘、咸,寒。归心、肝经。	清热凉血,活血解毒,透疹消斑。用于血热毒盛,斑疹紫黑,麻疹不透,疮疡,湿疹,水火烫伤	5～10 g,外用适量,熬膏或用植物油浸泡涂擦	
	水牛角	苦,寒。归心、肝经。	清热凉血,解毒,定惊。用于温病高热,神昏谵语,发斑发疹,吐血衄血,惊风,癫狂	15～30 g,宜先煎3小时以上	
2.5 清虚热药	青蒿	苦、辛,寒。归肝、胆经。	清虚热,除骨蒸,解暑热,截疟,退黄。用于温邪伤阴,夜热早凉,阴虚发热,骨蒸劳热,暑邪发热,疟疾寒热,湿热黄疸	6～12 g,后下	
	地骨皮	甘,寒。归肺、肝、肾经。	凉血除蒸,清肺降火。用于阴虚潮热,骨蒸盗汗,肺热咳嗽,咯血,衄血,内热消渴	9～15 g	
	白薇	苦、咸,寒。归胃、肝、肾经。	清热凉血,利尿通淋,解毒疗疮。用于温邪伤营发热,阴虚发热,骨蒸劳热,产后血虚发热,热淋,血淋,痈疽肿毒	5～10 g	
	银柴胡	甘,微寒。归肝、胃经。	清虚热,除疳热。用于阴虚发热,骨蒸劳热,小儿疳热	3～10 g	
	胡黄连	苦,寒。归肝、胃、大肠经。	退虚热,除湿热,消疳热。用于骨蒸潮热,小儿疳热,湿热泻痢,黄疸尿赤,痔疮肿痛	3～10 g	
3. 泻下药 3.1 攻下药	大黄	苦,寒。归脾、胃、大肠、肝、心包经。	泻下攻积,清热泻火,凉血解毒,逐瘀通经,利湿退黄。用于实热积滞便秘,血热吐衄,目赤咽肿,痈肿疔疮,肠痈腹痛,瘀血经闭,产后瘀阻,跌打损伤,湿热痢疾,黄疸尿赤,淋证,水肿;外治烧烫伤。酒大黄善清上焦血分热毒,用于目赤咽肿,齿龈肿痛。熟大黄泻下力缓,泻火解毒,用于火毒疮疡。大黄炭凉血化瘀止血,用于血热有瘀出血症	3～15 g;用于泻下不宜久煎。外用适量,研末敷于患处	孕妇及月经期、哺乳期慎用

续表9

类别	药名	性味归经	功能与主治	用法用量	注意事项
	芒硝	咸、苦，寒。归胃、大肠经	泻下通便，润燥软坚，清火消肿。用于实热积滞，腹满胀痛，大便燥结，肠痈肿痛；外治乳痈，痔疮肿痛	6~12 g，一般不入煎剂，待汤剂煎得后，溶入汤液中服用。外用适量	孕妇慎用；不宜与硫黄、三棱同用
	番泻叶	甘、苦，寒。归大肠经	泄热行滞，通便，利水。用于热结积滞，便秘腹痛，水肿胀满	2~6 g，后下，或开水泡服	孕妇慎用
	芦荟	苦，寒。归肝、胃、大肠经	泻下通便，清肝泻火，杀虫疗疳。用于热结便秘，惊痫抽搐，小儿疳积；外治癣疮	2~5 g；宜入丸散。外用适量，研末敷患处	孕妇慎用
3.2 润下药	火麻仁	甘，平。归脾、胃、大肠经	润肠通便。用于血虚津亏，肠燥便秘	10~15 g	
	郁李仁	辛、苦、甘，平。归脾、大肠、小肠经	润肠通便，下气利水。用于津枯肠燥，食积气滞，腹胀便秘，水肿，脚气，小便不利	6~10g	孕妇慎用
3.3 峻下逐水药	甘遂	苦，寒；有毒。归肺、肾、大肠经	泻水逐饮，消肿散结。用于水肿胀满，胸腹积水，风痰癫痫，痈肿疮毒	0.5~1.5 g，炮制后多入丸散用。外用适量，生用	孕妇禁用；不宜与甘草同用
	京大戟	苦，寒；有毒。归肺、脾、肾经	泻水逐饮，消肿散结。用于水肿胀满，胸腹积水，痰饮积聚，气逆咳喘，二便不利，痈肿疮毒，瘰疬痰核	1.5~3 g，入丸散服，每次1 g；内服醋制用。外用适量，生用	孕妇禁用；不宜与甘草同用
	芫花	苦、辛，温；有毒。归肺、脾、肾经	泻水逐饮；外用杀虫疗疮。用于水肿胀满，胸腹积水，气逆咳喘，二便不利；外治疥癣秃疮，痈肿，冻疮	1.5~3 g，醋芫花研末吞服，一次0.6~0.9 g，每日1次。外用适量	孕妇禁用；不宜与甘草同用
	商陆	苦，寒；有毒。归肺、脾、肾、大肠经	逐水消肿，通利二便；外用解毒散结。用于水肿胀满，二便不通；外治痈肿疮毒	3~9 g外用适量，煎汤熏洗	孕妇禁用

续表10

类 别	药 名	性味归经	功能与主治	用法用量	注意事项
	牵牛子	苦,寒;有毒。归肺、肾、大肠经	泻水通便,消痰涤饮,杀虫攻积。用于水肿胀满,二便不通,痰饮积聚,气逆喘咳,虫积腹痛	3~6g,入丸散服,每次1.5~3g	孕妇禁用;不宜与巴豆、巴豆霜同用
	千金子	辛,温;有毒。归肝、肾、大肠经	泻下逐水,破血消癥;外用疗癣蚀疣。用于二便不通,水肿,痰饮,积滞胀满,血瘀经闭;外治顽癣,赘疣	1~2g,去壳,去油用,多入丸散服。外用适量,捣烂敷患处	孕妇禁用
	巴豆霜	辛,热;有大毒。归胃、大肠经	峻下冷积,逐水退肿,豁痰利咽;外用蚀疮。用于寒积便秘,乳食停滞,腹水膨胀,二便不通,喉风,喉痹;外治痈肿脓成不溃,疥癣恶疮,疣痣	0.1~0.3g,多入丸散服;外用适量	孕妇禁用;不宜与牵牛子同用
4.祛风湿药 4.1祛风寒湿药	独活	辛、苦,微温。归肾、膀胱经	祛风除湿,通痹止痛。用于风寒湿痹,腰膝疼痛,少阴伏风头痛	3~10g	
	威灵仙	辛、咸,温。归膀胱经	祛风湿,通经络。用于风湿痹痛,肢体麻木,筋脉拘挛,屈伸不利	6~10g	
	徐长卿	辛,温。归肝、胃经	祛风,化湿,止痛,止痒。用于风湿痹痛,胃痛胀满,牙痛,腰痛,跌扑伤痛,荨麻疹,湿疹	3~12g,后下	
	川乌	辛、苦,热;有大毒。归心、肝、肾、脾经	祛风除湿,温经止痛。用于风寒湿痹,关节疼痛,心腹冷痛,寒疝作痛及麻醉止痛	一般炮制后用	生品内服宜慎;孕妇禁用;不宜与半夏、瓜蒌、瓜蒌子、瓜蒌皮、天花粉、平贝母、川贝母、浙贝母、伊贝母、湖北贝母、白蔹、白及同用
	蕲蛇	甘、咸,温;有毒。归肝经	祛风,通络,止痉。用于风湿顽痹,麻木拘挛,中风口眼㖞斜,半身不遂,抽搐痉挛,破伤风,麻风,疥癣	3~9g;研末吞服,每次1~1.5g,每日2~3次	

续表 11

<table>
<thead>
<tr><th>类别</th><th>药名</th><th>性味归经</th><th>功能与主治</th><th>用法用量</th><th>注意事项</th></tr>
</thead>
<tbody>
<tr><td></td><td>乌梢蛇</td><td>甘，平。归肝经</td><td>祛风，通络，止痉。用于风湿顽痹，麻木拘挛，中风口眼㖞斜，半身不遂，抽搐痉挛，破伤风，麻风，疥癣</td><td>6～12 g</td><td></td></tr>
<tr><td></td><td>木瓜</td><td>酸，温。归肝、脾经</td><td>舒筋活络，和胃化湿。用于湿痹拘挛，腰膝关节酸重疼痛，暑湿吐泻，转筋挛痛，脚气水肿</td><td>6～9 g</td><td></td></tr>
<tr><td></td><td>蚕沙</td><td>甘，辛，温。归肝、脾、胃经</td><td>祛风湿，和胃化湿。适用于风湿痹证，风疹湿疹瘙痒</td><td>10～15 g；宜布包入煎。外用适量</td><td></td></tr>
<tr><td></td><td>伸筋草</td><td>微苦，辛，温。归肝、脾、肾经</td><td>祛风除湿，舒筋活络。用于关节酸痛，屈伸不利</td><td>3～12 g</td><td></td></tr>
<tr><td></td><td>油松节</td><td>苦，辛，温。入肝、肾经</td><td>祛风除湿，通络止痛。用于风寒湿痹，历节风痛，转筋挛急，跌打伤肿</td><td>9～15 g</td><td>阴虚血燥者慎用</td></tr>
<tr><td></td><td>海风藤</td><td>辛，苦，微温。归肝经</td><td>祛风湿，通经络，止痹痛。用于风寒湿痹，肢节疼痛，筋脉拘挛，屈伸不利</td><td>6～12 g</td><td></td></tr>
<tr><td></td><td>青风藤</td><td>苦，辛，平。归肝、脾经</td><td>祛风湿，通经络，利小便。用于风湿痹痛，关节肿胀，麻痹瘙痒</td><td>6～12 g</td><td></td></tr>
<tr><td></td><td>丁公藤</td><td>辛，温；有小毒。归肝、脾、胃经</td><td>祛风除湿，消肿止痛。用于风湿痹痛，半身不遂，跌扑肿痛</td><td>3～6 g，用于配制酒剂，内服或外擦</td><td>本品有强烈的发汗作用，虚弱者慎用；孕妇禁用</td></tr>
<tr><td></td><td>昆明山海棠</td><td>苦，辛，微温。有大毒。归肝、脾、肾经</td><td>祛风除湿，舒筋通络，续筋接骨。用于风湿疼痛，跌打损伤，半身不遂；外用治骨折，外伤出血</td><td>6～15 g，外用适量，研末调敷或捣敷</td><td>不宜过量与久服。孕妇及体弱者忌服</td></tr>
<tr><td></td><td>路路通</td><td>苦，平。归肝、肾经</td><td>祛风活络，利水，通经。用于关节痹痛，麻木拘挛，水肿胀满，乳少，经闭</td><td>5～10 g</td><td></td></tr>
<tr><td></td><td>穿山龙</td><td>甘，苦，温。归肝、肾、肺经</td><td>祛风湿，舒筋通络，活血止痛，止咳平喘。用于风湿痹病，关节肿胀，疼痛麻木，跌扑损伤，闪腰岔气，咳嗽气喘</td><td>9～15 g，也可制成酒剂用</td><td>粉碎加工时，注意防护，以免发生过敏反应</td></tr>
</tbody>
</table>

续表12

类别	药名	性味归经	功能与主治	用法用量	注意事项
4.2 祛风湿热药	秦艽	辛、苦,平。归胃、肝、胆经。	祛风湿,清湿热,止痹痛,退虚热。用于风湿痹痛,中风半身不遂,筋脉拘挛,骨节酸痛,湿热黄疸,骨蒸潮热,小儿疳积发热	3~10 g	
	防己	苦,寒。归膀胱、肺经。	祛风止痛,利水消肿。用于风湿痹痛,水肿脚气,小便不利,湿疹疮毒	5~10 g	
	桑枝	微苦,平。归肝经。	祛风湿,利关节。用于风湿痹病,肩臂、关节酸痛麻木	9~15 g	
	豨莶草	辛、苦,寒。归肝、肾经。	祛风湿,利关节,解毒。用于风湿痹痛,中风半身不遂,风疹、湿疮	煎服,9~12 g。外用适量	
	臭梧桐	辛、苦,平。归肝经。	祛风湿,通经络,平肝潜阳,止痛截疟。用于风湿痹证。外治治疗湿疹疥癣	9~15 g。外用适量,水煎洗或鲜品捣烂外敷	
	海桐皮	辛、微苦,平;有毒。归肝、脾经。	祛风湿,通经络。用于风湿性关节炎,腰膝酸痛	9~15 g。外用适量	
	络石藤	苦,微寒。归心、肝、肾经。	祛风通络,凉血消肿。用于风湿热痹,筋脉拘挛,腰膝酸痛,喉痹	6~12 g	
	雷公藤	苦、辛,凉;大毒。归肝、肾经。	祛风除湿,活血通络,消肿止痛,杀虫解毒。用于类风湿关节炎,风湿性关节炎,肾小球肾炎,肾病综合征,红斑狼疮,口眼干燥征,痔疮	3 g;除尽外皮者15~25 g	白细胞减少者慎服;孕妇禁服
	老鹳草	辛、苦,平。归肝、肾、脾经。	祛风湿,通经络,止泻痢。用于风湿痹痛,麻木拘挛,筋骨酸痛,泄泻痢疾	9~15 g	
	丝瓜络	甘,平。归肺、胃、肝经。	祛风,通络,活血,下乳。用于痹痛拘挛,胸胁胀痛,乳汁不通,乳痈肿痛	5~12 g	
4.3 祛风湿强筋骨药	五加皮	辛、苦,温。归肝、肾经。	祛风除湿,补益肝肾,强筋壮骨,利水消肿。用于风湿痹病,筋骨痿软,小儿行迟,体虚乏力,水肿,脚气	5~10 g	
	桑寄生	苦、甘,平。归肝、肾经。	祛风湿,补肝肾,强筋骨,安胎元。用于风湿痹痛,腰膝酸软,筋骨无力,崩漏经多,妊娠漏血,胎动不安,头晕目眩	9~15 g	
	狗脊	苦、甘,温。归肝、肾经。	祛风湿,补肝肾,强腰膝。用于风湿痹痛,腰膝酸软,下肢无力	6~12 g	

类 别	药 名	性味归经	功能与主治	用法用量	注意事项
	千年健	苦、辛、温。归肝、肾经	祛风湿，壮筋骨。用于风寒湿痹，腰膝冷痛，拘挛麻木，筋骨痿软	5～10 g	
	天山雪莲	微苦，温。归肝、肾经	温肾助阳，祛风胜湿，通经活血。用于风湿痹病，类风湿关节炎，小腹冷痛，月经不调	3～6 g	
	鹿衔草	甘、苦，温。归肝、肾经	祛风湿，强筋骨，止血，止咳。用于风寒湿痹痛，肾虚腰痛，腰膝无力，月经过多，久咳劳嗽	9～15 g	
5.化湿药	广藿香	辛，微温。归脾、胃、肺经	芳香化湿，和中止呕，发解暑。用于湿浊中阻，脘痞呕吐，暑湿表证，湿温初起，发热倦怠，胸闷不舒，寒湿闭暑，腹痛吐泻，鼻渊头痛	3～10 g	
	佩兰	辛，平。归脾、胃经	芳香化湿，醒脾开胃，发表解暑。用于湿浊中阻，脘痞呕恶，口中甜腻，口臭，多涎，暑湿表证，湿温初起，发热倦怠，胸闷不舒	3～10 g	
	苍术	辛、苦，温。归脾、胃、肝经	燥湿健脾，祛风散寒，明目。用于湿阻中焦，脘腹胀满，泄泻，水肿，脚气痿躄，风湿痹痛，风寒感冒，夜盲，眼目昏涩	3～9 g	
	厚朴	苦、辛，温。归脾、胃、肺、大肠经	燥湿消痰，下气除满。用于湿滞伤中，脘痞吐泻，食积气滞，腹胀便秘，痰饮喘咳	3～10 g	
	砂仁	辛，温。归脾、胃、肾经	化湿开胃，温脾止泻，理气安胎。用于湿浊中阻，脘痞不饥，脾胃虚寒，呕吐泄泻，妊娠恶阻，胎动不安	3～6 g，后下	
	豆蔻	辛，温。归脾、胃经	化湿行气，温中止呕，开胃消食。用于湿浊中阻，不思饮食，湿温初起，胸闷不饥，寒湿呕逆，胸腹胀痛，食积不消	3～6 g，后下	
	草豆蔻	辛，温。归脾、胃经	燥湿行气，温中止呕。用于寒湿内阻，脘腹胀满冷痛，嗳气呕逆，不思饮食	3～6 g	
	草果	辛，温。归脾、胃经	燥湿温中，截疟除痰。用于寒湿内阻，脘腹胀痛，痞满呕吐，疟疾寒热，瘟疫发热	3～6 g	
6.利水渗湿药	6.1利水消肿药	茯苓	甘、淡，平。归心、肺、脾、肾经	利水渗湿，健脾，宁心。用于水肿尿少，痰饮眩悸，脾虚食少，便溏泄泻，心神不安，惊悸失眠	10～15 g	
		猪苓	甘、淡，平。归肾、膀胱经	利水渗湿。用于小便不利，水肿，泄泻，淋浊，带下	6～12 g	

续表14

类别	药名	性味归经	功能与主治	用法用量	注意事项
	泽泻	甘、淡，寒。归肾、膀胱经。	利水渗湿，泄热，化浊降脂。用于小便不利，水肿胀满，泄泻尿少，痰饮眩晕，热淋涩痛，高脂血症	6~10 g	
	薏苡仁	甘、淡，凉。归脾、胃、肺经。	利水渗湿，健脾止泻，除痹，排脓，解毒散结。用于水肿，脚气，小便不利，脾虚泄泻，湿痹拘挛，肺痈，肠痈，赘疣	9~30 g	孕妇慎用
	冬瓜皮	甘，凉。归脾、小肠经。	利尿消肿。用于水肿胀满，小便不利，暑热口渴，小便短赤	9~30 g	
	玉米须	甘，平。归膀胱、肝、胆经。	利尿消肿，降血压。用于肾性水肿，小便不利，湿热黄疸，高血压	15~30 g	
	香加皮	辛、苦，温。有毒。归肝、肾、心经。	利水消肿，祛风湿，强筋骨。用于下肢水肿，心悸气短，风寒湿痹，腰膝酸软	3~6 g	不宜过量服用
	枳椇子	甘，平。归心、脾经。	止渴除烦，解酒毒。用于酒精中毒，烦渴呕逆，二便不利等证	6~15 g，用时捣碎，水煎服；或酒泡服	
	赤小豆	甘、酸，平。归心、小肠经。	利水消肿，解毒排脓。用于水肿胀满，脚气浮肿，黄疸尿赤，风湿热痹，痈肿疮毒，肠痈腹痛	9~30 g；外用适量，研末调敷	
6.2 利尿通淋药	车前子	甘，寒。归肝、肾、肺、小肠经。	清热利尿通淋，渗湿止泻，明目，祛痰。用于热淋涩痛，水肿胀满，暑湿泄泻，目赤肿痛，痰热咳嗽	9~15 g，包煎	
	滑石	甘、淡，寒。归膀胱、肺、胃经。	利尿通淋，清热解暑；外用祛湿敛疮。用于热淋，石淋，尿热涩痛，暑湿烦渴，湿热水泻；外治湿疹，湿疮，痱子	10~20 g，先煎。外用适量	
	木通	苦，寒。归心、小肠、膀胱经。	利尿通淋，清心除烦，通经下乳。用于淋证，水肿，心烦尿赤，口舌生疮，经闭乳少，湿热痹痛	3~6 g	孕妇慎用
	通草	甘、淡，微寒。归肺、胃经。	清热利尿，通气下乳。用于湿热淋证，水肿尿少，乳汁不下	3~5 g	孕妇慎用
	瞿麦	苦，寒。归心、小肠经。	利尿通淋，活血通经。用于热淋，血淋，石淋，小便不通，淋沥涩痛，经闭瘀阻	9~15 g	孕妇慎用
	萹蓄	苦，微寒。归膀胱经。	利尿通淋，杀虫，止痒。用于热淋涩痛，小便短赤，虫积腹痛，皮肤湿疹，阴痒带下	9~15 g，外用适量，煎洗患处	

续表15

类别	药名	性味归经	功能与主治	用法用量	注意事项
	地肤子	辛,苦,寒。归肾、膀胱经	清热利湿,祛风止痒。用于小便涩痛,阴痒带下,风疹,湿疹,皮肤瘙痒	9~15g,外用适量,煎汤熏洗	
	海金沙	甘,咸,寒。归膀胱、小肠经	清利湿热,通淋止痛。用于热淋,石淋,血淋,膏淋,尿道涩痛	6~15g,包煎	
	石韦	甘,苦,微寒。归肺、膀胱经	利尿通淋,清肺止咳,凉血止血。用于热淋,石淋,血淋,小便不通,淋沥涩痛,肺热喘咳,吐血,衄血,崩漏	6~12g	
	灯心草	甘,淡,微寒。归心、肺、小肠经	清心火,利小便。用于心烦失眠,尿少涩痛,口舌生疮	1~3g	
	绵萆薢	苦,平。归胃、胃经	利湿去浊,祛风除痹。用于膏淋,白浊,白带过多,风湿痹痛,关节不利,腰膝疼痛	9~15g	
6.3 利湿退黄药	茵陈	苦,辛,微寒。归脾、胃、肝、胆经	清利湿热,利胆退黄。用于黄疸尿少,湿疮瘙痒	6~15g,外用适量,煎汤熏洗	
	金钱草	甘,咸,微寒。归肝、胆、肾、膀胱经	利湿退黄,利尿通淋,解毒消肿。用于湿热黄疸,胆胀胁痛,石淋,热淋,小便涩痛,痈肿疔疮,蛇虫咬伤	15~60g	
	虎杖	微苦,微寒。归肝、胆、肺经	利湿退黄,清热解毒,散瘀止痛,止咳化痰。用于湿热黄疸,淋浊,带下,风湿痹痛,痈肿疮毒,水火烫伤,经闭,癥瘕,跌打损伤,肺热咳嗽	9~15g,外用适量,制煎液或油膏涂敷	孕妇慎用
	地耳草	苦,辛,平。归肝、胆经	清利湿热,散瘀消肿。用于急、慢性肝炎,疮疖痈肿	9~15g,鲜品30~60g	
	垂盆草	甘,淡,凉。归肝、胆、小肠经	利湿退黄,清热解毒。用于湿热黄疸,小便不利,痈肿疮疡	15~30g	
	鸡骨草	甘,微苦,凉。归肝、胃经	利湿退黄,清热解毒,疏肝止痛。用于湿热黄疸,胁肋不舒,胃脘胀痛,乳痈肿痛	15~30g	

续表16

类别	药名	性味归经	功能与主治	用法用量	注意事项
	马鞭草	苦，凉。归肝、脾经	活血散瘀，解毒，利水，退黄，截疟。用于癥瘕积聚，痛经经闭，喉痹，痈肿，水肿，黄疸，疟疾	5~10 g	
	积雪草	苦、辛，寒。归肝、脾、肾经	清热利湿，解毒消肿。用于湿热黄疸，中暑腹泻，石淋血淋，痈肿疮毒，跌扑损伤	15~30 g	
7. 温里药	附子	辛、甘，大热；有毒。归心、肾、脾经	回阳救逆，补火助阳，散寒止痛。用于亡阳虚脱，肢冷脉微，心阳不足，胸痹心痛，虚寒吐泻，脘腹冷痛，肾阳虚衰，阳痿宫冷，阴寒水肿，阳虚外感，寒湿痹痛	3~15 g，先煎，久煎	孕妇慎用；不宜与半夏、瓜蒌、瓜蒌子、瓜蒌皮、天花粉、川贝母、浙贝母、平贝母、伊贝母、湖北贝母、白蔹、白及同用
	肉桂	辛、甘，大热。归肾、脾、心、肝经	补火助阳，引火归元，散寒止痛，温通经脉。用于阳痿宫冷，腰膝冷痛，肾虚作喘，虚阳上浮，眩晕目赤，心腹冷痛，虚寒吐泻，寒疝腹痛，痛经经闭	1~5 g	有出血倾向者及孕妇慎用；不宜与赤石脂同用
	干姜	辛，热。归脾、胃、肾、心、肺经	温中散寒，回阳通脉，温肺化饮。用于脘腹冷痛，呕吐泄泻，肢冷脉微，寒饮喘咳	3~10 g	
	吴茱萸	辛、苦，热；有小毒。归肝、脾、胃、肾经	散寒止痛，降逆止呕，助阳止泻。用于厥阴头痛，寒疝腹痛，寒湿脚气，经行腹痛，脘腹胀痛，呕吐吞酸，五更泄泻	2~5 g	
	丁香	辛，温。归脾、胃、肺、肾经	温中降逆，补肾助阳。用于脾胃虚寒，呃逆呕吐，食少吐泻，心腹冷痛，肾虚阳痿	1~3 g，内服或研末外敷	不宜与郁金同用
	小茴香	辛，温。归肝、肾、脾、胃经	散寒止痛，理气和胃。用于寒疝腹痛，睾丸偏坠，痛经，少腹冷痛，脘腹胀痛，食少吐泻	3~6 g	
	高良姜	辛，热。归脾、胃经	温胃止呕，散寒止痛。用于脘腹冷痛，胃寒呕吐，嗳气吞酸	3~6 g	
	花椒	辛，温。归脾、胃、肾经	温中止痛，杀虫止痒。用于脘腹冷痛，呕吐泄泻，虫积腹痛；外治湿疹，阴痒	3~6 g，外用适量，煎汤熏洗	

续表 17

类别	药名	性味归经	功能与主治	用法用量	注意事项
	胡椒	辛、热。归胃、大肠经。	温中散寒，下气，消痰。用于胃寒呕吐，腹痛泄泻，食欲不振，癫痫痰多	0.6~1.5 g，研粉吞服。外用适量	
	荜茇	辛、热。归胃、大肠经。	温中散寒，下气止痛。用于胃脘冷痛，呕吐，泄泻，寒凝气滞，胸痹心痛，头痛，牙痛	1~3 g。外用适量，研末塞龋齿孔中	
	荜澄茄	辛、温。归脾、胃、肾、膀胱经。	温中散寒，行气止痛。用于胃寒呕逆，脘腹冷痛，寒疝腹痛，寒湿郁滞，小便浑浊	1~3 g	
	陈皮	苦、辛、温。归脾、肺经。	理气健脾，燥湿化痰。用于脘腹胀满，食少吐泻，咳嗽痰多	3~10 g	
	青皮	苦、辛、温。归肝、胆、胃经。	疏肝破气，消积化滞。用于胸胁胀痛，疝气疼痛，乳癖，乳痈，食积腹痛	3~10 g	
	枳实	苦、辛、酸、微寒。归脾、胃经。	破气消积，化痰散痞。用于积滞内停，痞满胀痛，泻痢后重，大便不通，痰滞气阻，胸痹，结胸，脏器下垂	3~10	孕妇慎用
	木香	辛、苦、温。归脾、胃、大肠、三焦、胆经。	行气止痛，健脾消食。用于胸胁、脘腹胀痛，食少吐泻，泻痢后重。煨木香实肠止泻，用于泄泻腹痛	3~6 g	
	沉香	辛、苦、微温。归脾、胃、肾经。	行气止痛，温中止呕，纳气平喘。用于胸腹胀闷疼痛，胃寒呕吐呃逆，肾虚气逆喘急	1~5 g，后下	
8.理气药	檀香	辛、温。归脾、胃、心、肺经。	行气温中，开郁止痛。用于寒凝气滞，胸膈不舒，胸痹心痛，脘腹疼痛，呕吐食少	2~5 g	
	川楝子	苦、寒；有小毒。归肝、小肠、膀胱经。	疏肝泄热，行气止痛，杀虫。用于肝郁化火，胸胁、脘腹胀痛，疝气疼痛，虫积腹痛	5~10 g。外用适量，研末调涂	
	香附	辛、微苦、微甘，平。归肝、脾、三焦经。	疏肝解郁，理气宽中，调经止痛。用于肝郁气滞，胸胁胀痛，胀满疼痛，乳房胀痛，月经不调，经闭痛经	6~10 g	
	乌药	辛、温。归肺、脾、肾、膀胱经。	行气止痛，温肾散寒。用于寒凝气滞，胸腹胀痛，气逆喘急，膀胱虚冷，遗尿尿频，疝气疼痛，经寒腹痛	6~10 g	
	荔枝核	甘、微苦、温。归肝、肾经。	行气散结，祛寒止痛。用于寒疝腹痛，睾丸肿痛	5~10 g	

续表18

类 别	药 名	性味归经	功能与主治	用法用量	注意事项
	佛手	辛、苦、酸，温，归肝、脾、胃、肺经。	疏肝理气，和胃止痛，燥湿化痰。用于肝胃气滞，胸胁胀痛，胃脘痞满，食少呕吐，咳嗽痰多。	3～10g	
	香橼	辛、苦、酸，温，归肝、脾、肺经。	疏肝理气，宽中，化痰。用于肝胃气滞，胸胁胀痛，脘腹痞满，呕吐噫气，痰多咳嗽。	3～10g	
	玫瑰花	甘、微苦，温，归肝、脾经。	行气解郁，和血，止痛。用于肝胃气痛，食少呕恶，月经不调，跌仆伤痛。	3～6g	
	梅花	微酸、涩，平，归肝、胃、肺经。	疏肝和中，化痰散结。用于肝胃气痛，郁闷心烦，梅核气，瘰疬疮毒。	3～5g	
	娑罗子	甘，温，归肝、胃经。	疏肝理气，和胃止痛。用于肝胃气滞，胸脘胀痛，胃脘疼痛。	3～9g	
	薤白	辛、苦，温，归心、肺、胃、大肠经。	通阳散结，行气导滞。用于胸痹心痛，脘腹痞满胀痛，泻痢后重。	5～10g	
	大腹皮	辛，微温，归脾、胃、大肠、小肠经。	行气宽中，行水消肿。用于湿阻气滞，脘腹胀闷，胸腹浮肿，小便不利。	5～10g	
	柿蒂	苦、涩，平，归胃经。	降逆止呃。用于呃逆。	5～10g	
	刀豆	甘，温，归胃、肾经。	温中，下气，止呃。用于虚寒呃逆，呕吐。	6～9g	
	甘松	辛、甘，温，归脾、胃经。	理气止痛，开郁醒脾；外用祛湿消肿。用于脘腹胀满，食欲不振，呕吐；外用治牙痛，脚气肿胀。	3～6g，外用适量，泡汤漱口或煎汤洗脚或研末敷患处	
	九香虫	咸，温，归肝、脾、肾经。	理气止痛，温中助阳。用于胃寒胀痛，肝胃气痛，肾虚阳痿，腰膝酸痛。	3～9g	
	山柰	辛，温，归胃经。	行气温中，消食，止痛。用于胸膈胀满，脘腹冷痛，饮食不消。	6～9g	
	紫苏梗	辛，温，归肺、脾、胃经。	理气宽中，止痛，安胎。用于胸膈痞闷，胃脘疼痛，嗳气呕吐，胎动不安。	5～10g	
	预知子	甘，寒，归肝、胆、胃、膀胱经。	疏肝理气，活血止痛，散结，利尿。用于脘胁胀痛，痛经经闭，痰核痞块，小便不利。	3～9g	

续表 19

类别	药名	性味归经	功能与主治	用法用量	注意事项
9.消食药	山楂	酸、甘，微温。归脾、胃、肝经	消食健胃，行气散瘀，化浊降脂。用于肉食积滞，胃脘胀满，泻痢腹痛，瘀血经闭，产后瘀阻，心腹刺痛，胸痹心痛，疝气疼痛，高脂血症。焦山楂消食导滞作用增强。用于肉食积滞，泻痢不爽	9~12g	
	麦芽	甘，平。归脾、胃经	行气消食，健脾开胃，回乳消胀。用于食积不消，脘腹胀痛，脾虚食少，乳汁郁积，乳房胀痛，妇女断乳，肝郁胁痛，肝胃气痛。生麦芽健脾和胃，疏肝行气。用于脾虚食少，乳汁郁积。炒麦芽行气消食回乳。用于食积不消，妇女断乳。焦麦芽消食化滞。用于食积不消，脘腹胀痛	10~15g；回乳炒用60g	
	稻芽	甘，温。归脾、胃经	消食和中，健脾开胃。用于食积不消，腹胀口臭，脾胃虚弱，不饥食少。炒稻芽偏于消食。用于不饥食少。焦稻芽善化积滞。用于积滞不消	9~15g	
	莱菔子	辛、甘，平。归脾、胃、肺经	消食除胀，降气化痰。用于饮食停滞，脘腹胀痛，大便秘结，积滞泻痢，痰壅喘咳	5~12g	
	鸡内金	甘，平。归脾、胃、小肠、膀胱经	健胃消食，涩精止遗，通淋化石。用于食积不消，呕吐泻痢，小儿疳积，遗尿，遗精，石淋涩痛，胆胀胁痛	3~10g	
10.驱虫药	使君子	甘，温。归脾、胃经	杀虫消积。用于蛔虫病，蛲虫病，虫积腹痛，小儿疳积	使君子9~12g，捣碎入煎剂；使君子仁6~9g，多入丸散或单用。作小儿每岁1~1.5粒，炒香嚼服，一日总量不超过20粒	服药时忌饮浓茶
	苦楝皮	苦，寒；有毒。归肝、脾、胃经	杀虫，疗癣。用于蛔虫病，蛲虫病，虫积腹痛；外治疥癣瘙痒	3~6g。外用适量，研末，用猪脂调敷患处	孕妇及肝肾功能不全者慎用
	槟榔	苦、辛，温。归胃、大肠经	杀虫，消积，行气，利水，截疟。用于绦虫病，蛔虫病，姜片虫病，虫积腹痛，积滞泻痢，里急后重，水肿脚气，疟疾	3~10g；驱绦虫、姜片虫30~60g	

类别	药名	性味归经	功能与主治	用法用量	注意事项
	雷丸	微苦,寒。归胃、大肠经	杀虫消积。用于绦虫病、钩虫病、蛔虫病、虫积腹痛、小儿疳积	15~21g,不宜入煎剂,一般研粉服,一次5~7g,饭后用温开水调服,一日3次,连服3日	
	芜荑	辛、苦,温。归脾、胃经	杀虫,消积。用于虫积腹痛、小儿疳泻、冷痢、疥癣、恶疮	4.5~6g。外用适量	
	鹤虱	苦、辛,平,有小毒。归脾、胃经	杀虫消积。用于蛔虫病、蛲虫病、绦虫病、虫积腹痛、小儿疳积	3~9g	
	榧子	甘,平。归肺、胃、大肠经	杀虫消积,润燥通便。用于钩虫病、蛔虫病、绦虫病、虫积腹痛、肺燥咳嗽、大便秘结	9~15g	
11.止血药	11.1凉血止血药				
	大蓟	甘、苦,凉。归心、肝经	凉血止血,散瘀解毒消痈。用于衄血、吐血、尿血、便血、崩漏、外伤出血、痈肿疮毒	9~15g	
	小蓟	甘、苦,凉。归心、肝经	凉血止血,散瘀解毒消痈。用于衄血、吐血、尿血、血淋、便血、崩漏、外伤出血、痈肿疮毒	5~12g	
	地榆	苦、酸、涩,微寒。归肝、大肠经	凉血止血,解毒敛疮。用于便血、痔血、血痢、崩漏、水火烫伤、痈肿疮毒	9~15g;外用适量,研末涂敷患处	
	槐花	苦,微寒。归肝、大肠经	凉血止血,清肝泻火。用于便血、痔血、血痢、崩漏、吐血、衄血、肝热目赤、头痛眩晕	5~10g	
	侧柏叶	苦、涩,寒。归肺、肝、脾经	凉血止血,化痰止咳,生发乌发。用于吐血、衄血、咯血、便血、崩漏下血、肺热咳嗽、血热脱发、须发早白	6~12g;外用适量	
	白茅根	甘,寒。归肺、胃、膀胱经	凉血止血,清热利尿。用于血热吐血、衄血、尿血、热病烦渴、湿热黄疸、水肿尿少、热淋涩痛	9~30g	
	苎麻根	甘,寒。归心、肝、肾、膀胱经	止血,安胎。用于胎动不安、先兆流产；外治痈肿初起	9~30g;外用适量	

类 别	药 名	性味归经	功能与主治	用法用量	注意事项
11.2 化瘀止血药	三七	甘、微苦，温。归肝、胃经	散瘀止血，消肿定痛。用于咯血，吐血，便血，崩漏，外伤出血，胸腹刺痛，跌仆肿痛	3 ~ 9 g，研粉吞服，一次 1 ~ 3 g。外用适量	孕妇慎用
	茜草	苦，寒。归肝经	凉血，祛瘀，止血，通经。用于吐血，衄血，崩漏，外伤出血，瘀阻经闭，关节痹痛，跌仆肿痛	6 ~ 10 g	
	蒲黄	甘，平。归肝、心包经	止血，化瘀，通淋。用于吐血，衄血，咯血，崩漏，外伤出血，经闭痛经，胸腹刺痛，跌仆肿痛，血淋涩痛	5 ~ 10 g，包煎。外用适量，敷患处	孕妇慎用
	花蕊石	酸、涩，平。归肝经	化瘀止血。用于咯血，吐血，外伤出血，跌仆伤痛	4.5 ~ 9 g，多研末服。外用适量	
11.3 收敛止血药	白及	苦、甘、涩，微寒。归肺、肝、胃经	收敛止血，消肿生肌。用于咯血，吐血，外伤出血，疮疡肿毒，皮肤皲裂	6 ~ 15 g；研末吞服 3 ~ 6 g。外用适量	不宜与川乌、制川乌、草乌、制草乌、附子同用
	仙鹤草	苦、涩，平。归心、肝经	收敛止血，截疟，止痢，解毒，补虚。用于咯血，吐血，崩漏下血，疟疾，血痢，痈肿疮毒，阴痒带下，脱力劳伤	6 ~ 12 g。外用适量	
	紫珠叶	苦、涩，凉。归肝、肺、胃经	凉血收敛止血，散瘀解毒消肿。用于衄血，咯血，吐血，便血，崩漏，外伤出血，热毒疮疡，水火烫伤	3 ~ 15 g；研末吞服 1.5 ~ 3 g。外用适量，敷于患处	
	棕榈	苦、涩，平。归肺、肝、大肠经	收敛止血。用于吐血，衄血，尿血，便血，崩漏	3 ~ 9 g，一般炮制后用	
	血余炭	苦，平。归肝、胃经	收敛止血，化瘀，利尿。用于吐血，咯血，衄血，血淋，尿血，便血，崩漏，外伤出血，小便不利	5 ~ 10 g	
	藕节	甘、涩，平。归肝、肺、胃经	收敛止血，化瘀。用于吐血，咯血，衄血，尿血，崩漏	9 ~ 15 g	
11.4 温经止血药	艾叶	辛、苦，温；有小毒。归肝、脾、肾经	温经止血，散寒止痛；外用祛湿止痒。用于吐血，衄血，崩漏，月经过多，胎漏下血，少腹冷痛，经寒不调，宫冷不孕；外治皮肤瘙痒。醋艾炭温经止血，用于虚寒性出血	3 ~ 9 g。外用适量，供灸治或熏洗用	

续表22

类别	药名	性味归经	功能与主治	用法用量	注意事项
12.活血化瘀药 12.1活血止痛药	炮姜	辛、热。归脾、肾经。	温经止血,温中止痛。用于阳虚虚失血,吐衄崩漏,脾胃虚寒,腹痛吐泻	3~9g	
	川芎	辛、温。归肝、胆、心包经。	活血行气,祛风止痛。用于胸痹心痛,胸胁刺痛,跌仆肿痛,月经不调,经闭痛经,癥瘕腹痛,头痛,风湿痹痛	3~10g	
	延胡索	辛、苦、温。归肝、脾经。	活血、行气、止痛。用于胸痹心痛,脘腹疼痛,胸胁疼痛,经闭痛经,产后瘀阻,跌仆肿痛	3~10g;研末吞服,一次1.5~3g	
	郁金	辛、苦、寒。归肝、心、肺经。	活血止痛,行气解郁,清心凉血,利胆退黄。用于胸痹心痛,胸胁刺痛,经闭痛经,乳病肿痛,热病神昏,癫痫发狂,血热吐衄,黄疸尿赤	3~10g	不宜与丁香、母丁香同用
	姜黄	辛、苦、温。归脾、肝经。	破血行气,通经止痛。用于胸胁刺痛,胸痹心痛,痛经经闭,癥瘕,风湿肩臂疼痛,跌仆肿痛	3~10g;外用适量	
	乳香	辛、苦、温。归心、肝、脾经。	活血定痛,消肿生肌。用于胸痹心痛,胃脘疼痛,痛经经闭,产后瘀阻,癥瘕腹痛,风湿痹痛,筋脉拘挛,跌打损伤,痈肿疮疡	煎汤或入丸、散;3~5g;外用适量研末调敷	孕妇及胃弱者慎用
	没药	辛、苦、平。归心、肝、脾经。	散瘀定痛,消肿生肌。用于胸痹心痛,胃脘疼痛,痛经经闭,产后瘀阻,癥瘕腹痛,风湿痹痛,跌打损伤,痈肿疮疡	3~5g,炮制去油,多入丸散用	孕妇及胃弱者慎用
	五灵脂	苦、咸、甘。归肝经。	活血、化瘀、止痛。用于胸胁、脘腹刺痛,痛经,经闭,产后瘀血疼痛,跌仆肿痛,蛇虫咬伤	4.5~9g外用适量	
	降香	辛、温。归肝、脾经。	化瘀止血,理气止痛。用于吐血,衄血,外伤出血,肝郁胁痛,胸胁疼痛,跌仆伤痛,呕吐腹痛	9~15g,外用适量,研细末敷患处	后下
	两面针	苦、辛、平。有小毒。归肝、胃经。	活血化瘀,行气止痛,祛风通络,解毒消肿。用于跌仆损伤,胃痛,牙痛,风湿痹痛,毒蛇咬伤;外治烧烫伤	5~10g;外用适量,研末调敷或煎水洗患处	不能过量服用;忌与酸味食物同服
	肿节风	苦、辛、平。归心、肝经。	清热凉血,活血消斑,祛风通络。用于血热发斑发疹,风湿痹痛,跌打损伤	9~30g	

类别	药名	性味归经	功能与主治	用法用量	注意事项
	天仙藤	苦、温。归肝、脾、肾经。	行气活血，通络止痛。用于脘腹刺痛、风湿痹痛	3~6 g	含马兜铃酸，可引起肾脏损害等不良反应；儿童及老年人慎用；孕妇、婴幼儿及肾功能不全者禁用
	皂角刺	辛、温。归肝、胃经。	消肿托毒，排脓，杀虫。用于痈疽初起或脓成不溃；外治疥癣麻风	3~10 g。外用适量，醋蒸取汁涂患处	
12.2 活血调经药	丹参	苦、微寒。归心、肝经。	活血祛瘀，通经止痛，清心除烦，凉血消痈。用于胸痹心痛、脘腹胁痛、癥瘕积聚、热痹疼痛、心烦不眠、月经不调、痛经经闭、疮疡肿痛	10~15 g	不宜与藜芦同用
	红花	辛、温。归心、肝经。	活血通经，散瘀止痛。用于经闭、痛经、恶露不行、癥瘕痞块、胸痹心痛、瘀滞腹痛、胸胁刺痛、跌扑损伤、疮疡肿痛	3~10 g	孕妇慎用
	桃仁	苦、甘、平。归心、肝、大肠经。	活血祛瘀，润肠通便，止咳平喘。用于经闭痛经、癥瘕痞块、肺痈肠痈、跌扑损伤、肠燥便秘、咳嗽气喘	5~10 g	孕妇慎用
	益母草	苦、辛、微寒。归肝、心包、膀胱经。	活血调经，利尿消肿，清热解毒。用于月经不调、痛经经闭、恶露不尽、水肿尿少、疮疡肿毒	9~30 g；鲜品12~40 g	孕妇慎用
	牛膝	苦、甘、酸、平。归肝、肾经。	逐瘀通经，补肝肾，强筋骨，利尿通淋，引血下行。用于经闭、痛经、腰膝酸痛、筋骨无力、淋证、水肿、头痛、眩晕、牙痛、口舌、吐血、衄血	5~12 g	孕妇慎用
	泽兰	苦、辛、微温。归肝、脾经。	活血调经，祛瘀消痈，利水消肿。用于月经不调、经闭、痛经、产后瘀血腹痛、疮痈肿毒、水肿腹水	6~12 g	
	鸡血藤	苦、甘、温。归肝、肾经。	活血补血，调经止痛，舒筋活络。用于月经不调、痛经、经闭、风湿痹痛、麻木瘫痪、血虚萎黄	9~15 g	
	王不留行	苦、平。归肝、胃经。	活血通经，下乳消肿，利尿通淋。用于经闭、痛经、乳汁不下、乳痈肿痛、淋证涩痛	5~10 g	孕妇慎用
	月季花	甘、温。归肝经。	活血调经，疏肝解郁。用于气滞血瘀、月经不调、痛经、闭经、胸胁胀痛	3~6 g	

类别	药名	性味归经	功能与主治	用法用量	注意事项
12.3 活血疗伤药	凌霄花	甘、酸，寒。归肝、心包经	活血通经，凉血祛风。用于月经不调，经闭癥瘕，产后乳肿，风疹发红，皮肤瘙痒，痤疮	5~9g	孕妇慎用
	土鳖虫	咸，寒；有小毒。归肝经	破血逐瘀，续筋接骨。用于跌打损伤，筋伤骨折，血瘀经闭，产后瘀阻腹痛，癥瘕痞块	3~10g	孕妇禁用
	马钱子	苦，温；有大毒。归肝、脾经	通络止痛，散结消肿。用于跌打损伤，骨折肿痛，风湿顽痹，麻木瘫痪，痈疽肿痛，咽喉肿痛	0.3~0.6g，炮制后入丸散用	孕妇禁用；不宜多服，久服及生用；运动员慎用；有毒成分能经皮肤吸收，外用不宜大面积涂敷
	自然铜	辛，平。归肝经	散瘀止痛，续筋接骨。用于跌打损伤，筋骨折伤，瘀肿疼痛	3~9g，多入丸散服，若入煎剂宜先煎。外用适量	
	骨碎补	苦，温。归肝、肾经	疗伤止痛，补肾强骨；外用消风祛斑。用于跌仆闪挫，筋骨折伤，肾虚腰痛，筋骨痿软，耳鸣耳聋，牙齿松动；外治斑秃，白癜风	3~9g	
	苏木	甘、咸，平。归心、肝、脾经	活血祛瘀，消肿止痛。用于跌打损伤，骨折筋伤，瘀滞肿痛，经闭痛经，产后瘀阻，胸腹刺痛，痈疽肿痛	3~9g	孕妇慎用
	血竭	甘、咸，平。归心、肝经	活血定痛，化瘀止血，生肌敛疮。用于跌打损伤，心腹瘀痛，外伤出血，疮疡不敛	研末，1~2g，或入丸剂。外用研末撒或入膏药	
	儿茶	苦、涩，微寒。归心、肺经	活血止痛，止血生肌，收湿敛疮，清肺化痰。用于跌仆伤痛，外伤出血，吐血衄血，疮疡不敛，湿疹，湿疮，肺热咳嗽	1~3g，包煎；多入丸散服。外用适量	
	北刘寄奴	苦，寒。归脾、胃、肝、胆经	活血祛瘀，通经止血，凉血，止血，清热利湿。用于跌打损伤，血瘀经闭，月经不调，产后瘀痛，癥瘕积聚，血淋，外伤出血，湿热黄疸，湿疮痒痛，水肿腹胀，白带过多	6~9g	

续表25

类别	药名	性味归经	功能与主治	用法用量	注意事项
12.4 破血消癥药	莪术	辛、苦,温。归肝、脾经。	行气破血,消积止痛。用于癥瘕痞块,瘀血经闭,食积胀痛	6~9g	孕妇禁用
	三棱	辛、苦,平。归肝、脾经。	破血行气,消积止痛。用于癥瘕痞块,痛经,瘀血经闭,食积胀痛	5~10g	孕妇禁用;不宜与芒硝、玄明粉同用
	水蛭	咸、苦,平;有小毒。归肝经。	破血通经,逐瘀消癥。用于血瘀经闭,癥瘕痞块,跌仆损伤	1~3g	孕妇禁用
	虻虫	苦,凉;有毒。归肝经。	逐瘀,破积,通经。用于癥瘕积聚,少腹蓄血,血滞经闭,仆损瘀血	1~1.5g;研末吞服,每次0.3g	孕妇禁用
	斑蝥	辛,热;有大毒。归肝、胃、肾经。	破血逐瘀,散结消癥,攻毒蚀疮。用于癥瘕,经闭,顽癣,瘰疬,赘疣,痈疽不溃,恶疮死肌	0.03~0.06g,炮制后多入丸散用。外用适量,研末或制油膏涂敷患处,不宜大面积用	本品有大毒,内服慎用;孕妇禁用
	穿山甲	咸,微寒。归肝、胃经。	活血消癥,通经下乳,消肿排脓,搜风通络。用于经闭癥瘕,风湿痹痛,中风瘫痪,麻木拘挛,乳汁不通	5~10g,一般炮制后用	孕妇慎用
13.化痰止咳平喘药 13.1 温化寒痰药	天南星	苦、辛,温;有毒。归肺、肝、脾经。	散结消肿。外用治痈肿,蛇虫咬伤	外用生品适量,研末以醋或酒调敷患处	
	白附子	辛,温;有毒。归胃、肝经。	祛风痰,定惊搐,解毒散结,止痛。用于中风痰壅,口眼㖞斜,语言謇涩,惊风癫痫,破伤风,偏正头痛,瘰疬痰核,毒蛇咬伤	3~6g,一般炮制后用,外用生品适量捣烂,熬膏或研末以酒调敷患处	孕妇慎用;生品内服宜慎
	芥子	辛,温。归肺经。	温肺豁痰利气,散结通络止痛。用于寒痰咳嗽,胸胁胀痛,痰滞经络,关节麻木、疼痛,痰湿流注,阴疽肿毒	3~9g。外用适量	

10

连锁药店店员中药基础训练手册

类别	药名	性味归经	功能与主治	用法用量	注意事项
	大皂角	辛、咸、温；有小毒。归肺、大肠经	祛痰开窍，散结消肿。用于中风口噤，昏迷不醒，癫痫痰盛，关窍不通，喉痹痰阻，顽痰喘咳，咳痰不爽，大便燥结；外治痈肿	1～1.5 g，多入丸散用。外用适量，研末吹鼻取嚏或研末调敷患处	孕妇及咯血、吐血患者忌服
	金沸草	苦、辛、咸、温。归肺、大肠经	降气，消痰，行水。用于外感风寒，痰饮蓄结，咳喘痰多，胸膈痞满	5～10 g	
	白前	甘、辛、温。归肺经	化痰散结，解毒消肿。用于瘰疬痰核，疔疮肿毒，蛇虫咬伤	15～30 g，单味药可用至3～10g	
	猫爪草	甘、辛、温。归肝、肺经	散结，消肿。用于瘰疬痰核，淋巴结结核	15～30 g，单味药可用至120 g	
	法半夏	辛、温。归脾、胃、肺经	燥湿化痰。用于痰多咳喘，痰饮眩悸，风痰眩晕，痰厥头痛	3～9 g	不宜与川乌、制川乌、草乌、制草乌、附子同用
	旋覆花	苦、辛、咸、微温。归肺、脾、胃、大肠经	降气，消痰，行水，止呕。用于风寒咳嗽，喘咳痰多，呕吐噫气，心下痞硬	3～9 g，包煎	
13.2 清热化痰药	川贝母	苦、甘、微寒。归肺、心经	清热润肺，化痰止咳，散结消痈。用于肺热燥咳，干咳少痰，阴虚劳嗽，痰中带血，瘰疬，乳痈，肺痈	3～10 g；研粉冲服，一次1～2 g	不宜与川乌、制川乌、草乌、制草乌、附子同用
	浙贝母	苦、寒。归肺、心经	清热化痰止咳，解毒散结消痈。用于风热咳嗽，痰火咳嗽，瘰疬，乳痈，疮毒	5～10 g	不宜与川乌、制川乌、草乌、制草乌、附子同用
	瓜蒌	甘、微苦、寒。归肺、胃、大肠经	清热涤痰，宽胸散结，润燥滑肠。用于肺热咳嗽，痰浊黄稠，胸痹心痛，结胸痞满，乳痈，肺痈，肠痈，大便秘结	9～15 g	不宜与川乌、制川乌、草乌、制草乌、附子同用
	竹茹	甘、微寒。归肺、胃、胆经	清热化痰，除烦，止呕。用于痰热咳嗽，胆火挟痰，惊悸不宁，心烦失眠，中风痰迷，舌强不语，胃热呕吐，妊娠恶阻，胎动不安	5～10 g	

类别	药名	性味归经	功能与主治	用法用量	注意事项
	天竺黄	甘，寒。归心、肝经	清热豁痰，凉心定惊。用于热病神昏，中风痰迷，小儿痰热惊痫，抽搐，夜啼	3~9g	
	前胡	苦、辛，微寒。归肺经	降气化痰，散风清热。用于痰热喘满，咳痰黄稠，风热咳嗽痰多	3~10g	
	桔梗	苦、辛，平。归肺经	宣肺，利咽，祛痰，排脓。用于咳嗽痰多，胸闷不畅，咽痛喑哑，肺痈吐脓	3~10g	
	海藻	苦、咸，寒。归肝、胃、肾经	消痰软坚散结，利水消肿。用于瘿瘤，瘰疬，睾丸肿痛，痰饮水肿	6~12g	不宜与甘草同用
	胖大海	甘，寒。归肺、大肠经	清热润肺，利咽开音，润肠通便。用于肺热声哑，干咳无痰，咽喉干痛，热结便闭，头痛目赤	2~3枚，沸水泡服或煎服。	
	昆布	咸，寒。归肝、胃、肾经	消痰软坚散结，利水消肿。用于瘿瘤，瘰疬，睾丸肿痛，痰饮水肿	6~12g	
	黄药子	苦，平，有小毒。归肺、肝、心经	凉血，降火，消瘿，解毒。用于瘿瘤，喉痹，瘿气，蛇犬咬伤	4.5~9g；外用适量，研末涂敷患处	
	蛤壳	苦、咸，寒。归肺、肾、胃经	清热化痰，软坚散结，制酸止痛。用于痰火咳嗽，胸胁疼痛，痰中带血，瘰疬瘿瘤，胃痛吞酸；外治湿疹，烫伤	6~15g，先煎，蛤粉包煎。外用适量，研极细粉撒布或油调后敷患处	
	浮海石	咸，寒。归肺、肾经	清肺化痰，软坚散结，通淋。用于痰热咳嗽痰稠，瘰疬	9~15g。打碎先煎	
	瓦楞子	咸，平。归肺、胃、肝经	消痰化瘀，软坚散结，制酸止痛。用于顽痰胶结，黏稠难咯，瘿瘤，瘰疬，癥瘕痞块，胃痛泛酸	9~15g，先煎	
	礞石	甘、咸，平。归肺、心、肝经	坠痰下气，平肝镇惊，惊风抽搐。用于顽痰胶结，咳逆喘急，癫痫发狂，烦躁胸闷，惊风抽搐	3~6g，多入丸散服	
13.3 止咳平喘药	苦杏仁	苦，微温；有小毒。归肺、大肠经	降气止咳平喘，润肠通便。用于咳嗽气喘，胸满痰多，肠燥便秘	5~10g，生品入煎剂后下	内服不宜过量，以免中毒
	紫苏子	辛，温。归肺经	降气化痰，止咳平喘，润肠通便。用于痰壅气逆，咳嗽气喘，肠燥便秘	3~10g	

类别	药名	性味归经	功能与主治	用法用量	注意事项
	百部	甘、苦、微温。归肺经	润肺下气止咳，杀虫灭虱。用于新久咳嗽，肺痨咳嗽，顿咳；外用于头虱、体虱、蛲虫病，阴痒。蜜百部润肺止咳。用于阴虚劳嗽	3~9 g。外用适量，水煎或酒浸	
	紫菀	辛、苦，温。归肺经	润肺下气，消痰止咳。用于痰多喘咳，新久咳嗽，劳嗽咯血	5~10 g	
	款冬花	辛、微苦，温。归肺经	润肺下气，止咳化痰。用于新久咳嗽，喘咳痰多，劳嗽咯血	5~10 g	
	马兜铃	苦，微寒。归肺、大肠经	清肺降气，止咳平喘，清肠消痔。用于肺热咳喘，痰中带血，肠热痔血，痔疮肿痛	3~9 g	本品含马兜铃酸，可引起肾脏损害等不良反应；儿童及老年人慎用；孕妇、婴幼儿及肾功能不全者禁用
	枇杷叶	苦，微寒。归肺、胃经	清肺止咳，降逆止呕。用于肺热咳嗽，气逆喘急，胃热呕逆，烦热口渴	6~10 g	
	桑白皮	甘，寒。归肺经	泻肺平喘，利水消肿。用于肺热喘咳，水肿胀满尿少，面目肌肤浮肿	6~12 g	
	葶苈子	辛、苦，大寒。归肺、膀胱经	泻肺平喘，行水消肿。用于痰涎壅肺，喘咳痰多，胸胁胀满，胸腹水肿，小便不利	3~10 g，包煎	
	白果	甘、苦、涩，平。有毒。归肺、肾经	敛肺定喘，止带缩尿。用于痰多喘咳，带下白浊，遗尿尿频	5~10 g	生食有毒
	矮地茶	辛、微苦，平。归肺、肝经	化痰止咳，清利湿热，活血化瘀。用于新久咳嗽，黄疸，经闭瘀阻，风湿痹痛，跌打损伤	15~30 g	
	洋金花	辛，温。有毒。归肺、肝经	平喘止咳，解痉定痛。用于哮喘咳嗽，脘腹冷痛，风湿痹痛，小儿慢惊；外科麻醉	0.3~0.6 g，宜入丸散；亦可作卷烟分次燃吸（用量不超过1.5 g/d）。外用适量	孕妇、外感及痰热咳喘、青光眼、高血压及心动过速患者禁用
	黄荆子	辛、苦，温。归肺、胃、肝经	祛痰止咳，理气止痛。用于咳嗽哮喘，气滞胃痛，泄泻痢疾，疝气	5~10 g	无风寒及热者不宜，无气滞者忌服

类别	药名	性味归经	功能与主治	用法与用量	注意事项
	罗汉果	甘、凉。归肺、大肠经	清热润肺，利咽开音，滑肠通便。用于肺热燥咳，咽痛失音，肠燥便秘	9~15 g	
14.安神药	朱砂	甘，微寒；有毒。归心经	清心镇惊，安神，明目，解毒。用于心悸易惊，失眠多梦，癫痫发狂，小儿惊风，视物昏花，口疮，咽喉肿痛，疮疡肿毒	0.1~0.5 g，多入丸散服，不宜入煎剂。外用适量	本品有毒，不宜大量服用，也不宜少量久服；孕妇及肝肾功能不全者禁用
14.1重镇安神药	磁石	咸，寒。归肝、心、肾经	镇惊安神，平肝潜阳，聪耳明目，纳气平喘。用于惊悸失眠，头晕目眩，视物昏花，耳鸣耳聋，肾虚气喘	9~30 g，先煎	
	龙骨	甘、涩，平。归心、肝、肾、大肠经	镇惊安神，敛汗固精，止血涩肠，生肌敛疮。用于心悸易惊，失眠多梦，癫狂，自汗盗汗，遗精，崩漏带下；外用治疮疡久不收口，阴囊湿痒	10~20 g，先煎。外用适量	
	琥珀	甘，平。归心、肝、膀胱经	镇惊安神，活血散瘀，利尿通淋。用于惊风，癫痫，惊悸失眠，血淋，血瘀经闭，产后瘀滞腹痛，癥瘕积聚，目生障翳	研末，1.5~3 g，或入丸、散。外用适量，研末敷；或点眼	
14.2养心安神药	酸枣仁	甘、酸，平。归肝、胆、心经	养心补肝，宁心安神，敛汗，生津。用于虚烦不眠，惊悸多梦，体虚多汗，津伤口渴	10~15 g	
	柏子仁	甘，平。归心、肾、大肠经	养心安神，润肠通便，止汗。用于阴血不足，虚烦失眠，心悸怔忡，肠燥便秘，阴虚盗汗	3~10 g	
	灵芝	甘，平。归心、肺、肝、肾经	补气安神，止咳平喘。用于心神不宁，失眠心悸，肺虚咳喘，虚劳短气，不思饮食	6~12 g	
	首乌藤	甘，平。归心、肝经	养血安神，祛风通络。用于失眠多梦，血虚身痛，风湿痹痛，皮肤瘙痒	9~15 g。外用适量，煎水洗患处	
	远志	苦、辛，温。归心、肾、肺经	安神益智，交通心肾，祛痰，消肿。用于心肾不交引起的失眠多梦，健忘惊悸，神志恍惚，咳痰不爽，疮疡肿毒，乳房肿痛	3~10 g	
	合欢皮	甘，平。归心、肝、肺经	解郁安神，活血消肿。用于心神不安，忧郁失眠，肺痈，疮肿，跌仆伤痛	6~12 g。外用适量，研末调敷	

44

类 别	药 名	性味归经	功能与主治	用法用量	注意事项
15.平肝息风药 15.1平肝抑阳药	石决明	咸,寒。归肝经	平肝潜阳,清肝明目。用于头痛眩晕,目赤翳障,视物昏花,青盲雀目	6～20 g,先煎	
	珍珠母	咸,寒。归肝、心经	平肝潜阳,安神定惊,明目退翳。用于头痛眩晕,惊悸失眠,目赤翳障,视物昏花	10～25 g,先煎	
	牡蛎	咸,微寒。归肝、胆、肾经	重镇安神,潜阳补阴,软坚散结。煅牡蛎收敛固涩,制酸止痛。用于自汗盗汗,遗精滑精,崩漏带下,胃痛吞酸	9～30 g,先煎	
	紫贝齿	咸,平。归肝经	平肝潜阳,镇惊安神,清肝明目。用于肝阳上亢,头晕目眩,惊悸失眠,目赤翳障,亦可用于小儿惊风	10～15 g;宜打碎先煎,或研末入丸、散剂	
	赭石	苦,寒。归肝、心、肺、胃经	平肝潜阳,重镇降逆,凉血止血。用于眩晕耳鸣,呕吐,噫气,呃逆,喘息,吐血,衄血,崩漏下血	9～30 g,先煎	
	蒺藜	辛、苦,微温。有小毒。归肝经	平肝解郁,活血祛风,明目,止痒。用于头痛眩晕,胸胁胀痛,乳闭乳痈,目赤翳障,风疹瘙痒	6～10 g	
	罗布麻叶	甘、苦,凉。归肝经	平肝安神,清热利水。用于肝阳眩晕,心悸失眠,浮肿尿少	6～12 g	
15.2息风止痉药	羚羊角	咸,寒。归肝、心经	平肝息风,清肝明目,散血解毒。用于肝风内动,惊痫抽搐,妊娠子痫,高热惊厥,癫痫发狂,温毒发斑,目赤翳障,痈肿疮毒	1～3 g,宜另煎2小时以上;磨汁或研粉吞服,每次0.3～0.6 g	
	牛黄	甘,凉。归心、肝经	清心,豁痰,开窍,凉肝,息风,解毒。用于热病神昏,中风痰迷,惊痫抽搐,癫痫发狂,咽喉肿痛,口舌生疮,痈肿疔疮	0.15～0.35 g,入丸散用;外用适量,研末敷患处	孕妇慎用
	珍珠	甘、咸,寒。归心、肝经	安神定惊,明目消翳,解毒生肌,润肤祛斑。用于惊悸失眠,惊风癫痫,目赤翳障,疮疡不敛,皮肤色斑	0.1～0.3 g,多入丸散用。外用适量	
	钩藤	甘,凉。归肝、心包经	息风定惊,清热平肝。用于肝风内动,惊痫抽搐,高热惊厥,感冒夹惊,小儿惊啼,妊娠子痫,头痛眩晕	3～12 g,后下	

类别	药名	性味归经	功能与主治	用法用量	注意事项
	天麻	甘，平。归肝经	息风止痉，平抑肝阳，祛风通络。用于小儿惊风，癫痫抽搐，破伤风，头痛眩晕，手足不遂，肢体麻木，风湿痹痛	3~10 g	
	地龙	咸，寒。归肝、脾、膀胱经	清热定惊，通络，平喘，利尿。用于高热神昏，肢体麻木，关节痹痛，肺热喘咳，水肿尿少	5~10 g	
	全蝎	辛，平；有毒。归肝经	息风镇痉，通络止痛，攻毒散结。用于肝风内动，痉挛抽搐，小儿惊风，中风口㖞，半身不遂，破伤风，疮疡，瘰疬，偏正头痛	3~6 g	孕妇禁用
	蜈蚣	辛，温；有毒。归肝经	息风镇痉，通络止痛，攻毒散结。用于肝风内动，痉挛抽搐，小儿惊风，中风口㖞，半身不遂，破伤风，疮疡，瘰疬，蛇虫咬伤	3~5 g	孕妇禁用
	僵蚕	咸、辛，平。归肝、肺、胃经	息风止痉，祛风止痛，化痰散结。用于肝风夹痰，惊痫抽搐，小儿急惊，破伤风，中风口㖞，风疹瘙痒，发颐痄腮	5~10 g	
	金钱白花蛇	甘、咸，温；有毒。归肝经	祛风，通络，止痉。用于风湿顽痹，麻木拘挛，中风口眼㖞斜，半身不遂，抽搐痉挛，破伤风，麻风，疥癣	2~5 g，研粉吞服（1~1.5 g）	
16. 开窍药	麝香	辛，温。归心、脾经	开窍醒神，活血通经，消肿止痛。用于热病神昏，中恶昏迷，经闭，癥瘕，难产死胎，胸痹心痛，跌仆伤痛，痹痛麻木，痈肿瘰疬，咽喉肿痛	0.03~0.1 g，入丸散用。外用适量	孕妇禁用
	冰片	辛、苦，微寒。归心、脾、肺经	开窍醒神，清热止痛。用于热病神昏，惊厥，中风痰厥，气郁暴厥，中恶昏迷，目赤，口疮，咽喉肿痛，耳道流脓	0.15~0.3 g，入丸散用。外用研粉点敷患处	
	苏合香	辛，温。归心、脾经	开窍，辟秽，止痛。用于中风痰厥，猝然昏倒，胸痹心痛，胸腹冷痛	0.3~1 g，宜入丸散服	孕妇慎用
	石菖蒲	辛、苦，温。归心、胃经	开窍豁痰，醒神益智，化湿开胃。用于神昏癫痫，健忘失眠，耳鸣耳聋，脘痞不饥，噤口下痢	3~10 g	
	安息香	辛，平。归心、脾经	开窍醒神，行气活血，止痛。用于中风痰厥，气郁暴厥，中恶昏迷，心腹疼痛，产后血晕，小儿惊风	0.6~1.5 g，多入丸散用	
17. 补虚药 17.1 补气药	人参	甘、微苦，微温。归脾、肺、心、肾经	大补元气，复脉固脱，补脾益肺，生津养血，安神益智。用于体虚欲脱，肢冷脉微，脾虚食少，肺虚喘咳，津伤口渴，内热消渴，气血亏虚，久病虚羸，惊悸失眠，阳痿宫冷	3~9 g，另煎兑服；也可研粉吞服，一次2 g，一日2次	不宜与藜芦、五灵脂同用

类别	药名	性味归经	功能与主治	用法用量	注意事项
	西洋参	甘、微苦，凉。归心、肺、肾经	补气养阴，清热生津。用于气虚阴亏，内热，咳喘痰血，虚热烦倦，消渴，口燥咽干	3～6g，另煎兑服	不宜与藜芦同用
	党参	甘，平。归脾、肺经	健脾益肺，养血生津。用于脾肺气虚，食少倦怠，咳嗽虚喘，气血不足，面色萎黄，心悸气短，津伤口渴，内热消渴	9～30g	不宜与藜芦同用
	太子参	甘、微苦，平。归脾、肺经	益气健脾，生津润肺。用于脾虚体倦，食欲不振，病后虚弱，气阴不足，自汗口渴，肺燥干咳	9～30g	
	黄芪	甘，微温。归脾、肺经	补气升阳，固表止汗，利水消肿，生津养血，行滞通痹，托毒排脓，敛疮生肌。用于气虚乏力，食少便溏，中气下陷，久泻脱肛，便血崩漏，表虚自汗，气虚水肿，内热消渴，血虚萎黄，半身不遂，痹痛麻木，痈疽难溃，久溃不敛	9～30g	
	白术	苦、甘，温。归脾、胃经	健脾益气，燥湿利水，止汗，安胎。用于脾虚食少，腹胀泄泻，痰饮眩悸，水肿，自汗，胎动不安	6～12g	
	山药	甘，平。归脾、肺、肾经	补脾养胃，生津益肺，补肾涩精。用于脾虚食少，久泻不止，肺虚喘咳，肾虚遗精，带下，尿频，虚热消渴。麸炒山药补脾健胃，用于脾虚食少，泄泻便溏，白带过多	15～30g	
	白扁豆	甘，微温。归脾、胃经	健脾化湿，和中消暑。用于脾胃虚弱，食欲不振，大便溏泻，白带过多，暑湿吐泻，胸闷腹胀	9～15g	
	甘草	甘，平。归心、肺、脾、胃经	补脾益气，清热解毒，祛痰止咳，缓急止痛，调和诸药。用于脾胃虚弱，倦怠乏力，心悸气短，咳嗽痰多，脘腹、四肢挛急疼痛，痈肿疮毒，缓解药物毒性、烈性	2～10g	不宜与海藻、京大戟、红大戟、甘遂、芫花同用
	大枣	甘，温。归脾、胃经	补中益气，养血安神。用于脾虚食少，乏力便溏，妇人脏躁	6～15g	
	刺五加	辛、微苦，温。归脾、肾、心经	益气健脾，补肾安神。用于脾肺气虚，体倦乏力，食欲不振，肺肾两虚，久咳虚喘，肾虚腰膝酸痛，失眠多梦	9～27g	
	绞股蓝	苦、微甘，凉。归肺、脾、肾经	补虚，清热，解毒。用于体虚乏力，虚劳失精，白细胞减少症，高脂血症，慢性胃肠炎，慢性气管炎，病毒性肝炎	15～30g；研末，3～6g；或泡茶饮。外用适量，捣烂涂擦	

续表33

类别	药名	性味归经	功能与主治	用法用量	注意事项
	红景天	甘、苦,平。归肺、心经	益气活血,通脉平喘。用于气虚血瘀,胸痹心痛,中风偏瘫,倦怠气喘	3～6 g	
	沙棘	酸、涩,温。归脾、肺、心经	健脾消食,止咳祛痰,活血散瘀。用于脾虚食少,食积腹痛,咳嗽痰多,胸痹心痛,瘀血经闭,跌仆瘀肿	3～10 g	
	蜂蜜	甘,平。归肺、脾、大肠经	补中,润燥,止痛,解毒;外治肌肤伤。用于脘腹虚痛,肺燥干咳,肠燥便秘,解乌头类药毒;外治疮疡不敛,水火烫伤	15～30 g	
	人参叶	苦、甘,寒。归肺、胃经	清肺,生津,止渴,补中。清暑,生津降火,利四肢头目,解酒	3～9 g	
17.2 补阳药	鹿茸	甘、咸,温。归肾、肝经	壮肾阳,益精血,强筋骨,调冲任,托疮毒。用于肾阳不足,精血亏虚,阳痿滑精,宫冷不孕,羸瘦,神疲,畏寒,眩晕,耳鸣,耳聋,腰脊冷痛,筋骨痿软,崩漏带下,阴疽不敛	1～2 g,研末冲服	
	肉苁蓉	甘、咸,温。归肾、大肠经	补肾阳,益精血,润肠通便。用于肾阳不足,精血亏虚,阳痿不孕,腰膝酸软,筋骨无力,肠燥便秘	6～10 g	
	巴戟天	甘、辛,微温。归肾、肝经	补肾阳,强筋骨,祛风湿。用于阳痿遗精,宫冷不孕,月经不调,少腹冷痛,风湿痹痛,筋骨痿软	3～10 g	
	淫羊藿	辛、甘,温。归肝、肾经	补肾阳,强筋骨,祛风湿。用于肾阳虚衰,阳痿遗精,筋骨痿软,风湿痹痛,麻木拘挛	6～10 g	
	仙茅	辛,热,有毒。归肾、肝、脾经	补肾阳,强筋骨,祛寒湿。用于阳痿精冷,筋骨痿软,腰膝冷痛,阳虚冷泻	3～10 g	
	补骨脂	苦、辛,温。归肾、脾经	温肾助阳,纳气平喘,温脾止泻;外用消风祛斑。用于肾阳不足,阳痿遗精,遗尿尿频,腰膝冷痛,肾虚作喘,五更泄泻;外用治白癜风,斑秃	6～10 g。外用20%～30%酊剂涂患处	
	杜仲	甘,温。归肝、肾经	补肝肾,强筋骨,安胎。用于肝肾不足,腰膝酸痛,筋骨无力,头晕目眩,妊娠漏血,胎动不安	6～10 g	
	续断	苦、辛,微温。归肝、肾经	补肝肾,强筋骨,续折伤,止崩漏。用于肝肾不足,腰膝酸软,风湿痹痛,跌仆损伤,筋伤骨折,崩漏,胎漏。盐续断多用于腰膝酸软;酒续断多用于风湿痹痛,跌仆损伤,筋伤骨折	9～15 g	

续表34

类别	药名	性味归经	功能与主治	用法用量	注意事项
	锁阳	甘，温。归肝、肾、大肠经	补肾阳，益精血，润肠通便。用于肾阳不足，精血亏虚，腰膝痿软，阳痿滑精，肠燥便秘	5～10g	
	益智	辛，温。归脾、肾经	暖肾固精缩尿，温脾止泻摄唾。用于肾虚遗尿，小便频数，遗精白浊，脾寒冷痛，腹中冷痛，口多唾涎	3～10g	
	菟丝子	辛，甘，平。归肝、肾、脾经	补益肝肾，固精缩尿，安胎，明目，止泻。外用消风祛斑。用于肝肾不足，腰膝酸软，阳痿遗精，遗尿尿频，肝肾目暗，胎动不安，目昏耳鸣，脾肾虚泻；外治白癜风	6～12g。外用适量	
	沙苑子	甘，温。归肝、肾经	补肾助阳，固精缩尿，养肝明目。用于肾虚腰痛，遗精早泄，遗尿尿频，白浊带下，眩晕，目暗昏花	9～15g	
	蛤蚧	咸，平。归肺、肾经	补肺益肾，纳气定喘，助阳益精。用于肺肾不足，虚喘气促，劳嗽咯血，阳痿，遗精	3～6g，多入丸散或酒剂	
	冬虫夏草	甘，平。归肺、肾经	补肾益肺，止血化痰。用于肾虚精亏，阳痿遗精，腰膝酸痛，久咳虚喘，劳嗽咯血	3～9g	
	核桃仁	甘，温。归肾、肺、大肠经	补肾，温肺，润肠。用于肾阳不足，腰膝酸软，阳痿遗精，虚寒喘嗽，肠燥便秘	6～9g	
	胡芦巴	苦，温。归肾经	温肾助阳，祛寒止痛。用于肾阳不足，下元虚冷，小腹冷痛，寒疝腹痛，寒湿脚气	5～10g	
	韭菜子	辛，温。归肝、肾经	温补肝肾，壮阳固精。用于肝肾亏虚，腰膝酸痛，阳痿遗精，遗尿尿频，白浊带下	3～9g	
	紫石英	甘，温。归心、肝、肺经	温肾暖宫，镇心安神，温肺平喘。用于肾阳亏虚，宫冷不孕，惊悸不安，失眠多梦，虚寒咳喘	9～15g，先煎	
	海狗肾	咸，热，无毒。归肾经	暖肾壮阳，益精补髓。用于虚损劳伤，阳痿精衰，腰膝痿弱	3～9g或入丸、散	
	海马	甘，咸，温。归肝、肾经	温肾壮阳，散结消肿。用于阳痿，遗精，癥瘕积聚，跌仆损伤；外治痈肿疔疮	3～9g。外用适量，研末敷患处	

续表35

类别	药名	性味归经	功能与主治	用法用量	注意事项
	紫河车	甘、咸,温。归心、肺、肾经。	温肾补精,益气养血。用于虚劳羸瘦,阳痿遗精,不孕少乳,久咳虚喘,骨蒸劳嗽,面色萎黄,食少气短	2~3g,研末吞服	
	哈蟆油	甘、咸,平。归肺、肾经。	补肾益精,养阴润肺。用于病后体弱,神疲乏力,心悸失眠,盗汗,劳嗽咯血	5~15g,用水浸泡、炖服,或作丸剂服	
	海龙	甘、咸,温。归肝、肾经。	温肾壮阳,散结消肿。用于肾阳不足,阳痿遗精,癥瘕积聚,瘰疬瘿瘤,跌仆损伤;外治痈肿疔疮	3~9g,研末调敷患处	
	钟乳石	甘,温。归肺、肾、胃经。	温肺,助阳,平喘,制酸,通乳。用于寒痰咳喘,阳虚冷喘,腰膝冷痛,胃痛泛酸,乳汁不通	3~9g,先煎	
17.3 补血药	当归	甘、辛,温。归肝、心、脾经。	补血活血,调经止痛,润肠通便。用于血虚萎黄,眩晕心悸,月经不调,经闭痛经,虚寒腹痛,风湿痹痛,跌仆损伤,痈疽疮疡,肠燥便秘。酒当归活血通经,用于经闭痛经,风湿痹痛,跌仆损伤	6~12g	
	熟地黄	甘,微温。归肝、肾经。	补血滋阴,益精填髓。用于血虚萎黄,心悸怔忡,月经不调,崩漏下血,肝肾阴虚,腰膝酸软,骨蒸潮热,盗汗遗精,内热消渴,眩晕,耳鸣,须发早白	9~15g	
	白芍	苦、酸,微寒。归肝、脾经。	养血调经,敛阴止汗,柔肝止痛,平抑肝阳。用于血虚萎黄,月经不调,自汗,盗汗,胁痛,腹痛,四肢挛痛,头痛眩晕	6~15g	不宜与藜芦同用
	何首乌	苦、甘、涩,微温。归肝、心、肾经。	解毒,消痈,润肠通便。用于疮痈,风疹瘙痒,久疟体虚,肠燥便秘	3~6g	
	阿胶	甘,平。归肺、肝、肾经。	补血滋阴,润燥,止血。用于血虚萎黄,眩晕心悸,肌痿无力,心烦不眠,虚风内动,肺燥咳嗽,劳嗽咯血,吐血尿血,便血崩漏,妊娠胎漏	3~9g,烊化兑服	
	龙眼肉	甘,温。归心、脾经。	补益心脾,养血安神。用于气血不足,心悸怔忡,健忘失眠,血虚萎黄	9~15g	
17.4 补阴药	北沙参	甘、微苦,微寒。归肺、胃经。	养阴清肺,益胃生津。用于肺热燥咳,劳嗽痰血,胃阴不足,热病津伤,咽干口渴	5~12g	不宜与藜芦同用
	南沙参	甘,微寒。归肺、胃经。	养阴清肺,益胃生津,化痰,益气。用于肺热燥咳,阴虚劳嗽,干咳痰黏,胃阴不足,食少呕吐,气阴不足,烦热口干	9~15g	不宜与藜芦同用

类别	药名	性味归经	功能与主治	用法用量	注意事项
	麦冬	甘、微苦，微寒。归心、肺、胃经。	养阴生津，润肺清心。用于肺燥干咳，阴虚痨嗽，喉痹咽痛，津伤口渴，内热消渴，心烦失眠，肠燥便秘。	6~12 g	
	天冬	甘、苦，寒。归肺、肾经。	养阴润燥，清肺生津。用于肺燥干咳，顿咳痰黏，腰膝酸痛，骨蒸潮热，内热消渴，热病津伤，咽干口渴，肠燥便秘。	6~12 g	
	百合	甘，寒。归心、肺经。	养阴润肺，清心安神。用于阴虚燥咳，劳嗽咯血，虚烦惊悸，失眠多梦，精神恍惚。	6~12 g	
	石斛	甘，微寒。归胃、肾经。	益胃生津，滋阴清热。用于热病津伤，口干烦渴，胃阴不足，食少干呕，病后虚热不退，阴虚火旺，骨蒸劳热，目暗不明，筋骨痿软。	6~12 g；鲜品15~30 g	
	玉竹	甘，微寒。归肺、胃经。	养阴润燥，生津止渴。用于肺胃阴伤，燥热咳嗽，咽干口渴，内热消渴。	6~12 g	
	黄精	甘，平。归脾、肺、肾经。	补气养阴，健脾，润肺，益肾。用于脾胃气虚，体倦乏力，胃阴不足，口干食少，肺虚燥咳，劳嗽咯血，精血不足，腰膝酸软，须发早白，内热消渴。	9~15 g	
	枸杞子	甘，平。归肝、肾经。	滋补肝肾，益精明目。用于虚劳精亏，腰膝酸痛，眩晕耳鸣，阳痿遗精，内热消渴，血虚萎黄，目昏不明。	6~12 g	
	桑椹	甘、酸，寒。归心、肝、肾经。	滋阴补血，生津润燥。用于肝肾阴虚，眩晕耳鸣，心悸失眠，须发早白，津伤口渴，内热消渴，肠燥便秘。	9~15 g	
	墨旱莲	甘、酸，寒。归肾、肝经。	滋补肝肾，凉血止血。用于肝肾阴虚，牙齿松动，须发早白，眩晕耳鸣，腰膝酸软，阴虚血热吐血、衄血、尿血、血痢，崩漏下血，外伤出血。	6~12 g	
	女贞子	甘、苦，凉。归肝、肾经。	滋补肝肾，明目乌发。用于肝肾阴虚，眩晕耳鸣，腰膝酸软，须发早白，目暗不明，内热消渴，骨蒸潮热。	6~12 g	
	黑芝麻	甘，平。归肝、肾、大肠经。	补肝肾，益精血，润肠燥。用于精血亏虚，头晕眼花，耳鸣耳聋，须发早白，病后脱发，肠燥便秘。	9~15 g	
	龟甲	咸、甘，微寒。归肝、肾、心经。	滋阴潜阳，益肾强骨，养血补心，固经止崩。用于阴虚潮热，骨蒸盗汗，头晕目眩，虚风内动，筋骨痿软，心虚健忘，崩漏经多。	9~24 g，先煎	
	鳖甲	咸，微寒。归肝、肾经。	滋阴潜阳，退热除蒸，软坚散结。用于阴虚发热，骨蒸劳热，阴虚阳亢，头晕目眩，虚风内动，手足瘛疭，经闭，癥瘕，久疟疟母。	9~24 g，先煎	

类别	药名	性味归经	功能与主治	用法用量	注意事项
	明党参	甘、微苦，微寒。归肺、脾、肝经	润肺化痰，养阴和胃，平肝，解毒。用于热咳咳嗽，呕吐反胃，食少口干，目赤眩晕，疔毒疮疖	6~12 g	
18. 收涩药	麻黄根	甘、涩，平。归心、肺经	固表止汗。用于自汗，盗汗	3~9 g，研粉撒扑	
18.1 固表止汗药	浮小麦	甘，凉。归心经	止汗，退虚热。用于自汗，盗汗；骨蒸劳热	10~30 g	
18.2 敛肺涩肠药	五味子	酸、甘，温。归肺、心、肾经	收敛固涩，益气生津，补肾宁心。用于久咳虚喘，梦遗滑精，遗尿尿频，久泻不止，自汗盗汗，津伤口渴，内热消渴，心悸失眠	2~6 g	本品易成瘾，不宜常服；孕妇及儿童慎用
	乌梅	酸、涩，平。归肝、脾、肺、大肠经	敛肺，涩肠，生津，安蛔。用于肺虚久咳，久泻久痢，虚热消渴，蛔厥呕吐腹痛	6~12 g	
	五倍子	酸、涩，寒。归肺、大肠、肾经	敛肺降火，涩肠止泻，敛汗，止血，收敛涩疮。用于肺虚久咳，肺热痰嗽，久泻久痢，自汗盗汗，消渴，便血痔血，外伤出血，痈肿疮毒，皮肤湿烂	3~6g，外用适量	
	罂粟壳	酸、涩，平；有毒。归肺、大肠、肾经	敛肺，涩肠，止痛。用于久咳，久泻，脱肛，脘腹疼痛	3~6g	禁用；运动员慎用
	诃子	苦、酸、涩，平。归肺、大肠经	涩肠止泻，敛肺止咳，降火利咽。用于久泻久痢，便血脱肛，肺虚喘咳，久嗽不止，咽痛喑哑	3~10g	
	石榴皮	酸、涩，温。归大肠经	涩肠止泻，止血，驱虫。用于久泻，久痢，便血，脱肛，崩漏，带下，虫积腹痛	3~9g	
	肉豆蔻	辛，温。归脾、胃、大肠经	温中行气，涩肠止泻。用于脾胃虚寒，久泻不止，脘腹胀痛，食少呕吐	3~10g	
	赤石脂	甘、涩，温。归大肠、胃经	涩肠，止血，生肌敛疮。用于久泻久痢，大便出血，崩漏带下；外治疮疡久溃不敛，湿疮脓水浸淫	9~12 g，先煎，外用适量，研末敷患处	不宜与肉桂同用
	禹余粮	甘、涩，微寒。归胃、大肠经	涩肠止泻，收敛止血。用于久泻久痢，大便出血，崩漏带下	9~15 g，先煎，或入丸散	孕妇慎用

续表 38

类别	药名	性味归经	功能与主治	用法用量	注意事项
18.3 固精缩尿止带药	山茱萸	酸、涩，微温。归肝、肾经	补益肝肾，收涩固脱。用于眩晕耳鸣，腰膝酸痛，阳痿遗精，遗尿尿频，崩漏带下，大汗虚脱，内热消渴	6~12 g	
	覆盆子	甘、酸，温。归肝、肾、膀胱经	益肾固精缩尿，养肝明目。用于遗精滑精，遗尿尿频，阳痿早泄，目暗昏花	6~12 g	
	桑螵蛸	甘、咸，平。归肝、肾经	固精缩尿，补肾助阳。用于遗精滑精，遗尿尿频，小便白浊	5~10 g	
	金樱子	酸、甘、涩，平。归肾、膀胱、大肠经	固精缩尿，固崩止带。涩肠止泻。用于遗精滑精，遗尿尿频，崩漏带下，久泻久痢	6~12 g	
	海螵蛸	咸、涩，温。归脾、肾经	收敛止血，涩精止带，制酸止痛，收湿敛疮。用于吐血衄血，崩漏便血，遗精滑精，赤白带下，胃痛吞酸；外治损伤出血，湿疹湿疮，溃疡不敛	5~10 g。外用适量，研末敷患处	
	莲子	甘、涩，平。归脾、肾、心经	补脾止泻，止带，益肾涩精，养心安神。用于脾虚泄泻，带下，遗精，心悸失眠	6~15 g	
	芡实	甘、涩，平。归脾、肾经	益肾固精，补脾止泻，除湿止带。用于遗精滑精，遗尿尿频，脾虚久泻，白浊，带下	9~15 g	
	刺猬皮	苦、涩，平。归胃、大肠经	降气定痛，凉血止血。用于反胃吐食，腹痛疝气，肠风痔漏，遗精	6~10 g。外用研末，适量撒或调敷患处	
	椿皮	苦、涩，寒。归大肠、胃、肝经	清热燥湿，收涩止带，止泻，止血。用于赤白带下，湿热泻痢，久泻久痢，便血，崩漏	6~9 g	
	鸡冠花	甘、涩，凉。归肝、大肠经	收敛止血，止带，止痢。用于吐血，崩漏，便血，痔血，赤白带下	6~12 g	
19. 涌吐药	常山	苦、辛，寒；有毒。归肺、肝、心经	涌吐痰饮，截疟。用于痰饮停聚，胸膈痞塞，疟疾	5~9 g	有催吐副作用，用量不宜过大；孕妇慎用

类别	药名	性味归经	功能与主治	用法用量	注意事项
	瓜蒂	苦，寒；有小毒。归脾、胃经。	催吐，除湿，退黄疸。用于食积腹胀、湿热黄疸、咽喉肿痛、癫痫	1.5～3.0 g。外用适量	体弱、心脏病患者慎用。体虚失血及上部无实邪者禁服。本品有毒，不宜大量、长时间服用
	胆矾	酸、辛，寒；有毒。归肝、胆经。	涌吐风痰，收敛。用于风痰壅塞、急性咽喉炎、牙疳	0.3～0.6 g，外用适量	
	藜芦	辛、苦，寒；有毒。归肺、胃经。	吐风痰，杀虫毒。用于中风痰涌、喉痹不通、癫痫、外治疥癣秃疮	0.3～0.9 g，研末调敷 外用	体虚气弱及孕妇忌服
20.攻毒杀虫止痒药	雄黄	辛、温；有毒。归肝、大肠经。	解毒杀虫，燥湿祛痰，截疟。用于痈肿疔疮、蛇虫咬伤、虫积腹痛、惊痫、疟疾	0.05～0.1 g，入丸散用。外用适量	内服宜慎，不可久用；孕妇禁用
	硫黄	酸，温；有毒。归肾、大肠经。	外用解毒杀虫疗疮；内服补火助阳通便。外治用于疥癣、秃疮、阴疽恶疮；内服用于阳痿足冷、虚喘冷积、虚寒便秘	外用适量，研末用，油调涂敷患处。内服1.5～3 g，炮制后入丸散服	孕妇慎用。不宜与芒硝、玄明粉同用
	白矾	酸、涩，寒；归肺、脾、肝、大肠经。	外用解毒杀虫，燥湿止痒；内服止血止泻，祛除风痰。外治用于湿疹、疥癣、脱肛、痔疮、聍耳流脓；内服用于久泻不止、便血、崩漏、用于湿疮湿疹、脱肛、痔疮、鼻息肉	0.6～1.5 g 外用适量，研末敷或化水洗患处	
	蛇床子	辛、苦，温；有小毒。归肾经。	燥湿祛风，杀虫止痒，温肾壮阳。用于阴痒带下、湿疹瘙痒、湿痹腰痛、肾虚阳痿、宫冷不孕	3～10 g，外用适量，多煎汤熏洗，或研末调敷	
	土荆皮	辛，温；有毒。归肺、脾经。	杀虫，疗癣，止痒。用于疥癣瘙痒	外用适量，醋或酒浸涂擦，或研末调涂擦患处	

续表40

类别	药名	性味归经	功能与主治	用法用量	注意事项
	蟾酥	辛，温；有毒。归心经	解毒，止痛，开窍醒神。用于痈疽疔疮、咽喉肿痛、中暑神昏、痧胀腹痛吐泻	0.015～0.03 g，多入丸散用。外用适量	孕妇慎用
	蜂房	甘，平。归胃经	攻毒杀虫，祛风止痛。用于疮疡肿毒，引痈，瘰疬，癣疮，皮肤顽癣或鹅掌风，牙痛，风湿痹痛	3～5 g。外用适量，研末用油调敷患处，或煎水漱或洗患处	
	大蒜	辛，温。归脾、胃、肺经	解毒消肿，杀虫，止痢。用于痈肿疮疡、疥癣、肺痨、顿咳、泄泻痢疾	9～15 g	
21.拔毒化腐生肌药	红粉	辛，热；有大毒。归肺、脾经	拔毒除脓，祛腐生肌。用于痈疽疔疮，梅毒下疳，一切恶疮，窦道瘘管，脓水淋漓，腐肉不去，久不收口	外用适量，研极细粉单用或与其他药味配成散剂或制成药捻	本品有毒，只可外用，不可内服；外用也不宜过量；孕妇禁用
	轻粉	辛，寒；有毒。归大肠、小肠经	外用杀虫，攻毒，敛疮；内服祛痰消积，逐水通便。外治用于疮疡溃烂，疥癣瘙痒，湿疹，酒皶鼻，梅毒；内服用于水肿胀满，二便不利	外用适量，研末敷患处。内服每次0.1～0.2 g，每日1～2次，多入丸剂或装胶囊服，服后漱口	本品有毒，不可过量；内服慎用；孕妇禁用
	炉甘石	甘，平。归肝、脾经	解毒明目退翳，收湿止痒敛疮。用于目赤肿痛，睑缘赤烂，翳膜遮睛，胬肉攀睛，溃疡不敛，脓水淋漓，湿疮瘙痒	外用适量	
	硼砂	甘，微咸，凉。归肺、胃经	清热解毒，消痰聚。用于咽喉肿痛，齿龈腐烂，口舌生疮；外治目赤翳障，咳吐不利及咳嗽痰稠	1.5～3 g。外用或煎汤，或研末敷，水溶化外洗	内服宜慎，体弱者慎服
	铅丹	辛，微寒；有毒。归心、肝经	解毒祛腐，收湿敛疮，坠痰镇惊。用于疮疡溃烂，外痔，湿疹，烧烫伤	0.15～0.3 g。外用适量	虚寒吐逆者忌服，不宜久用，一般不作内服

第二章 常用中药鉴别特征与品规质量标示

第一节 中药性状鉴定基础

一、中药性状鉴定的基本方法

中药性状鉴定就是运用看、摸、闻、尝、水试、火试、荧光等方法，以鉴别药材或饮片的外观性状，其内容包括药材或饮片的形状、大小、颜色、表面特征、质地、折断面、气味等。

（一）看

看，即细致观察药材或饮片外形的全貌、长短、大小、厚薄、颜色、纹路、花瓣、质地、折断面等特征，此外还应熟悉掌握常见药材根、茎、叶、花、果、种子各自的特点，从广泛叙述的中药材性状中掌握主要的鉴别特征，这是鉴别药材的重要手段。如朱砂根表面呈暗棕色或棕褐色，具纵皱纹或棕色，断面黄白色或粉红色，皮部外侧有紫红色斑点散在，习称"朱砂点"；何首乌，呈块状或纺锤形，断面为木部、较大，外侧皮部呈云锦状花纹；防风的根茎部分称为"蚯蚓头"；广防己有明显的车轮纹；肉苁蓉断面棕色花点排列成放射状或波状；山楂果皮上有灰白色小点，可区别山楂的其他伪品，如广西林檎、云南移依等蔷薇科植物的果实；大血藤呈圆柱形，表面灰棕色或棕色，断面皮部呈红棕色环，有6处向内嵌入木质部呈放射状花纹及不规则的细孔；天麻常以鹦哥嘴、秤星点、肚脐眼、角质状、鸡屎臭为真；蛤蚧凡吻鳞不切鼻孔者为真，而切鼻孔者均为同属其他壁虎；正品冬虫夏草子座最上端有一不生长孢子囊的小尖顶，而混伪品均无此特征；海马呈"马头、蛇尾、瓦楞身"。

在实践工作中要重视对中药鉴别的术语体会及掌握，如松贝的"怀中抱月"，黄连的"过桥"，知母的"金包头"，桔梗的"金心玉栏"，党参的"狮子盘头"，银柴胡的"珍珠盘头"，大黄的"星点"，羚羊角的"通天眼"，牛黄的"乌金衣、挂甲"，蕲蛇的"方胜纹、念珠斑"。

（二）摸

摸，即用手触摸或揉捻的办法观察药物，根据软硬程度不同，分为"糯"和"软"，"糙"和"硬"。"糯"像冷却后的糯米粑，以手触之表面似硬，用力握之，觉有软感；"软"即柔软或绵软之意；"糙"是软中带硬的意思，某些药材看似柔软，而用手捏之有触手之感，似有硬意，如羚羊角片；"硬"是坚硬的意思，如石决明、苏木之类的药材。同时，用手触摸和揉捻药材，还可确定某些药物的科属，如大戟科大戟的叶和桑科、桔梗科、罂粟科、瑞香科、薯蓣科等大多数植物均具有乳汁。

（三）闻

闻，即揉碎叶子、剥开果实或切开根茎以鼻闻，利用嗅觉来辨别药材的香气、浊气，或某些特有的气味。如人参气微香，西洋参具有特殊的香气，当归香而清，独活香而浊，冰片香而带凉，没药香而微臭，白鲜皮嗅之有羊膻气，鱼腥草有鱼腥味，鸡屎藤有鸡屎气，阿魏有蒜样臭气。

（四）尝

尝，即用嘴舌来尝药，放在口里咀嚼后品尝药味，根据舌喉的感觉辨别药物的酸、甜、苦、辣(辛)、涩、咸、淡，或数味相兼；或根据嚼之有渣无渣，黏性大小，有无刺激感或灼热感来辨别中药材。如酢浆草的叶有酸味，乌梅具酸味，黄连味苦，熊胆味苦回甜，西洋参味甘凉、苦、浓厚且嚼之回甜、味久留口中，黄芪具豆腥味，苏合香味辣，阿魏味微苦、腥辣且嚼之黏牙、有强烈刺激性灼热感。有的药材，味是衡量药材质量好坏的标准之一，乌梅、木瓜、山楂、枣皮、山茱萸以酸为好，厚朴以辛辣为好，黄芪以豆腥香气、菊花心、折之棉，尝之甜为好，肉桂以甜辣为优。

这些鉴别与药物所含成分及含量有密切关系，如味有变异，则应考虑其存在质量问题，绝不能轻视。此外，对具有强烈刺激和毒性的药材，如生草乌、雪上一枝蒿、生半夏等口尝时要特别注意，取样不能太多，尝后一定要吐出并用水漱口、洗手，以免中毒。

（五）水试

水试，即取少量样品放入洁净的冷水或温水中，或用水湿润，观察颜色变化、沉浮改变或遇水泡发后显示出的特殊变化。如苏木，取少许放入水中，水被染成桃红色，而山苏木放入水中显黄色；秦皮，取少许加热水浸泡，浸出液在日光下可见碧蓝色荧光；丁香，坚实而重，入水则萼管垂直下沉直立水中，花蕾则浮于水面；西红花，水浸后柱头膨胀，呈长喇叭状，水被染成黄色；红花以水浸泡，水则变成金黄色，花不褪色；小通草、南天仙子、车前子，遇水有黏性；麝香，入水，水不变色，去水后仍有麝香气味；檀香，水试水液无色。

（六）火试

有些藤木类、树脂类、动物类药材用火烧能产生特殊气味、颜色、烟雾、响声、灰烬等，可帮助鉴别药材。如血竭，放在纸上用火烧烤，则以熔化但无扩散油迹、色红如血、透明无残渣者真。牛黄，取一小针烧红刺牛黄，牛黄破裂呈层状，内心有白点，气清香；而刺入伪品中，不破裂剖开，内部不起层纹，内心无白点，并微有臭浊气味。珍珠，用火烧之有爆裂声，呈层状破碎，内外色泽一致，烧时无气味；而伪品经火烧后，表面光泽消失，呈灰黑色，少数爆裂，破碎后表面洁白，无臭无味。琥珀极之易熔，稍冒黑烟，熄则冒白烟，微香。松香易点燃而发出爆鸣声，冒浓烟，有较浓的松香气。海金沙，燃烧时发出闪光，同时冒黑烟而不留灰烬。降香微有香气，点燃则香气浓烈有油流出，燃烧完后留有白灰。苏合香，烧之呈黏胶状，挑之起丝。沉香，取少许用火烧之，其香浓烈，有油渗出，青烟直上。麝香，取少许放入坩埚中或锡纸上燃烧有轻微爆鸣声，起油点如珠，香气四溢，燃透后灰呈白色或灰白色，而伪品烧时无此现象。蜂蜜，取光滑铁丝烧红插入蜂蜜中，及时取出，铁丝上应保持光滑，否则为掺假。芒硝与火硝，两者外观相似，但火硝易燃，具有爆炸声；而芒硝燃烧无爆炸声，有黄色火焰，且易风化为白色粉末等。

（七）荧光

取中药材切面或粉末，在紫外光灯下观察，依据所显示的颜色鉴别。如麦冬，根的断面在紫外光灯下显浅蓝色；郁金，在紫外光灯下显亮黄色、边缘蓝色环；钩藤，在紫外光灯下外皮显紫褐色，切面显蓝色；川芎，在紫外光灯下横切片显亮淡紫色荧光，外皮显暗棕色荧光；黄连，根茎折断面在紫外光灯下横切片显金黄色荧光，木质部尤为显著；浙贝母，取粉末在紫外光灯下呈亮淡绿色荧光；延胡索，药材切面或粉末在紫外光灯下观察，均有亮黄色荧光；川牛膝，根的断面在紫外光灯下显淡蓝色荧光；牛蒡子，本品粉末在紫外光灯下显绿色荧光；麻黄，药材纵剖面在紫外光灯下边缘显亮白色荧光，中心显棕色荧光；常山，根的断面在紫外光灯下显黄色荧光，尤以皮部更为明显，其水浸液则显天蓝色荧光，在碱性溶液中荧光加强；石决明，粉末在紫外光灯下杂色鲍壳显苔绿色荧光，皱纹盘鲍壳显橙皮黄色荧光；珍珠，在紫外光灯下天然珍珠显蓝紫色荧光，人工养殖珍珠显蓝绿色荧光；珍珠母，本品在紫外光灯下观察，有浅蓝紫色（天然珍珠母）或亮黄绿色（养殖珍珠母）荧光，通常环周部分较明亮。

中药鉴别要仔细观察，不能放弃任何疑点，在质量上的变化，尤其对珍贵药材、毒性饮片要极为仔细。还应掌握常见药品的来源，对正品的不同品规描述仔细推敲其异同点，与栽培品、易混淆品相鉴别，掌握与伪品、劣品的区别特点。

二、常见的中药饮片造假现象

（一）模制

模制即根据一些药材的形状先制成一定的模具，然后用其他材料入模具压制。如用淀粉、石膏粉、明胶等调制入模制造"冬虫夏草"，以聚氯乙烯塑料熔化入模制造"金钱白花蛇""珍珠"，甚至有人用模具生产"千年人形"何首乌。

（二）造形

将一些物品经过刀刻定形，再打光、染色或缝合加工成一定形状，冒充正品药材。如将园参中细长者经过整形，冒充山参及移山参；以莪术、白及等的块茎刀刻定形后，加黄泥、明胶打磨冒充三七；用麝皮毛包裹动物肌肉、内脏粉末、蛋黄等缝制成类圆形毛球状物冒充毛壳麝香；以鹿毛皮形成多分枝角状，灌骨胶成形后冒充鹿茸；以鸡蛋、明胶等物质加工成菜花状团块，冒充紫河车；把猪、羊的蹄甲及塑料经整形掺在穿山甲中。

（三）染色或漂白

已发现有染色现象的中药饮片品种，染红的有红花、西红花、血竭、五味子、朱砂、酸枣仁、花椒等，染色材料有胭脂红、赤藓红、酸性红、苏丹红Ⅳ、大红粉（金光红）等；染黄的有延胡索、黄柏、黄连、黄芩、姜黄、蒲黄等，染色材料有柠檬黄、金橙Ⅱ、金胺O等；染黑的有制川乌、制草乌、制首乌、胆南星、黑芝麻等，染色材料有氧化铁红、铁黑、墨汁等。这些染色材料都是化工染料、涂料或颜料，对人体危害极大。

已发现有漂白现象的中药品种有秦艽、川贝母、浙贝母、鹿角、半夏、金银花等，漂白剂通常用过氧化氢（双氧水）、硫黄、吊白块（亚硫酸氢盐＋水）。漂白过的中药饮片常因漂白过度，漂白剂滞留较重，使饮片苍白失真或久储发黄，且多带有刺鼻的异臭。

（四）加料增重

常用的手段有3种：一是掺入细沙、小石子或面粉类异物，如菟丝子、海金沙等细粒状饮片；或拌入面粉或淀粉，如白菊花、金银花、蒲黄等；二是用白矾水、硫酸镁水、糖水等饱和溶液或胶水浸泡以增重，如炮山甲、鸡内金、黄连、五灵脂、小通草等；三是给动物药材的活物喂食夹带砂泥的饵料，待喂饱后杀死以增重，如土鳖虫、全蝎、海马、地龙、僵蚕（用家蚕喂饱烫死冒充僵蚕）。此外，还有红参掺糖增重，用金属粉或钉子混入冬虫夏草，或将其他动物肌肉塞入蕲蛇皮下来增重等，桑螵蛸插铁钉、石子等增重。

（五）掺杂使假

较常见的情况是真货假货混杂、优劣商品相掺、新货陈货互拌（陈货大多呈现变色变质样）。常见的品种有：川贝母掺入一定比例的平贝母、湖北贝母、皖贝母或新疆贝母；将部分桃仁或已严重泛油的杏仁混入，作苦杏仁药用；山桃仁中掺苦杏仁；蒲黄混入大部分非药用部位花丝和花药（应为花粉）；将皂角刺混进大量伪品山皂刺或茎枝；将半夏中掺入水半夏、小南星等；柴胡中掺入锥叶柴胡或其他混淆品；当归中掺入欧当归；酸枣仁中掺入滇枣仁；鹿角饮片中掺入牛骨或其他鹿角切片；西红花中掺入红花或经染色的萝卜丝等假冒材料；玫瑰花中掺入野蔷薇；血竭中掺入国产品龙血竭，或掺入染色的松香等材料冒充。

（六）药渣再用

药渣再用是指将那些已经提取过的药材废料再次作为饮片商品出售的情况。如曾经泡过药酒的人参、鹿茸、冬虫夏草，熬过山楂汁的山楂饮片，煮过的鹿茸片渣，提取过的延胡索药渣，提取过香精的玫瑰花、茉莉花等。这些药渣中的有效物质已被提取利用，其药效可想而知，虽有药形，终无药实。

（七）将变质药粉饰后出售

《中华人民共和国药品管理法》明确规定，不能药用的变质药品列入假药处理。但一些利欲熏心者却将变质的饮片加以粉饰掩盖，将严重变质的饮片再加水煮、切片或再经炒制增色后出售。如将变质的金银花、太子参等药材喷水后，把碾细的黄土粉拌入药材表面套色；将种子、果实类中药以油洗后盖面上光；将变质、发霉的栀子、大黄、山楂等炒成炭药使用；将霉变的紫菀、麻黄、甘草、黄芪等进行蜜炙掩盖；更多的则是把已严重霉变的饮片淘洗后再干燥使用。

第二节　中药材商品规格与等级

中药材的外观性状、药理作用与效果等，都可以反映中药材的质量优劣。中药材的规格、等级是依据其品质的外观条件，如形状大小、色泽、质地、气味、净度等衡量药材商品质量好坏的标准。品质是对药材品种与质量的基本要求，规格是划分药材商品质量、分等分级的具体标准，两者均是药材为适应商品性的需要，便于在市场进行等价交换而产生的衡量标准。但中药材商品规格与等级，不是每种药材可以划分的。有的既有规格，又有等级；有的没有规格，但有等级；有的既无规格，又无等级，此类药材则为统货。

1. 中药材商品"规格"的划分依据　①按加工净度和方法分：如将带有表皮的附子炮制成"盐附子"，不去外皮直接切片加工成"黑顺片"，除去外皮并切片加工成"白附片"；再如光山药与毛山药、毛知母与知母肉、毛香附与光香附、茯苓与茯苓块、生晒参与红参、毛壳麝香与麝香仁等。②按采收时间分：如三七有"春七"和"冬七"不同。③按生长期分：如连翘根据采摘不同时期的果实，将色黄老者称为"老翘"、色青嫩者称为"青翘"；将黄芩中充实的新根、幼根称为"条芩"，枯老腐朽的老根和破头块片根称为"枯芩"。④按产地不同分：如麦冬有"浙麦冬""川麦冬"，党参有"西党参""东党参""潞党参""条党参""白党参"，泽泻有"建泽泻""川泽泻",郁金有"川郁金""桂玉金""温郁金"之分。⑤按药用部位形态分:如当归根据其根的不同部位分为"归头"(图2-1)、"归身""归尾"和"全当归"(图2-2)4种规格。

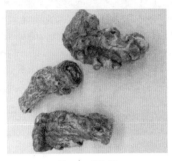

图2-1 当归头

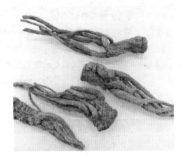

图2-2 全当归

2. 中药材等级 是指同种规格或同一品名的药材,按干鲜、加工部位、皮色、形态、断面色泽、气味、大小、轻重、货身长短等性质要求,制定出若干标准,每一标准即为一个等级,通常等级名称以最佳者为一等,最次者为末等,依次按一等、二等、三等、四等⋯⋯顺序编列。中药材的等级标准较规格标准更为具体,如全当归规格标准:①一等,干货。上部主根圆柱形,下部有多条支根,根梢不细于0.2 cm。表面棕黄色或黄褐色,断面黄白色或淡黄色,具油性。气芳香,味甘微苦。每千克40支以内。无须根、杂质、虫蛀、霉变。②二等,干货。上部主根圆柱形,下部有多条支根,根梢不细于0.2 cm。表面棕黄色或黄褐色,断面黄白色或淡黄色,具油性。气芳香,味甘微苦。每千克70支以内。无须根、杂质、虫蛀、霉变。③三等,干货。上部主根圆柱形,下部有多条支根,根梢不细于0.2 cm。表面棕黄色或黄褐色,断面黄白色或淡黄色,具油性。气芳香,味甘微苦。每千克110支以内。无须根、杂质、虫蛀、霉变。④四等,干货。上部主根圆柱形,下部有多条支根,根梢不细于0.2 cm。表面棕黄色或黄褐色,断面黄白色或淡黄色,具油性。气芳香,味甘微苦。每千克110支以外。无须根、杂质、虫蛀、霉变。⑤五等,干货。凡不符合以上分等的小货,全归占30%,腿造占70%,具油性。无须根、杂质、虫蛀、霉变。三七规格标准:①一等(20头),干货。呈圆锥形或类圆柱形。表面灰黄色或黄褐色。质坚实、体重。断面灰褐色或灰绿色。味苦微甜。每500克20头以内。长不超过6 cm。无杂质、虫蛀、霉变。②二等(30头,图2-3),干货。呈圆锥形或类圆柱形。表面灰黄色或黄褐色。质坚实、体重。断面灰褐色或灰绿色。味苦微甜。每500克30头以内。长不超过6 cm。无杂质、虫蛀、霉变。③三等(40头,图2-4),干货。呈圆锥形或类圆柱形。表面灰黄色或黄褐色。质坚实、体重。断面灰褐色或灰绿色。味苦微甜。每500克40头以内。长不超过5 cm。无杂质、虫蛀、霉变。④四等(60头),干货。呈圆锥形或类圆柱形。表面灰黄色或黄褐色。质坚实、体重。断面灰褐色或灰绿色。味苦微甜。每500克60头以内。长不超过4 cm。无杂质、虫蛀、霉变。

3. 统货 有些全草、果实、种子类药材和动物药材,品质基本一致,或好、次差异不大,

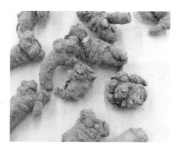 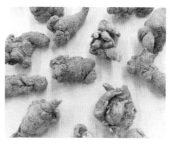

图 2-3　三七（30 头）　　　　　　图 2-4　三七（40 头）

常不划分规格和等级而列为"统货"，如木瓜、款冬花、细辛、肉苁蓉、砂仁、吴茱萸、龙胆、益智、龙骨、僵蚕等均为统货。

第三节　常用中药饮片质量特征分类简介

一、解表药

（一）发散风寒药

麻　黄

【来源】麻黄科植物草麻黄、中麻黄或木贼麻黄的草质茎。

【采收加工】秋季采割绿色的草质茎，除去木质茎、残根及杂质，晒干。

【质量标志】按来源分为中麻黄、草麻黄、木贼麻黄 3 种。以茎粗干燥、内心充实、表皮黄绿色、味苦涩者为佳。杂质不得超过 5%，总灰分不得超过 9%，水分不得超过 9%。

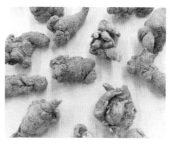

图 2-5　蜜麻黄

【饮片特征】①麻黄：呈细长圆柱形段，表皮淡黄绿色至黄绿色，表面粗糙，有细纵脊，节上有红棕色细小鳞叶。体轻质脆，易折断，断面髓部呈红黄色。气微香，味涩、微苦。②蜜麻黄（图 2-5）：外形同麻黄段，但色深黄、略黏、味甜。

【贮藏要求】置通风干燥处，防潮、防晒、防变色。

桂　枝

【来源】樟科植物肉桂的干燥嫩枝。

【采收加工】春季、夏季可采收，除去叶及杂质，洗净晒干，或切厚片晒干。

【质量标志】以枝条幼嫩、整齐均匀、最大直径不超过 0.8 cm、表皮棕红色、香气浓者为佳。总灰分不得超过 3%，水分不得超过 12%。

【饮片特征】呈类圆形、椭圆形的厚片，表皮红棕色至棕色。表面粗糙，有时可见纵棱线或点状孔。饮片切面外皮呈红棕色，木部呈黄白色或浅棕色，髓部呈类圆形或近似方形。饮片有特异香气，味甜、微辛。（图 2-6）

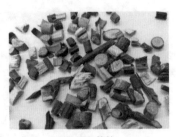

图 2-6　桂枝

【贮藏要求】置阴凉干燥处。

紫苏叶

【来源】唇形科植物紫苏的干燥叶或叶片带少许嫩枝。

【采收加工】夏季待枝叶茂盛时采收，除去杂质、晒干。

【质量标志】以叶多、无梗、色紫、香气浓者为佳。水分不得超过 12%。

【饮片特征】本品呈不规则的段或未切叶。未切叶片多皱缩卷曲，质脆易碎，两面紫色或上面绿色、下面紫色，下表面疏生灰白色毛。叶柄呈紫色或紫绿色。带嫩枝者，嫩枝直径小于 5 mm，断面可见髓部。气清香，味微辛。（图 2-7）

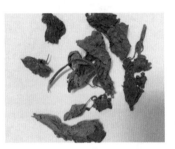

图 2-7　紫苏叶

【贮藏要求】置阴凉干燥容器内。

生　姜

【来源】姜科植物姜的新鲜根茎。

【采收加工】秋季和冬季可采挖，需除去须根、杂质，洗净，用时切厚片。

【质量标志】以块大、丰满者为佳。总灰分不得超过 2%。

【饮片特征】呈不规则块状，有指状分枝。切面呈浅黄色，散有维管束，内皮层可见一明显环纹。气香而特殊，味辛辣。（图 2-8）

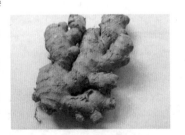

图 2-8　生姜

【贮藏要求】置阴凉潮湿处，或埋入湿沙内，防冻。

香　薷

【来源】唇形科植物石香薷或江香薷的带花全草。石香薷习称"青香薷"。

【采收加工】于夏季花叶繁盛时采割地上部分，除去残根、杂质，阴干。

【质量标志】按产地分为青香薷和江香薷，以质嫩、花穗多、叶绿色、茎淡紫色、香气浓烈者为佳。水分不得超过12%，总灰分不得超过8%。

【饮片特征】呈不规则段状，茎呈方柱形，紫红色或黄绿色，全体密被白色茸毛。叶多皱缩或脱落，黄绿色，边缘可见浅锯齿，叶片展开后呈长卵形或披针形。可见穗状花序，花萼宿存，钟状，淡紫红色或灰绿色。揉搓后可闻见浓清香气味，味微辛而凉。（图2-9）

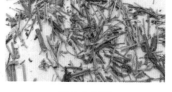

图2-9　香薷

【贮藏要求】置阴凉干燥容器内。

荆　芥

【来源】为唇形科植物荆芥的带花全草。

【采收加工】8～9月花开到顶、绿色时采割地上部分，除去杂质，晒干。

【质量标志】以浅紫色、茎细、穗繁茂，气香浓者为佳。水分不得超过12%、总灰分不得超过10%、酸不溶性灰分不得超过3%。

【饮片特征】呈不规则段状，茎呈方柱形，表皮淡黄绿色或淡紫红色，被短柔毛。体轻、质脆，切面近白色。叶大多脱落。枝顶可见穗状轮伞花序，花萼钟形，内有棕黑色小坚果。气芳香，味微涩而辛凉。（图2-10）

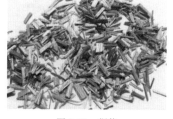

图2-10　荆芥

【贮藏要求】置阴凉、通风干燥处。

防　风

【来源】伞形科植物防风的根。

【采收加工】于春季、秋季在植株未抽花茎前采挖，除去茎叶、须根和杂质，晒干。

【质量标志】按产地分为关防风、川防风、云防风3种。以表皮棕褐、断面菊花心明显者为佳。水分不得超过10%，总灰分不得超过6.5%，酸不溶性灰分不得超过1.5%。

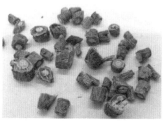

图2-11　防风

【饮片特征】呈圆形或椭圆形厚片。表皮棕褐色，可见纵皱纹、皮孔样突起，密集环纹（蚯蚓头）残存的棕褐色毛状叶基。切面可见一棕色层环，皮部棕黄色，有裂隙，木部浅黄色、显放射状纹理。气芳香，味微甘。（图2-11）

【贮藏要求】置阴凉干燥处保存，防虫蛀。

羌　活

【来源】伞形科植物羌活或宽叶羌活的根和根茎。

【采收加工】于春、秋两季挖取地下部分，除去须根及杂质，晒干。

【质量标志】按产地分为川羌、西羌两大类，按药材部分形态又分为蚕羌、竹节羌、条羌、大头羌等。蚕羌，节间缩短，形状似蚕，呈紧密的环状隆起；竹节羌，节间延长，节上有点状或瘤状突起，形状似竹节；条羌，根茎类圆柱形，根类圆锥形，靠近根茎处有较密的环纹；大头羌，根茎粗大，呈不规则结节状，根较细。饮片以片粗壮、有隆起曲折环纹，质紧密、香气浓郁者为佳。总灰分不得超过8%，酸不溶性灰分不得超过3%。

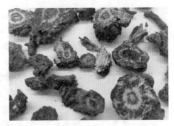

图2-12　羌活

【饮片特征】呈不规则形或类圆形厚片，表面棕褐色至黑褐色。质脆、体轻，切面皮部棕褐色，木部黄白色，可见放射状纹理。气香，味微苦而辛。（图2-12）

【贮藏要求】置阴凉干燥处保存，防潮、防虫蛀。

藁　本

【来源】伞形科植物藁本或辽藁本的干燥根和根茎。

【采收加工】秋季茎叶枯萎后或春季出苗时采挖地下部分，除去泥沙等杂质，晒干或烘干。

【质量标志】以干燥、整齐，切面黄白色，香气浓者为佳。水分不得超过10%、总灰分不得超过15%、酸不溶性灰分不得超过10%。

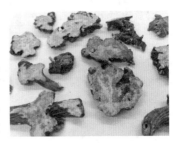

图2-13　藁本片

【饮片特征】①藁本片（图2-13）：不规则形的厚片，常分枝，有裂隙或孔洞，外皮粗糙，棕褐色至黑褐色。切面黄白色至浅黄褐色。气浓香，味辛、苦、微麻。②辽藁本片：形状同藁本片，外表可见残根突起的毛刺状或老根茎呈枯朽孔洞状的残基，切面木部见放射状纹理。

【贮藏要求】置阴凉干燥处保存，防潮、防虫蛀。

白　芷

【来源】伞形科植物白芷或杭白芷的根。

【采收加工】夏秋交替，植株叶黄时采挖，除去须根和泥沙，晒干或低温干燥。

【质量标志】按产地分为杭白芷、川白芷和滇白芷。饮片以质硬体重、色白、粉性足、香气浓者为佳。水分不得超过14%，总灰分不得超过5%。

【饮片特征】呈类圆形或椭圆形的厚片。切面黄白色或类白色，显粉性，可见一明显的棕色形成层环，近方形或圆形。外皮灰棕色或黄棕色，散有多数棕色油点。气芳香，味辛、微苦。（图2-14）

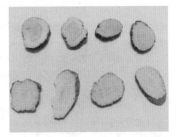

图2-14　白芷

【贮藏要求】置阴凉干燥处保存，防潮、防虫蛀。

细 辛

【来源】马兜铃科植物北细辛、华细辛或汉城细辛的干燥根茎和根。北细辛和汉城细辛又称"辽细辛"。

【采收加工】夏季果熟期或秋初采挖地下部分，除净泥沙等杂质，阴干。

【质量标志】以根多、色灰黄、气味浓者为佳。水分不得超过 10%，总灰分不得超过 8%。

【饮片特征】呈不规则段状。根茎呈不规则圆形，具有短分枝，有时可见环形节，外皮灰棕色。根细长，表面灰黄色，平滑或具纵皱纹。切面白色或黄白色。气辛香，味辛辣、麻舌。（图 2-15）

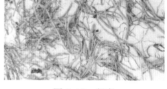

图 2-15 细辛

【贮藏要求】置阴凉干燥处保存，防潮。

苍耳子

【来源】菊科植物苍耳的成熟带总苞果实。

【采收加工】秋季果实成熟时采收，除去梗、叶等杂质，干燥。

【质量标志】以粒大饱满，有钩刺，色黄棕者为佳。水分不得超过 10%。

【饮片特征】①苍耳子（图 2-16）：长 1 ~ 1.5 cm，直径 0.4 ~ 0.7 cm，纺锤形或卵圆形。表面黄棕色或黄绿色，有钩刺。顶端有 2 枚较粗硬的刺，基部可见果梗痕。体轻质硬，破开后可见横切面中央有纵隔膜，分两室，室内各 1 枚瘦果。瘦果纺锤形，灰黑色，

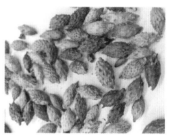

图 2-16 苍耳子

一端平坦，另一端见一突起的花柱基。果皮薄，种皮为浅灰色膜质，子叶 2 枚，有油性。气微，味微苦。②炒苍耳子：表面黄褐色，有刺痕，微有香气。

【贮藏要求】置干燥密闭容器内。

辛 夷

【来源】木兰科植物望春花、玉兰或武当玉兰的花蕾。

【采收加工】冬春交际，花蕾期采摘，除去枝梗，阴干。

【质量标志】一般以花蕾未开，身干、色绿，无枝梗，气浓香者为佳。水分不得超过 18%。

【饮片特征】花蕾为长卵形，形似毛笔头，有的基部有短梗，短梗外皮可见点状皮孔。苞片外表面密被灰绿色或灰白色茸毛，内表面类棕色，苞片 2 ~ 3 层，

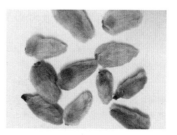

图 2-17 辛夷

每层 2 片，两层苞片间有小鳞芽。花被片轮状排列，雄蕊、雌蕊数多，呈螺旋状排列。体轻，质脆。气芳香，味辛凉而稍苦。（图 2-17）

【贮藏要求】置阴凉干燥处保存。

西河柳

【来源】柽柳科植物柽柳的细嫩枝叶。

【采收加工】夏季花未开放时采收细嫩枝叶，阴干。

【质量标志】以色绿质嫩、无杂质者为佳。水分不得超过 15%，总灰分不得超过 15%。

【饮片特征】呈圆柱形段片，表皮灰绿色或红褐色，可见鳞片状小叶。叶片常脱落，脱落处残留叶基，叶基断面黄白色，中心有髓。气微，味淡。（图 2-18）

【贮藏要求】置阴凉干燥处。

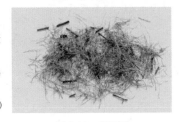

图 2-18　西河柳

（二）发散风热药

薄荷

【来源】唇形科植物薄荷的地上部分。

【采收加工】夏季、秋季晴天时采收，于茎叶茂盛或花开至三轮时分次采割，晒干或阴干。

【质量标志】以叶多、色深绿、味清凉、香气浓者为佳。叶不得少于 30%，水分不得超过 13%，总灰分不得超过 11%，酸不溶性灰分不得超过 3%。

【饮片特征】饮片为不规则短段，呈方柱形，表皮紫棕色或淡绿色，有纵棱线，略被茸毛。质脆易断，断面白色，髓部中空。叶片皱缩卷曲或破碎，上表面深绿色，下表面灰绿色，被稀疏茸毛。可见轮伞状花序，花萼钟状。有特殊清凉香气，味辛凉。（图 2-19）

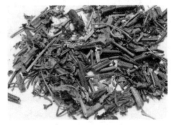

图 2-19　薄荷

【贮藏要求】置阴凉干燥处保存。

牛蒡子

【来源】菊科植物牛蒡的成熟果实。

【采收加工】秋季果实成熟时采收果序，晒干，打出果实，除去杂质。

【质量标志】以粒大饱满、灰褐色、无杂质者为佳。水分不得超过 7%。

【饮片特征】①牛蒡子（图 2-20）：呈长倒卵形，略扁、微弯曲，果皮灰褐色，散在稀疏紫黑色斑点，有数条纵棱。顶端钝圆，有一圆环，中间具点状花柱残迹。基部略窄，有圆形果柄痕迹。果皮坚脆，剖开

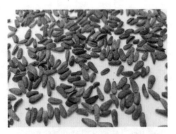

图 2-20　牛蒡子

后内有 2 片子叶，淡黄白色，富油性。味苦微辛，稍麻舌。②炒牛蒡子：较牛蒡子色泽加深，略

鼓起；微有香气。

【贮藏要求】置通风干燥处，宜放置于密闭容器内，防鼠食。

蝉 蜕

【来源】蝉科昆虫黑蚱的若虫羽化时脱落的皮壳。

【采收加工】夏、秋两季收集，除去泥沙、杂质，洗净、晒干。

【质量标志】均以色黄棕、有光泽、体轻、完整、无泥沙者为佳。

【饮片特征】呈椭圆形，略弯曲，半透明。表面黄棕色，有光泽，体轻、中空、易碎。头部有触角一对，多已断落，复眼突出；额部口吻突出，上唇宽短，下唇呈细长管状；胸部背面呈十字形裂开，脊背有 2 对小翅；腹部钝圆，分 9 节，有 3 对足，足密被黄棕色毛。气微，味淡。（图 2-21）

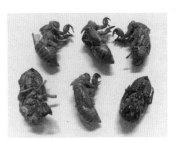

图 2-21　蝉蜕

【贮藏要求】置干燥容器内，防压。

桑 叶

【来源】桑科植物桑的叶。

【采收加工】初霜后采摘，除去杂质，晒干。

【质量标志】以叶片完整、大而厚，色黄绿，质脆，无杂质者为佳。水分不得超过 15%，总灰分不得超过 13%，酸不溶性灰分不得超过 4.5%。

【饮片特征】多皱缩、破碎。叶片展平后呈卵形，前端尖、基部圆形或心形，边缘有锯齿。上表面黄绿色或浅黄棕色，下表面颜色稍浅，叶脉明显，脉上被疏毛，小脉呈网状。质脆易碎，气微，味淡、微苦涩。（图 2-22）

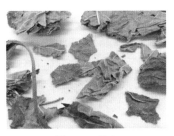

图 2-22　桑叶

【贮藏要求】置干燥容器内。

菊 花

【来源】菊科植物菊的头状花序。

【采收加工】9 ~ 11 月花盛开时采摘，熏、蒸后晒干或阴干、焙干。

【质量标志】药材按产地和加工方法不同，分为"贡菊""杭菊""怀菊""亳菊""滁菊"。以身干、色白、花朵完整、气清香、无杂质者为佳。水分不得超过 15%。

【饮片特征】①贡菊：呈不规则球状或扁球形，直径 1.5 ~ 2.5 cm。总苞碟状，总苞片椭圆形，黄绿

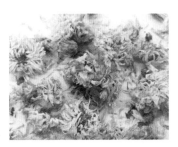

图 2-23　菊花

色或褐绿色，外面被柔毛；花托半球形。舌状花，上部反折、边缘内卷，白色或类白色，一般无腺点。管状花少，外露。体轻，气清香，味甘、微苦。②杭菊：呈扁球状或碟形，直径 2.5 ~ 4 cm，舌状花，黄色或类白色，彼此粘连，一般无腺点。管状花多，外露。③怀菊：呈扁球形或不规则球状，直径 1.5 ~ 2.5 cm，舌状花，不规则扭曲、内卷，黄色或类白色，有的可见腺点。管状花多隐藏。④亳菊：呈倒圆锥形、圆筒形或稍压呈扇形，直径 1.5 ~ 3 cm。舌状花类白色，数层位于外围，茎直上举，散生金黄色腺点。管状花被舌状花所隐藏，黄色。⑤滁菊：呈扁球形或不规则球状，直径 1.5 ~ 2.5 cm，舌状花，不规则扭曲、内卷，类白色，有的可见淡褐色腺点。管状花大多隐藏。（图 2-23）

【贮藏要求】置干燥密闭容器内，阴凉处保存，防霉，防虫蛀。

蔓荆子

【来源】马鞭草科植物蔓荆或单叶蔓荆的成熟果实。

【采收加工】秋天果实成熟时采收，除去杂质，晒干。

【质量标志】以粒大、饱满、气芳香、无杂质为佳。杂质不得超过 2%，水分不得超过 14%，炒蔓荆子水分不得超过 7%，总灰分不得超过 7%。

【饮片特征】①蔓荆子（图 2-24）：呈球形，直径 4 ~ 6 mm，果皮灰黑色或黑褐色，被灰白色粉霜状

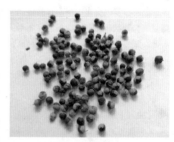

图 2-24　蔓荆子

茸毛。表皮有 4 条纵向浅沟，基部有短果梗及灰白色宿萼，顶端微凹陷。体轻质坚，剖开后横切面见 4 室，各有种子 1 枚。气特异而芳香，味淡、微辛。②炒蔓荆子：形如蔓荆子，表面黑色或黑褐色，有的残留基部短果柄、宿萼。

【贮藏要求】置阴凉干燥容器内。

柴　胡

【来源】伞形科植物柴胡或狭叶柴胡的干燥根。前者习称"北柴胡"，后者习称"南柴胡"。

【采收加工】春季、秋季采挖，除去茎叶和杂质，干燥。

【质量标志】以无茎叶、泥沙，皮部薄，木部宽广，切面淡黄色者为佳。水分不得超过 10%，总灰分不得超过 8%，酸不溶性灰分不得超过 3%。

【饮片特征】①北柴胡：呈不规则厚片，表皮黑褐色或浅棕色，有纵皱纹或支根痕，切面淡黄白色，体轻质硬，气微香，味微苦。②南柴胡：呈不规则厚片，

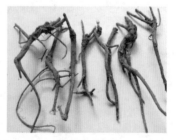

图 2-25　柴胡

表皮红棕色或黑褐色，有的根头处可见细密环纹或毛状枯叶纤维，切面黄白色，有败油气。（图 2-25）

【贮藏要求】置通风干燥处，防虫蛀。

升 麻

【来源】毛茛科植物大三叶升麻、兴安升麻或升麻的根茎。

【采收加工】秋季采挖根茎,除去杂质,晒至须根干时,除去须根,干燥。

【质量标志】按来源及产地不同分为川升麻(升麻)、北升麻(兴安升麻)、关升麻(三叶升麻)3种。以片大、外皮黑色、断面淡黄白色或黄绿色,有网状沟纹者为佳。杂质不得超过5%,水分不得超过13%,总灰分不得超过8%,酸不溶性灰分不得超过4%。

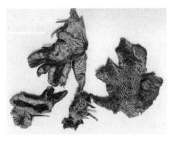

图 2-26 升麻

【饮片特征】呈不规则的厚片、多分枝,表皮黑褐色或棕褐色,粗糙不平,有坚硬的细须根。体轻质坚,切面黄绿色或淡黄白色,有裂隙、纤维性。气微,味微苦而涩。(图 2-26)

【贮藏要求】置通风干燥处保存。

葛 根

【来源】豆科植物野葛的根。

【采收加工】秋季、冬季采挖,多趁鲜切成厚片或小块,晒干。

【质量标志】商品可称"柴葛"或"野葛"。以片大、质坚实、淡黄棕色、纤维性强、味甜为佳。水分不得超过13%,总灰分不得超过6%。

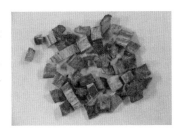

【饮片特征】呈不规则纵切或横切的厚片或方块,切面棕黄色,纤维性强。气微,味微甜。(图 2-27)

【贮藏要求】置通风干燥处,防虫蛀。

图 2-27 葛根

淡豆豉

【来源】豆科植物大豆的成熟种子的发酵加工品。

【采收加工】取桑叶、青蒿各 50 g,加水煎煮,煎煮后的水倒入 500 g 大豆中,待水吸收完全后,上锅蒸透,再倒入容器内,用煎煮过的桑叶、青蒿覆盖,闷使发酵至豆皮染黄后,取出洗净,置容器内再闷15 ~ 20 天,至香气四溢时,取出略蒸,干燥。

【质量标志】以色黑、质柔软、断面棕黑色、气香者为佳。

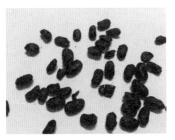

【饮片特征】呈椭圆形粒状,略扁,表皮黑色,略皱缩。质柔软,断面棕黑色。气香,味微甘。(图2-28)

图 2-28 淡豆豉

【贮藏要求】置通风干燥处,防虫蛀。

浮 萍

【来源】浮萍科植物紫萍的干燥全草。

【采收加工】6～9月采收，除去杂质，洗净、晒干。

【质量标志】以干燥、色绿、背紫、完整、无杂质者为佳。水分不得超过8%。

【饮片特征】扁平叶片，呈卵圆形，上表面淡绿色至灰绿色，偏侧有一小凹陷；下表面紫绿色至紫棕色，有数条须根。体轻，气微，味淡。（图2-29）

【贮藏要求】置通风干燥处，防潮。

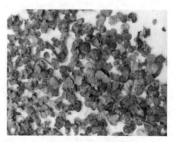

图 2-29　浮萍

木 贼

【来源】木贼科植物木贼的地上部分。

【采收加工】夏季、秋季采割，除去枯茎和残根，晒干或阴干。

【质量标志】以质厚、色绿茎粗、不脱节者为佳。水分不得超过13%。

【饮片特征】呈管状小段，表面灰绿或黄绿色，有数条纵棱，棱上有细小疣状突起。切面中空，周边有数个圆形的小空腔；节明显，节上可见筒状鳞叶，基部黑棕色，中部淡棕黄色。气微，味甘淡、微涩，嚼之有沙粒感。（图2-30）

【贮藏要求】置阴凉干燥处。

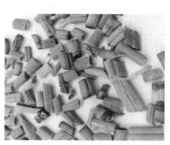

图 2-30　木贼

谷精草

【来源】谷精草科植物谷精草的带花茎的头状花序。

【采收加工】秋季采收，将花序连同花茎拔出，除去杂质，晒干。

【质量标志】以花序大而紧密、灰白色、花茎短、黄绿色，无根、叶者为佳。

【饮片特征】头状花序呈半球形，底部有淡黄绿色苞片层层紧密排列，上部边缘密布白色短毛，顶部灰白色。花序揉碎后可见细小黄绿色未成熟果实和黑色花药。花茎淡黄绿色，纤细、长短不一。质柔软，气微，味淡。（图2-31）

【贮藏要求】置通风干燥处保存。

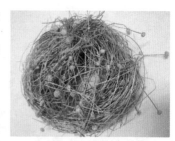

图 2-31　谷精草

二、清热药

（一）清热泻火药

石　膏

【来源】硫酸盐类矿物硬石膏族石膏，主要成分为含水硫酸钙（$CaSO_4 \cdot 2H_2O$）。

【采收加工】采挖后，除去杂石及泥沙。

【质量标志】以白色、纵断面具绢丝样光泽、无夹层、无杂石者为佳。含重金属不得超过 10 mg/kg，含砷量不得超过 2 mg/kg。

【饮片特征】呈不规则块状，白色、灰白色或淡黄色，体重、质软，易呈纵向断裂，纵断面具绢丝样光泽。气微、味淡。（图 2-32）

【贮藏要求】置干燥容器内。

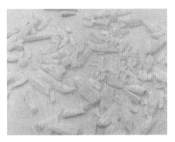

图 2-32　石膏

煅石膏

【来源】石膏的炮制品。

【采收加工】取石膏依照明煅法，煅至酥松。

【质量标志】以体轻质软、捏之成粉者为佳。含硫酸钙（$CaSO_4$）不得少于 92%。

【饮片特征】呈粉末或酥松不规则块状物，白色或微显红色光泽，体轻质软，易碎，捏之成粉。气微、味淡。（图 2-33）

【贮藏要求】置干燥容器内。

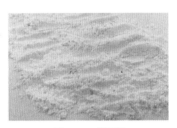

图 2-33　煅石膏

知　母

【来源】百合科植物知母的根茎。

【采收加工】可于春季、秋季采挖，除去须根和泥沙，晒干，除去毛屑。或者除去外皮、晒干。

【质量标志】分为毛知母和知母肉。未除皮的习称"毛知母"，除皮的习称"知母肉"。以质坚实、断面黄白色、嚼之味略苦发黏者为佳。酸不溶性灰分不得超过 2%。

【饮片特征】呈不规则类圆形厚片，外皮黄棕色，可见少量残存叶基纤维和点状根痕。切面黄白色。气微、味微甜、略苦，嚼之带黏性。（图 2-34）

【贮藏要求】置通风干燥处。

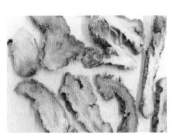

图 2-34　知母

寒水石

【来源】本品分为北寒水石和南寒水石。北寒水石为硫酸盐类矿物硬石膏族红石膏，主要成分为含水硫酸钙（$CaSO_4 \cdot 2H_2O$）。南寒水石为碳酸盐类矿物方解石族方解石，主要成分为碳酸钙（$CaCO_3$）。

【采收加工】采挖后，打碎，除去杂石及泥沙。

【质量标志】北寒水石以粉红色、有光泽、断面有纵纹理者为佳；南寒水石以色白透明、有玻璃样光泽、击碎后呈斜方形小块，用小刀可刻划者为佳。

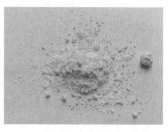

图 2-35　南寒水石

【饮片特征】①北寒水石：不规则的扁平块状，粉红色，微有光泽，质硬而脆，断面可见纤维样纵纹理。气微，味淡。②南寒水石（图 2-35）：大小不等的斜方块状。无色、白色或灰色，可透明，具玻璃样光泽。质坚硬，击碎后呈斜方形小块，断面平坦，或可见层纹。无臭，无味。

【贮藏要求】置干燥容器内。

芦　根

【来源】禾本科植物芦苇的根茎。

【采收加工】全年均可采挖，除去膜状叶、须根及芽，洗净，切段鲜用、捣汁用或晒干。

【质量标志】分为干货和鲜货两种，以条粗壮、黄白色、有光泽、无须根、质嫩者为佳。水分不得超过12%、总灰分不得超过11%、酸不溶性灰分不得超过8%。

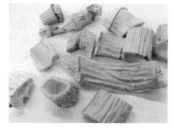

图 2-36　芦根

【饮片特征】①鲜芦根：圆柱形段状，外表有光泽，黄白色。节呈环状，切面中空，有环形小孔排列。气微，味甘。②芦根（图 2-36）：扁圆柱形段状。外表面黄白色，节处较硬，环状，有纵皱纹。切面中空，有环形小孔排列。

【贮藏要求】干芦根置阴凉干燥处；鲜芦根可埋于湿沙中以供鲜用。

天花粉

【来源】葫芦科植物栝楼或双边栝楼的根。

【采收加工】秋、冬两季采挖，洗净，除去外皮，切圆厚片或纵切竖块片，干燥。

【质量标志】以色白、粉性足，可见黄色筋脉纹理，味微苦者为佳。总灰分不得超过5%，二氧化硫残留量不得超过 400 mg/kg。

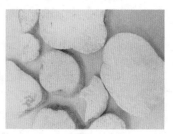

图 2-37　天花粉

【饮片特征】呈类圆形、半圆形或不规则形的厚片，表皮黄白色或淡棕黄色；横切面白色，富粉性，可见略呈放射状的黄色小孔排列；纵切面可见黄色筋

脉纹理。气微，味微苦。（图2-37）

【贮藏要求】置干燥处，防虫蛀。

青葙子

【来源】苋科植物青葙的成熟种子。

【采收加工】秋季果实成熟时采收地上部分或摘取果穗，晒干，搓揉出种子，过筛，除去杂质。

【质量标志】以种子颗粒饱满、色黑、光亮者为佳。杂质不得超过2%。

【饮片特征】扁圆形颗粒，直径1～1.5 mm，黑色或红黑色，中央微隆起，光泽发亮，侧边略凹陷处有种脐。种子触之黏手，种皮薄而脆，胚乳类白色。气微，味淡。（图2-38）

【贮藏要求】置干燥容器内。

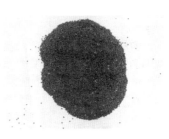

图 2-38 青葙子

淡竹叶

【来源】禾本科植物淡竹叶的茎叶。

【采收加工】夏季未抽花穗前采收，除去杂质，晒干。

【质量标志】有大、小淡竹叶之分，以浅绿色、无花穗者为佳。水分不得超过13%，总灰分不得超过11%。

【饮片特征】茎呈圆柱形，淡黄绿色，切面中空。叶片黄绿色或浅绿色，披针形，略卷曲，叶脉平行，伴横行小脉，形成长方形的网格纹路。体轻，质柔韧，气微，味淡。（图2-39）

【贮藏要求】置阴凉干燥处。

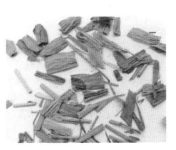

图 2-39 淡竹叶

鸭跖草

【来源】鸭跖草科植物鸭跖草的地上部分。

【采收加工】夏、秋两季采收，除去杂质，洗净，晒干。

【质量标志】以黄绿色，可见心形佛焰苞者为佳。水分不得超过12%。

【饮片特征】呈不规则的段，黄绿色或黄白色，叶互生，多皱缩、破碎；茎有纵棱，多有分枝，断面中心有髓，节稍膨大；花多脱落，总苞为心形佛焰苞，蓝色。气微，味淡。（图2-40）

【贮藏要求】置通风干燥处，防潮。

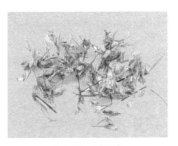

图 2-40 鸭跖草

栀 子

【来源】茜草科植物栀子的成熟果实。

【采收加工】9～11月果实成熟后采收，此时呈红黄色，除去果梗和杂质，置沸水中略烫，取出，干燥。

【质量标志】以个小、皮薄、仁饱满、内外色红者为佳。个大、外皮棕黄色、仁较瘪、色红黄者质次。水分不得超过8.5%，总灰分不得超过6%。

【饮片特征】①栀子（图2-41）：呈长卵圆形或不规则碎块。果皮有翅状纵棱，红黄色或棕红色，薄而脆。种子呈扁卵圆形，数量多，色深红或红黄色。气微，味微酸而苦。②炒栀子：形如栀子碎块，呈黄褐色。

【贮藏要求】置通风干燥处保存。

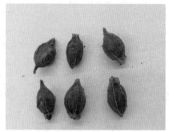

图2-41 栀子

夏枯草

【来源】唇形科植物夏枯草的果穗。

【采收加工】夏季果穗呈棕红色时采收，晒干。

【质量标志】以棕色或棕红色、穗大、摇之作响者为佳。水分不得超过14%，总灰分不得超过12%，酸不溶性灰分不得超过4%。

【饮片特征】呈圆柱形棒状，略扁，直径0.8～1.5 cm，体长1.5～8 cm，浅棕色至棕红色，被白色绒毛。全穗由数轮宿萼与苞片组成，每轮有对生苞片2片，每一苞片内有花3朵，宿萼内有小坚果4枚，棕色、卵圆形。体轻。气微，味淡。（图2-42）

【贮藏要求】置干燥处保存。

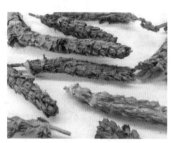

图2-42 夏枯草

决明子

【来源】豆科植物决明或小决明的成熟种子。

【采收加工】秋季采收成熟果实，晒干，打下种子，除去杂质，晒干或清炒。

【质量标志】以颗粒均匀、饱满、色绿棕者为佳。水分不得超过12%，总灰分不得超过6%，黄曲霉毒素 B_1 不得超过 5 μg/kg，黄曲霉毒素 G_1、G_2、B_1、B_2 总量不得超过 10 μg/kg。

【饮片特征】呈短圆柱形或菱方形，两端平行倾斜，宽2～4 mm、长3～7 mm，暗棕色至绿棕色，平滑光亮，背腹面各有1条突起的棱。质坚硬、种皮

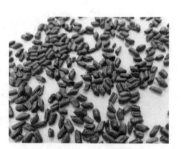

图2-43 决明子

薄，子叶 2 枚。气微、味微苦。（图 2-43）

【贮藏要求】置干燥容器内。

密蒙花

【来源】马钱科植物密蒙花的花蕾和花序。

【采收加工】春季花未开放时采收，除去杂质、干燥。

【质量标志】以色灰黄、干燥、花蕾密集、有茸毛、质软者为佳。

【饮片特征】呈不规则圆锥状、花蕾密集聚合成的花序，质柔软，灰黄色或棕黄色，密被茸毛；花蕾呈短棒状，上端略大，花萼钟形，花冠筒状，先端 4 裂。气微香，味微苦辛。（图 2-44）

【贮藏要求】置通风干燥处保存，防潮。

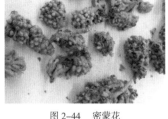

图 2-44　密蒙花

（二）清热燥湿药

黄　芩

【来源】唇形科植物黄芩的根。

【采收加工】春、秋两季采挖，除去须根和泥沙，晒后撞去粗皮，晒干。

【质量标志】以条粗、色黄、质坚实、无外皮、内心充实、味苦者为佳。水分不得超过 12%，总灰分不得超过 6%。

【饮片特征】呈长条形、类圆形或不规则块状，表面黄棕色或棕褐色，有纵皱纹或疣状根痕；切面黄棕色或黄绿色，具放射状纹理，木质部中央红棕色，老根木质部中央枯朽、中空或棕黑色。气微、味苦。（图 2-45）

【贮藏要求】置通风干燥处保存，防潮。

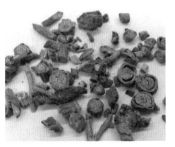

图 2-45　黄芩

黄　连

【来源】毛茛科植物黄连、三角叶黄连或云连的根茎。

【采收加工】按来源分为味连、雅连、云连，黄连习称"味连"、三角叶黄连习称"雅连"。秋季采挖，除去须根和泥沙，干燥，撞去残留须根。

【质量标志】以无残茎毛须、质坚体重、断面鲜黄色、味极苦者为佳。水分不得超过 12%，总灰分不得

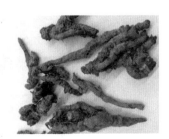

图 2-46　黄连

超过 3.5%。

【饮片特征】呈不规则段状或块状，表皮黄色，粗糙，有细小须根；切面皮部暗棕色，木部呈放射状排列，橙黄色或鲜黄色，具放射状纹理。质坚硬，气微，味极苦。（图 2-46）

【贮藏要求】置通风干燥处保存。

黄　柏

【来源】芸香科植物黄皮树的树皮，习称"川黄柏"。

【采收加工】剥取树皮后，除去粗皮，晒干。

【质量标志】依据炮制方法，分为黄柏、盐黄柏、黄柏炭，黄柏以色鲜黄、皮厚、无粗皮、皮面均匀、断面色黄者为佳。水分不得超过 12%，总灰分不得超过 8%。

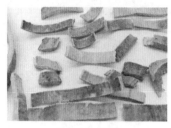

图 2-47　黄柏

【饮片特征】①黄柏（图 2-47）：微卷曲丝条状，外表面黄褐色或黄棕色，较平坦，内表面暗黄色或淡棕色，有纵棱。切面纤维性，深黄色。质硬，味极苦。②盐黄柏：形如黄柏丝，表面深黄色，味极苦，微咸。③黄柏炭：形如黄柏丝，表面焦黑色，体轻，质脆易断，断面深褐色或棕黑色。味苦涩。

【贮藏要求】置通风干燥处保存，防潮。

龙　胆

【来源】龙胆科植物条叶龙胆、龙胆、三花龙胆或坚龙胆的根茎和根。前 3 种主产于东北各地，习称"关龙胆"，后一种习称"坚龙胆"。

【采收加工】春、秋两季采挖，除去杂质，洗净，干燥。

【质量标志】以条粗大、顺直、根上部有环纹、黄棕色、质柔软、味极苦者为佳。水分不得超过 9%，总灰分不得超过 7%，酸不溶性灰分不得超过 3%。

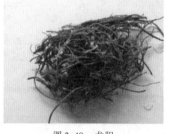

图 2-48　龙胆

【饮片特征】①龙胆（图 2-48）：不规则的段或块，根茎表面暗灰棕色或深棕色；根圆柱形，表面淡黄色至黄棕色，有皱纹。切面皮部黄白色至棕黄色，木部色较浅，髓部明显。气微，味甚苦。②坚龙胆：不规则的段，外表面黄棕色至深棕色，无横皱纹，膜质外皮已脱落。切面皮部黄棕色，木部黄白色，两者易分离。

【贮藏要求】置干燥处保存。

秦　皮

【来源】木犀科植物苦枥白蜡树、白蜡树、尖叶白蜡树或宿柱白蜡树的枝皮或干皮。

【采收加工】春季、秋季剥取，除去杂质，洗净、润透、切丝，晒干。

【质量标志】分为枝皮和干皮。以条长、整齐、干皮者为佳。水分不得超过 7%，总灰分不得超过 8%。

【饮片特征】呈长短不一的丝条。外表面灰白色、灰棕色或黑棕色，粗糙；内表面黄白色或棕色，平滑；切面纤维性，质硬。气微，味苦。（图 2-49）

【贮藏要求】置通风干燥处保存。

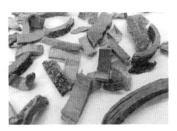

图 2-49　秦皮

苦　参

【来源】豆科植物苦参的根。

【采收加工】春季、秋季采挖，除去根头和小支根，大小分开，洗净，干燥，或趁鲜切片，干燥。

【质量标志】以整齐、断面色黄白、味极苦者为佳。水分不得超过 11%，总灰分不得超过 8%。

【饮片特征】呈类圆形或不规则厚片，表皮灰棕色或棕黄色，皮薄，易脱落或破裂反卷。切面黄白色，具放射性纹理和裂隙，纤维性，有的可见同心性环纹。气微，味极苦。（图 2-50）

【贮藏要求】置干燥处保存，防潮。

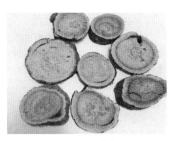

图 2-50　苦参

白鲜皮

【来源】芸香科植物白鲜的干燥根皮。

【采收加工】春、秋二季采挖根部，除去泥沙和粗皮，剥取根皮，干燥。

【质量标志】以卷筒状、无木心、色灰白、身干、肉厚、羊膻气浓者为佳。水分不得超过 14%。

【饮片特征】呈卷曲的筒状，稍卷曲的片状或不规则片状。表皮灰白色或灰棕色，粗糙，有细纵皱纹和小的根痕；内表面类白色，有细纵纹，切面类白色。有羊膻味，味微苦。（图 2-51）

【贮藏要求】置通风干燥处保存。

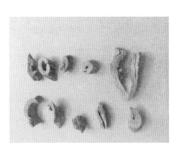

图 2-51　白鲜皮

（三）清热解毒药

金银花

【来源】忍冬科植物忍冬的花蕾或带初开的花。

【采收加工】初夏花开前采收，干燥。

【质量标志】按产区分为密银花、济银花等，以花未开放、花蕾饱满、色黄绿者为佳。水分不得超过12%，总灰分不得超过10%，酸不溶性灰分不得超过3%。

【饮片特征】棒状花蕾，上粗下细，略弯曲，长2～3 cm，黄白色或绿白色，密被短绒毛。揉开后，可见黄色雄蕊5枚，着生于筒壁；雌蕊1枚。气清香，味淡、微苦。（图2-52）

【贮藏要求】置阴凉干燥处，防潮，防虫蛀。

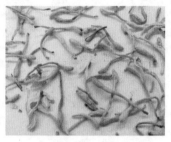

图2-52 金银花

连 翘

【来源】木犀科植物连翘的果实。

【采收加工】秋季果实刚刚成熟，尚带绿色时采收，除去杂质，置于沸水中煮10分钟或上笼蒸约半小时，取出晒干，习称"青翘"；果实熟透时采收，除去杂质，晒干，习称"老翘"。

【质量标志】分为青翘和老翘，青翘以色青绿、不开裂、无枝梗者为佳；老翘以色黄、壳厚、瓣大、无种子者为佳。水分不得超过10%，总灰分不得超过4%，青翘杂质不得超过3%、老翘杂质不得超过9%。

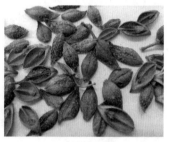

图2-53 连翘

【饮片特征】①青翘：长卵形果实，稍扁，长1.5～2.5cm，表面绿褐色，有不规则纵皱纹和突起的小斑点。顶端锐尖，基部可见小果梗，两面各有1条明显的纵沟。质硬，剖开后可见数粒黄绿色种子。气微香，味苦。②老翘：自顶端开裂或裂成两瓣，表面黄棕色或红棕色，有不规则纵皱纹和多数突起的小斑点；内表面浅黄棕色，光滑，具一纵隔；种子棕色，多脱落。气微香，味苦。（图2-53）

【贮藏要求】置干燥处保存。

穿心莲

【来源】爵床科植物穿心莲的地上部分。

【采收加工】秋初茎叶茂盛时采收，除去杂质，晒干。

【质量标志】以色绿、叶多、无杂质、味极苦者为佳。叶不得少于30%。

【饮片特征】呈不规则的短段。叶对生，叶片多皱缩或破碎，上表面绿色，下表面灰绿色。茎呈方柱形，节略膨大。质脆，易折断，断面可见中心类白色髓。气微，味极苦。（图2-54）

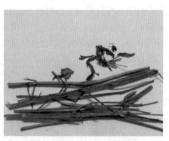

图2-54 穿心莲

【贮藏要求】置干燥处保存，防潮。

板蓝根

【来源】十字花科植物菘蓝的根。

【采收加工】秋季采挖，除去杂质，晒干。

【质量标志】均以粗壮、质实，断面皮部黄白色、木部黄色者为佳。水分不得超过15%，总灰分不得超过9%，酸不溶性灰分不得超过2%。

【饮片特征】呈圆形厚片。表面淡灰黄色或淡棕黄色，有纵皱纹；切面皮部黄白色，木部黄色。气微，味微甜后苦涩。（图2-55）

【贮藏要求】置干燥处，防霉，防虫蛀。

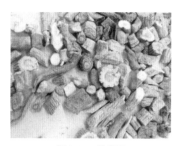

图2-55 板蓝根

青　黛

【来源】蓼科植物蓼蓝、爵床科植物马蓝或十字花科植物菘蓝的叶和茎，加工制得的干燥粉末、颗粒或团块。

【采收加工】夏秋采挖，用清水浸泡2～3天，至叶烂脱枝时，捞出枝条加入生石灰，充分搅拌至浸液呈紫红色，静置，捞取液面泡沫，晒干。

【质量标志】以体轻、粉细、色深蓝，能浮于水面，微火灼烧产生紫红色烟雾者为佳。水分不得超过7%。

【饮片特征】多呈深蓝色的粉末，体轻、易飞扬；或呈不规则团块，捻之成粉。微有草腥气、味淡。（图2-56）

【贮藏要求】置干燥容器内。

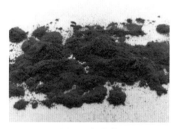

图2-56 青黛

绵马贯众

【来源】鳞毛蕨科植物粗茎鳞毛蕨的根茎和叶柄残基。

【采收加工】秋季采挖地下部分，削去叶柄、须根，除去泥沙，晒干。

【质量标志】以叶柄残基断面棕绿色，切面红棕色，质坚者为佳。水分不得超过12%，总灰分不得超过7%，酸不溶性灰分不得超过3%。

【饮片特征】呈不规则椭圆形的厚片或碎块，边缘不整齐，表面黄棕色至黑褐色，可见叶柄残基。切面淡棕色至红棕色，有黄白维管束5～13个，环列，外侧散有较多叶柄基维管束。气特异，味初淡而微涩，后渐苦、辛。（图2-57）

【贮藏要求】置通风干燥处保存。

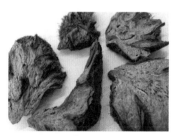

图2-57 绵马贯众

蒲公英

【来源】菊科植物蒲公英、碱地蒲公英或同属数种植物的全草。

【采收加工】春季到秋季间花刚开时采挖，除去杂质，晒干。

【质量标志】以叶多、色灰绿、干燥、无杂质、有花序者为佳。水分不得超过13%。

【饮片特征】呈不规则的小段，根部棕褐色，根头部有茸毛；叶多皱缩破碎，绿褐色或暗灰绿色；头状花序，花冠黄褐色或淡黄白色，总苞片多层。气微，味微苦。（图2-58）

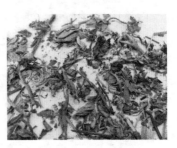

图2-58　蒲公英

【贮藏要求】置通风干燥处，防潮，防虫蛀。

紫花地丁

【来源】堇菜科植物紫花地丁的全草。

【采收加工】春季或秋季采收，除去杂质，晒干。

【质量标志】以色绿、根黄、叶片完整、茎叶及蒴果皆生茸毛者为佳。

【饮片特征】根淡黄棕色，有细纵皱纹；叶基生，灰绿色，多皱缩破碎，叶柄细长，长2~6 cm，叶片呈披针形或卵状披针形；花紫堇色或淡棕色，有细管状花距。花茎纤细。气微，味微苦而稍黏。（图2-59）

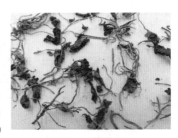

图2-59　紫花地丁

【贮藏要求】置干燥容器内。

野菊花

【来源】菊科植物野菊的头状花序。

【采收加工】秋季或冬季花刚开放时采摘，蒸后晒干或直接晒干。

【质量标志】以棕黄色、气芳香、无杂质者为佳。水分不得超过14%，总灰分不得超过9%，酸不溶性灰分不得超过2%。

【饮片特征】呈类球形头状花序，棕黄色；总苞片4~5层，外层苞片灰绿色或浅棕色，卵形或条形，被白毛；内层膜质苞片呈长椭圆形，无毛；总苞基部残留有花梗；舌状花皱缩卷曲，黄色，1轮；管状花多数，深黄色。体轻，气芳香，味苦。（图2-60）

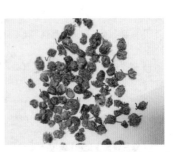

图2-60　野菊花

【贮藏要求】置阴凉干燥处，防潮，防虫蛀。

重　楼

【来源】百合科植物七叶一枝花或云南重楼的根茎。

【采收加工】秋季采挖根茎，除去须根和泥土，洗净，晒干。

【质量标志】以粗壮、质坚实，切面光滑、类白色者为佳。水分不得超过12%，总灰分不得超过6%，酸不溶性灰分不得超过3%。

【饮片特征】呈略弯曲的结节状扁圆柱形，表皮黄

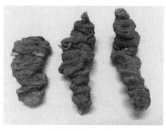

图 2-61　重楼

棕色或灰棕色，密具层状突起的粗环纹；一面有稀疏的须根或根痕，另一面结节明显，结节上有椭圆形凹陷茎痕；顶端有茎的残基；切面平滑，类白色，粉性或角质。质坚实，气微，味微苦、麻。（图 2-61）

【贮藏要求】置阴凉干燥处，防虫蛀。

拳　参

【来源】蓼科植物拳参的根茎。

【采收加工】春初发芽时或秋季茎叶即将枯萎时采挖根茎，除去泥沙，晒干，去须根，干燥。

【质量标志】以质坚实、紫褐色、切面有黄白色小点者为佳。水分不得超过15%，总灰分不得超过9%。

【饮片特征】近似肾形或类圆形薄片，表皮紫褐色至紫黑色，切面平坦、棕红色，边缘有一圈黄白色小点。气微，味苦、涩。（图 2-62）

【贮藏要求】置干燥处保存。

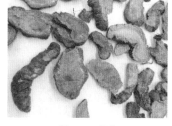

图 2-62　拳参

漏　芦

【来源】菊科植物祁州漏芦的根。

【采收加工】春季或秋季采挖，除去须根和杂质，晒干。

【质量标志】以黑褐色、条粗、头部膨大者为佳。水分不得超过15%，酸不溶性灰分不得超过5%。

【饮片特征】呈类圆形或不规则的厚片。表皮暗棕色至黑褐色，具有纵沟和网状裂隙；头部膨大，顶端被灰白绒毛，有残茎和叶基；体轻质脆，断面灰黄色，中间有灰黑色星状裂隙。气特异，味微苦。（图 2-63）

【贮藏要求】置通风干燥处保存。

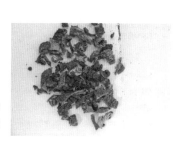

图 2-63　漏芦

土茯苓

【来源】百合科植物光叶菝葜的根茎。

【采收加工】夏季和秋季采挖根茎，除去须根和杂质，洗净，干燥或趁鲜切成薄片、干燥。

【质量标志】以黄棕色、粉性足、用水湿润后有黏滑感者为佳。水分不得超过15%，总灰分不得超过5%。

【饮片特征】呈不规则薄片，边缘不整齐，切面类白色至淡红棕色，粉性，可见点状维管束及多数小亮点，折断时有粉尘飞扬，有坚硬的须根残基，以水湿润后有黏滑感。气微，味微甘、涩。（图2-64）

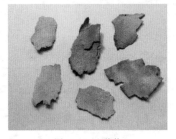

图 2-64　土茯苓

【贮藏要求】置通风干燥处保存。

鱼腥草

【来源】三白草科植物蕺菜的新鲜全草或干燥地上部分。

【采收加工】鲜品全年均可采割；干品以夏季茎叶茂盛、花穗多时采割为佳，除去杂质，切段、晒干。

【质量标志】干品以黄棕色、茎叶完整、无杂质、鱼腥气浓者为佳。水分不得超过15%，酸不溶性灰分不得超过2.5%。

【饮片特征】①鲜鱼腥草：茎呈细长圆柱形，长

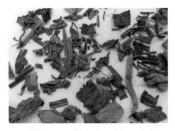

图 2-65　鱼腥草

20～45 cm，节明显，上部绿色或紫红色，下端节上有须根。叶片心形，互生，上表面绿色，下表面紫红色，叶柄细长。穗状花序顶生。有鱼腥气，味涩。②干鱼腥草：不规则的茎、叶混合段；茎扁圆柱形，扭曲，黄棕色，具有数条纵棱；叶多皱缩破碎，叶表面黄棕色；可见黄棕色穗状花序。搓碎有鱼腥气，味涩。（图2-65）

【贮藏要求】干品置干燥处；鲜品置阴凉潮湿处。

金荞麦

【来源】蓼科植物金荞麦的根茎。

【采收加工】冬季采挖根茎，除去须根和杂质，洗净，晒干。

【质量标志】以个大、质坚硬者为佳。水分不得超过15%，总灰分不得超过5%。

【饮片特征】呈不规则厚片，表皮棕褐色，切面淡黄白色或淡棕红色，有放射状纹理，髓部颜色较深。气微，味微涩。（图2-66）

【贮藏要求】置干燥处保存，防霉，防虫蛀。

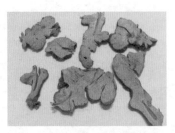

图 2-66　金荞麦

大血藤

【来源】木通科植物大血藤的藤茎。

【采收加工】秋季、冬季采收，除去侧枝，截段，干燥。

【质量标志】以饮片大小均匀，形状规则，颜色红白相间者为佳。水分不得超过12%，总灰分不得超过4%。

【饮片特征】呈椭圆形厚片，表皮粗糙，灰棕色。切面皮部红棕色，木部黄白色；皮部有数条向内嵌入木部，使切面呈红棕色与黄白色相间的放射状条纹，木部有多数导管。气微，味微涩。（图2-67）

【贮藏要求】置通风干燥处保存。

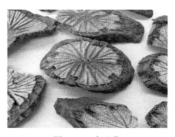

图2-67　大血藤

败酱草

【来源】败酱科植物败酱或攀倒甑的全草。

【采收加工】夏季开花前采收，晒至半干，扎成束，阴干，除去杂质、干燥。

【质量标志】以干燥、叶多、气特臭、无杂质者为佳。水分不得超过14%。

【饮片特征】呈不规则小段，根茎叶混合。根茎略弯曲，圆柱形，表面紫棕色；茎呈圆柱形，表面黄绿色或黄棕色，有节，节略膨大，被粗毛，质脆易断，断面中空；叶多皱缩，深绿色、密被绒毛。气特异、味微苦。（图2-68）

【贮藏要求】置干燥处保存。

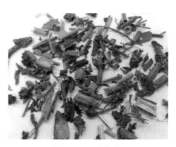

图2-68　败酱草

射　干

【来源】鸢尾科植物射干的根茎。

【采收加工】春初刚发芽或秋末茎叶枯萎时采挖根茎，除去须根和杂质，干燥。

【质量标志】以干燥、根茎粗壮、质硬、断面黄色、颗粒性强者为佳。水分不得超过10%，总灰分不得超过7%。

【饮片特征】呈不规则或长条形薄片，表皮黄褐色至黑褐色，皱缩，有点状须痕或残留须根；切面淡黄色或鲜黄色，散有筋脉小点或筋脉纹。气微，味苦、微辛。（图2-69）

【贮藏要求】置干燥处保存。

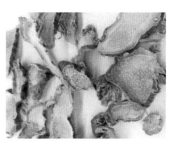

图2-69　射干

山豆根

【来源】豆科植物越南槐的根茎和根。

【采收加工】秋季采挖地下部分，除去残茎和杂质，洗净，干燥。

【质量标志】以粗壮、质坚、表皮棕褐色、木部淡黄色、豆腥味浓、味苦者为佳。水分不得超过10%，总灰分不得超过6%。

【饮片特征】呈不规则的类圆柱形厚片。表皮棕褐色，切面皮部浅棕色、木部淡黄色。有豆腥气，味极苦。（图2-70）

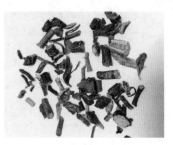

图2-70 山豆根

【贮藏要求】置干燥处保存。

马 勃

【来源】灰包科真菌脱皮马勃、大马勃或紫色马勃的子实体。

【采收加工】夏季或秋季子实体成熟时及时采收，除去杂质，干燥，用时可剪成小块。

【质量标志】以个大、孢体紧密、有弹性、触之孢子呈尘土飞扬状者为佳；置火焰上轻轻抖动，可见细小火星飞扬，熄灭后产生大量白色烟雾。水分不得超过15%，总灰分不得超过15%，酸不溶性灰分不得超过10%。

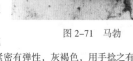

图2-71 马勃

【饮片特征】①脱皮马勃：无不孕基部，扁球形或类球形，包被纸样，常破碎，灰棕色至黄棕色；孢体紧密有弹性，灰褐色，用手捻之有丝状物，手感细腻。臭似尘土，无味。②大马勃：不孕基部小，包被黄棕色膜状，质硬而脆，孢体浅青褐色。③紫色马勃：不孕基部发达，呈螺旋形；包被紫褐色，2层，皱缩；孢体紫色。（图2-71）

【贮藏要求】置干燥容器内，防尘。

青 果

【来源】橄榄科植物橄榄的成熟果实。

【采收加工】秋季果实成熟后采收，洗净，干燥，用时捣碎。

【质量标志】以黑褐色，质硬，果肉味先涩后甜者为佳。水分不得超过12%，总灰分不得超过6%。

【饮片特征】呈纺锤形黑褐色或棕黄色果实，两端钝尖，表面皱缩。果肉灰棕色或棕褐色。果核梭形，暗红棕色，分3室，每室内各有种子1粒。质硬，气微，嚼之味先涩后甜。（图2-72）

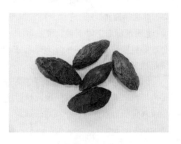

图2-72 青果

【贮藏要求】置干燥容器内，防虫蛀。

木蝴蝶

【来源】紫葳科植物木蝴蝶的成熟种子。

【采收加工】秋季、冬季采收成熟果实，晒至果实开裂，取出种子并晒干。

【质量标志】以干燥、浅黄白色、大而完整、翼柔软如绸者为佳。水分不得超过 6%。

【饮片特征】呈蝴蝶形薄片，除基部外三面延长成宽大的翅，半透明、浅黄白色，具绢丝样光泽，部分边缘破裂；剥去种皮可见一蝶形黄绿色或黄色种子，子叶 2 枚，子叶外有一层薄膜状胚乳包裹。气微，味微苦。（图 2-73）

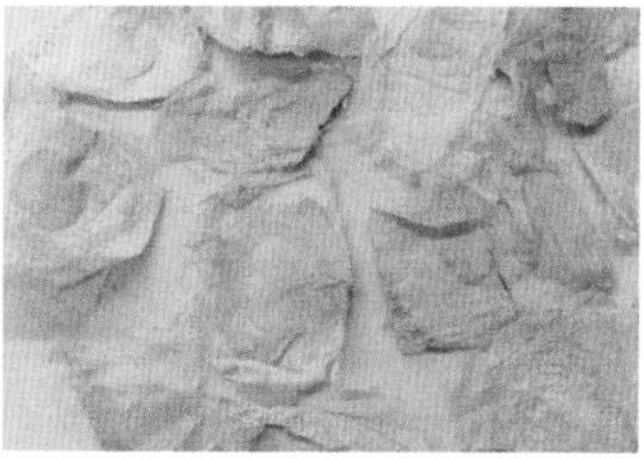

【贮藏要求】置通风干燥处保存，防压、防潮。

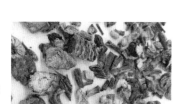

图 2-73　木蝴蝶

白头翁

【来源】毛茛科植物白头翁的根。

【采收加工】春季、秋季采挖，除去泥沙和杂质，干燥。

【质量标志】以根头部有白色绒毛、外表灰黄色、质坚实者为佳。水分不得超过 13%，总灰分不得超过 11%，酸不溶性灰分不得超过 6%。

【饮片特征】呈类圆柱形或不规则的厚片。表皮棕褐色或黄棕色，具纵皱纹或纵沟；切面皮部黄白色或淡黄棕色，木部淡黄色；近根头部有白色绒毛。质硬而脆，气微，味微苦、涩。（图 2-74）

【贮藏要求】置通风干燥处保存。

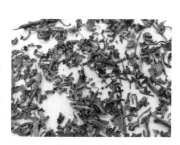

图 2-74　白头翁

马齿苋

【来源】马齿苋科植物马齿苋的地上部分。

【采收加工】夏季、秋季采收，除去残根和杂质，洗净，略蒸或烫后，晒干。

【质量标志】以质嫩、整齐、叶多、青绿色、无杂质者为佳。水分不得超过 9%。

【饮片特征】呈不规则的茎、叶混合小段。茎圆柱形，表皮黄褐色，有纵沟纹。叶多皱缩破碎，完整叶片展平后呈倒卵形，绿褐色，对生或互生。花生于枝端，黄色，小，花瓣 5 枚。蒴果圆锥形，剖开后可见多数细小种子。气微，味微酸。（图 2-75）

【贮藏要求】置通风干燥处，防潮。

图 2-75　马齿苋

鸦胆子

【来源】苦木科植物鸦胆子的成熟果实。

【采收加工】秋季果实成熟时采收，除去杂质并晒干。

【质量标志】以粒大、饱满、油性足，子叶乳白色者为佳。杂质不得超过 2.5%，水分不得超过 10%，总灰分不得超过 6.5%。

【饮片特征】呈卵圆形，直径 4 ~ 7 mm，果壳黑色或棕褐色，具网状皱纹，网眼为不规则多边形，硬而脆。除去果壳，种子卵形，类白色，种皮薄，子叶乳白色，富油性。气微，味极苦。（图 2-76）

【贮藏要求】置干燥容器内。

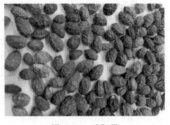

图 2-76　鸦胆子

地锦草

【来源】大戟科植物地锦或斑地锦的全草。

【采收加工】夏季、秋季采收，除去杂质，晒干。

【质量标志】以茎紫红色、断面黄白色，叶多，具花序及蒴果者为佳。杂质不得超过 3%，总灰分不得超过 12%，水分不得超过 10%。

【饮片特征】①地锦：不规则的茎叶混合小段。根细小卷曲；茎细，有分枝，带紫红色，可被白毛或光滑，易折断，断面中空，黄白色；叶对生，多皱缩或已脱落，绿色或带紫红色；细小杯状聚伞花序腋生；蒴果光滑，三棱状球形；剖开后可见多数细小种子，褐色，卵形。气微，味微涩。②斑地锦：叶上具红斑，蒴果被少许白色绒毛。（图 2-77）

【贮藏要求】置通风干燥处保存。

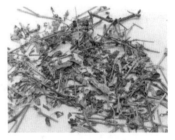

图 2-77　地锦草

半边莲

【来源】桔梗科植物半边莲的全草。

【采收加工】夏季采收，除去杂质，洗净，晒干。

【质量标志】以干燥、根黄、叶绿、无杂质者为佳。水分不得超过 10%。

【饮片特征】多缠绕成团，根黄色，侧生须根，细小；根茎极短，淡黄棕色；茎灰绿色，细长有分枝，节明显；叶多皱缩破碎，无叶柄，互生；叶呈狭披针形，花小，浅紫红色，花冠基部筒状，筒内有白色茸毛。气味特异，味微甘而辛。（图 2-78）

【贮藏要求】置干燥处保存，防潮。

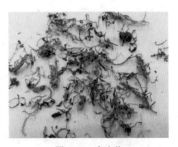

图 2-78　半边莲

白花蛇舌草

【来源】茜草科植物白花蛇舌草的全草。

【采收加工】夏季、秋季采挖，除去杂质，晒干。

【质量标志】以干燥、灰绿色、带花果、无杂质者为佳。水分不得超过13%。

【饮片特征】全草缠绕交错成团状，主根单一，须根纤细；茎扁圆柱形，灰绿色或灰褐色，具纵棱，多分枝，质脆易断，断面中空或有白色髓；叶对生，多破碎或脱落；花白色，单生或双生于叶腋，具短柄；叶腋常见扁球形蒴果，蒴果顶端可见1～4枚齿状突起。气微，味微苦。（图2-79）

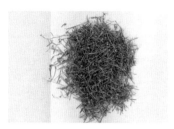

图2-79　白花蛇舌草

【贮藏要求】置干燥处保存。

山慈菇

【来源】兰科植物独蒜兰、云南独蒜兰或杜鹃兰的假鳞茎。前两者习称"冰球子"，后者习称"毛慈菇"。

【采收加工】夏季或秋季采挖，除去地上部分及杂质，分开大小，置于沸水中煮透心，捞出干燥。

【质量标志】以个大、饱满、环节明显、断面黄白色、略显角质、质坚实者为佳。

【饮片特征】①冰球子：圆锥形或不规则团块，表面浅棕色，光滑，有不规则皱纹；基部膨大且圆平，中央凹入，顶端尖，尖端断头处呈盘状；去掉外皮处

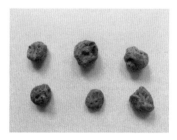

图2-80　山慈菇

黄白色；断面角质，呈半透明浅黄色。②毛慈菇：不规则扁球形或圆锥形，表皮黄棕色或棕褐色，有纵皱纹或纵沟，顶端渐突起，基部须根痕，中部有略突起的环节；断面灰白色或黄白色，略呈角质。质坚硬，气微，味淡，带黏性。（图2-80）

【贮藏要求】置干燥处保存。

千里光

【来源】菊科植物千里光的地上部分。

【采收加工】全年均可采收，除去杂质，阴干。

【质量标志】以灰绿色、叶多、无杂质者为佳。水分不得超过14%，总灰分不得超过10%，酸不溶性灰分不得超过2%。

【饮片特征】呈混合的茎叶小段，可见花序。茎灰绿色、黄棕色或紫褐色，细圆柱形，表面有纵棱，密被灰白色绒毛，断面可见白色髓部；叶多皱缩破碎，灰绿色，两面被细绒毛；头状花序，花黄色至棕色，

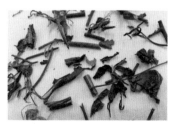

图2-81　千里光

有白色冠毛，总苞钟形。气微，味苦。（图2-81）

【贮藏要求】置通风干燥处保存。

白 蔹

【来源】葡萄科植物白蔹的块根。

【采收加工】春、秋二季采挖，除去细根和杂质，切成纵瓣或斜片，晒干。

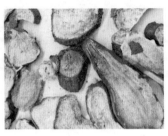

【质量标志】以块大、断面粉性足、浅红棕色者为佳。杂质不得超过3%，水分不得超过15%，总灰分不得超过12%，酸不溶性灰分不得超过3%。

【饮片特征】呈不规则长椭圆形、纺锤形或类圆形厚片，表皮红棕色或红褐色，稍向内卷曲，表面具皱纹及皮孔。切面浅红棕色，略弯曲，具放射状纹理。体轻质脆，易断，折断时有粉尘飞扬。气微，味甘。（图2-82）

图2-82 白蔹

【贮藏要求】置通风干燥处保存，防虫蛀。

四季青

【来源】冬青科植物冬青的叶。

【采收加工】秋季或冬季采收，除去杂质，晒干。

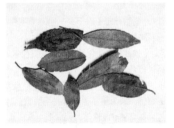

【质量标志】以灰绿色、叶柄短、无杂质者为佳。水分不得超过12%，总灰分不得超过7%，酸不溶性灰分不得超过3%。

【饮片特征】呈类椭圆形叶片片，两端渐尖，边缘有稀疏浅锯齿，革质；上表面棕褐色或灰绿色，光滑而有光泽，下表面色较上表面浅。气微清香，味苦、涩。（图2-83）

图2-83 四季青

【贮藏要求】置干燥处保存。

（四）清热凉血药

地 黄

【来源】玄参科植物地黄的新鲜或干燥块根。

【采收加工】秋季采挖，除去芦头、须根及杂质，鲜用，习称"鲜地黄"；或缓缓烘焙至约八成干，揉成团块，习称"生地黄"。

【质量标志】生地黄以体重、质柔韧，断面乌黑、有光泽，味甜者为佳。生地黄水分不得超过15%，总灰分不得超过8%，酸不溶性灰分不得超过3%。

【饮片特征】①鲜地黄：呈纺锤形或条状。表皮浅红黄色，薄，表面具纵皱纹、芽痕、皮孔、疤痕等。断面皮部淡黄白色，有橘红色油，木部黄白色，有放射状排列导管。气微，味微甜、微苦。②生地黄（图2-84）：呈不规则或类圆形厚片，表面皱缩，棕黑色或棕灰色，显不规则的横曲纹。切面棕黑色或乌黑色，有光泽，具黏性。体重，质柔韧，气微，味微甜。

【贮藏要求】鲜地黄埋在沙土中，防冻，防霉；生地黄置通风干燥处保存，防霉，防虫蛀。

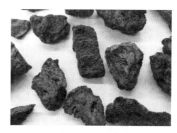

图2-84　地黄

玄　参

【来源】玄参科植物玄参的根。

【采收加工】冬季茎叶枯萎时采挖，除去根茎、幼芽、须根及杂质，晒至半干，堆至发汗，反复数次至干燥。

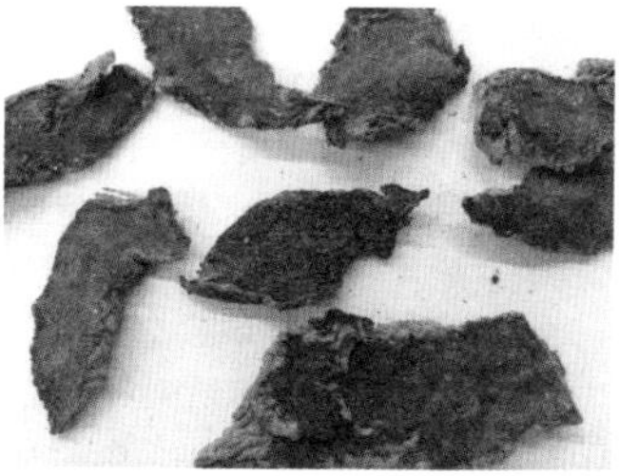

【质量标志】以皮细、肉肥厚、体重质坚、断面乌黑者为佳。水分不得超过16%，总灰分不得超过5%，酸不溶性灰分不得超过2%。

【饮片特征】呈长条形不规则薄片，表皮灰黄色或灰褐色，切面黑色，微有光泽。具有特异的焦糖气，味甘，微苦。（图2-85）

【贮藏要求】置干燥处保存，防霉，防虫蛀。

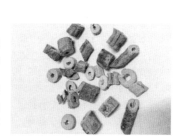

图2-85　玄参

牡丹皮

【来源】毛茛科植物牡丹的根皮。

【采收加工】秋季采挖根部，除去细根和杂质，剥取根皮，除去木心，切片、晒干，习称连丹皮；刮去粗皮，晒干，习称刮丹皮或粉丹皮。

【质量标志】按产地分为凤丹皮（安徽）、川丹皮（四川）、西丹皮（甘肃和陕西）。以条皮厚、无木心、断面粉性足、结晶多、香气浓者为佳。水分不得超过13%，总灰分不得超过5%。

【饮片特征】①连丹皮：呈卷曲或圆环状的片。表皮灰褐色或黄褐色，脱落处粉红色，内表面可见发亮的结晶；切面粉性，粉红色。气芳香，味微苦而涩。②刮丹皮：外表面有刀刮痕，外表面红棕色或浅灰黄色。（图2-86）

【贮藏要求】置阴凉干燥处保存，防霉。

图2-86　牡丹皮

赤 芍

【来源】毛茛科植物芍药或川赤芍的根。

【采收加工】春季或秋季采挖，除去根茎、须根及杂质，洗净，润透，切厚片、晒干。

【质量标志】以断面粉红色、粉性足者为佳。

【饮片特征】呈类圆形厚片，大小不等，表皮棕褐色；质脆易断，断面平滑，粉白色或黄白色；切面皮部窄，木部放射状纹理明显。气微香，味微苦、酸涩。（图2-87）

【贮藏要求】置通风干燥处保存。

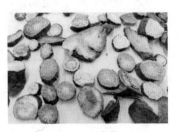

图2-87 赤芍

紫 草

【来源】紫草科植物新疆紫草或内蒙紫草的根。

【采收加工】春季或秋季采挖，除去杂质，干燥。

【质量标志】按来源分为新疆紫草（软紫草）、内蒙紫草（硬紫草）两种。以表面色红、断面紫红、黄色木心小、体稍软者为佳。水分不得超过15%。

【饮片特征】①新疆紫草：呈不规则的圆柱形切片或条形片状，皮部深紫色，切面紫红色或紫褐色。木部较小，黄白色或黄色。②内蒙紫草：可见短硬毛，质硬而脆。（图2-88）

【贮藏要求】置干燥处保存。

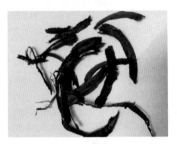

图2-88 紫草

水牛角

【来源】牛科动物水牛的角。

【采收加工】取角后，水煮，除去角塞，镑片，干燥。

【质量标志】以棕黑色、角质、剖面梭形纹细清晰，粉末黑褐色者为佳。

【饮片特征】呈不规则淡灰白色或灰黄色碎块，弯曲呈弧形，断面可见细长梭形纹理，有灰棕色或黄棕色色素颗粒。角质，坚硬。气微腥，味淡。（图2-89）

【贮藏要求】置干燥容器内，防霉。

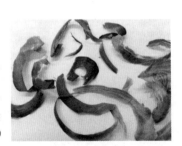

图2-89 水牛角

（五）清虚热药

青 蒿

【来源】菊科植物黄花蒿的地上部分。

【采收加工】秋季花盛开时采割，除去老茎及杂质，阴干。

【质量标志】以叶多、色绿、气香浓者为佳。水分不得超过 14%，总灰分不得超过 8%。

【饮片特征】呈不规则小段，茎叶和花序混合；茎呈圆柱形，有的有分枝，表面黄绿色或棕黄色，有纵棱，质脆易断，断面中部有髓。叶暗绿色或棕绿色，多破碎皱缩，两面被短毛。气香特异，味微苦。（图 2-90）

【贮藏要求】置阴凉干燥处保存。

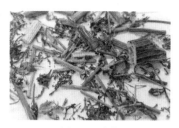

图 2-90　青蒿

地骨皮

【来源】茄科植物枸杞或宁夏枸杞的根皮。

【采收加工】春初或秋后采挖根部，剥取根皮，除去杂质和残余木心，洗净，晒干或低温烘干。

【质量标志】以粗大、肉厚、无木心及杂质者为佳。水分不得超过 11%，总灰分不得超过 11%，酸不溶性灰分不得超过 3%。

【饮片特征】呈长短不一的筒状或槽状段块；表皮灰黄色至棕黄色，粗糙，有不规则纵裂纹；内表面平坦，黄白色至灰黄色，有细纵纹。体轻，质脆易断。气微，味微甘而后苦。（图 2-91）

【贮藏要求】置干燥处保存，防潮。

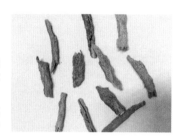

图 2-91　地骨皮

白　薇

【来源】萝藦科植物白薇或蔓生白薇的地下部分。

【采收加工】春季或秋季采挖根和根茎，除去杂质，干燥。

【质量标志】以粗壮、根黄棕色、断面实心者为佳。杂质不得超过 4%，水分不得超过 11%，总灰分不得超过 13%，酸不溶性灰分不得超过 4%。

【饮片特征】呈不规则的小段。根茎粗短，弯曲有结节，一端残留有茎痕，一端簇生多数细长的根，表皮棕黄色；切面皮部黄白色，木部黄色。质脆易断，气微，味微苦。（图 2-92）

【贮藏要求】置通风干燥处保存。

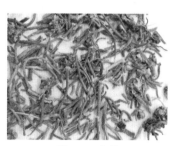

图 2-92　白薇

银柴胡

【来源】石竹科植物银柴胡的根。

【采收加工】春、夏交际间植株萌发或秋后茎叶枯萎时采挖根部，除去残茎、须根及杂质，洗净，晒干。

【质量标志】以干燥质脆，外皮淡黄棕色，断面疏松、砂眼明显、黄白色者为佳。酸不溶性灰分不得超过5%。

【饮片特征】呈类圆柱形，表皮浅棕黄色至浅棕色，有纵皱纹及根痕，偶有分枝；头部膨大，有密集的疣状突起，多为根茎、茎或芽孢残基，习称"珍珠盘"；切面疏松，有裂隙，木部黄白色，显放射状纹理。气微，味甘。（图2-93）

【贮藏要求】置通风干燥处，防虫蛀。

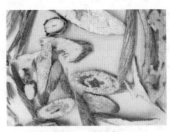

图2-93　银柴胡

胡黄连

【来源】玄参科植物胡黄连的根茎。

【采收加工】秋季采挖，除去须根和泥沙，晒干。

【质量标志】以段粗，断面灰黑色，体轻质脆，折断时有粉尘，味极苦者为佳。水分不得超过13%，总灰分不得超过7%，酸不溶性灰分不得超过3%。

【饮片特征】呈不规则的圆柱形块段，外表皮灰棕色至深棕色；切面皮部薄，灰棕色，木部深棕色，有4～10个类白色点状维管束排列成环。体轻质脆，气微，味极苦。（图2-94）

【贮藏要求】置干燥处保存，防潮。

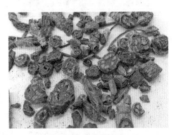

图2-94　胡黄连

三、泻下药

（一）攻下药

大　黄

【来源】蓼科植物掌叶大黄、唐古特大黄或药用大黄的根和根茎。

【采收加工】秋末茎叶枯萎或次春发芽前采挖根茎和根，除去细根，刮去外皮，切瓣式段，干燥。

【质量标志】依据不同的炮制方法，分为大黄、酒大黄、熟大黄、大黄炭。均以黄棕色、锦纹及星点明显、体重质实、油性、气清香、味苦且嚼之发黏者为佳。在105 ℃干燥6小时，减重不得超过15%；总灰分不得超过10%。

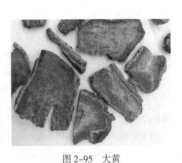

图2-95　大黄

【饮片特征】①大黄（图2-95）：呈大小不等的不规则厚片或块，表皮黄棕色或棕褐色，有纵皱纹；切面黄棕色至淡红棕色，颗粒性，有明显散在或排列成环的星点，有裂隙。②酒大黄：形如大黄，深棕黄色。微有酒香气。③熟大黄：形如大黄，黑色，断面中间隐约有放射状纹理，质坚硬，气微香。④大黄炭：形如大黄，焦黑色，掰断可见断面深棕色或焦褐色，具焦香气。

【贮藏要求】置通风干燥处保存，防虫蛀。

芒 硝

【来源】硫酸盐类矿物芒硝族芒硝，经加工精制而成的结晶体。主要成分为含水硫酸钠（$Na_2SO_4 \cdot 10H_2O$）。

【质量标志】以无色透明的柱形状结晶为佳。在 105 ℃干燥至恒重，减失重量应为 51% ~ 57%，不含铁盐、锌盐、镁盐。

【饮片特征】呈不规则块状或粒状结晶，无色透明或半透明，有光泽，易碎，断面有玻璃样光泽。置空气中则表面渐风化而出现白色粉末。气微、味咸。（图 2-96）

【贮藏要求】密闭在容器中，置于 30 ℃以下，防风化。

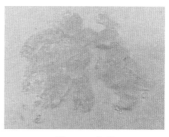

图 2-96　芒硝

番泻叶

【来源】豆科植物狭叶番泻或尖叶番泻的小叶。

【采收加工】叶片繁盛时选晴天采收小叶，晒干，及时摊晒，经常翻动，晒时勿堆积过厚，以免使叶色变黄。

【质量标志】以干燥、黄绿色、枝梗少、无杂质者为佳。杂质不得超过 6%，水分不得超过 10%。

【饮片特征】呈长卵形或卵状披针形叶片，上表面黄绿色，下表面浅黄绿色，革质。气微弱而特异，味微苦，稍有黏性。（图 2-97）

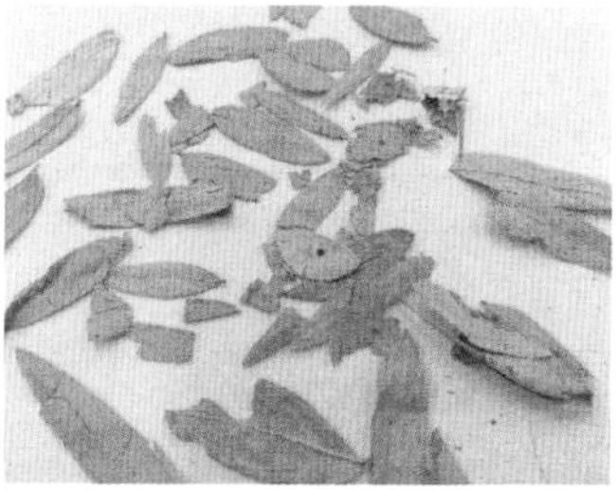

【贮藏要求】避光，置通风干燥处保存。

图 2-97　番泻叶

芦 荟

【来源】百合科植物库拉索芦荟、好望角芦荟或其他同属近缘植物叶的汁液浓缩干燥物。

【采收加工】全年均可采收，宜在清晨操作，采收叶片提取汁液浓缩物，用时砸成小块。

【质量标志】库拉索芦荟，习称"老芦荟"；好望角芦荟，习称"新芦荟"。均以深褐色、有特殊臭气、味极苦者为佳。水分不得超过 12%，总灰分不得超过 4%。

【饮片特征】①库拉索芦荟：大小不一的多角形不规则块状，暗红色或深褐色，无光泽，体轻质硬，不易碎，断面粗糙，富吸湿性，有特殊臭气，味极苦。②好望角芦荟：暗褐色，有光泽，体轻

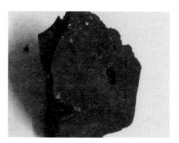

图 2-98　芦荟

质松，易碎，断面类玻璃样层状纹路。（图2-98）

【贮藏要求】置阴凉干燥处保存。

（二）润下药

火麻仁

【来源】桑科植物大麻的成熟果实。

【采收加工】秋季果实成熟时采收，除去果皮及杂质，晒干。

【质量标志】以灰绿色、粒大饱满者为佳。

【饮片特征】呈卵圆形灰黄色或灰绿色果实，表面有细微网纹，两边有棱，顶端略尖，基部有果柄痕。种皮暗绿色，子叶富油性、乳白色。气微，味淡。（图2-99）

【贮藏要求】置阴凉干燥处，防虫蛀。

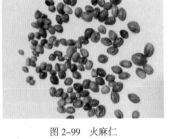

图2-99　火麻仁

郁李仁

【来源】蔷薇科植物郁李、欧李或长柄扁桃的成熟种子。前两种习称"小李仁"，后一种习称"大李仁"。

【采收加工】夏季、秋季采收成熟果实，除去果肉和核壳，取出种子，干燥，用时捣碎。

【质量标志】以颗粒饱满、黄白色、整齐完整、无核壳者为佳。水分不得超过6%，酸值不得超过10、羰基值不得超过3、过氧化值不得超过0.5。

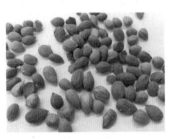

图2-100　郁李仁

【饮片特征】①大李仁：卵形种子，黄棕色，长6～10 mm，直径5～7 mm。一端尖，尖端有线性种脐；另一端钝圆，圆端中央有深色合点，自合点向上发出多条纵纹。种皮薄，子叶2枚富油性、乳白色。气微，味微苦。②小李仁：黄白色或浅棕色，长5～8 mm，直径3～5 mm。（图2-100）

【贮藏要求】置阴凉干燥处保存，防虫蛀。

（三）峻下逐水药

甘　遂

【来源】大戟科植物甘遂的块根。

【采收加工】春季开花前或秋末茎叶枯萎后采挖，撞去外皮，晒干。

【质量标志】以块根饱满、表面洁白、细腻，断面粉性足者为佳。水分不得超过12%，总灰分不得超过3%。

【饮片特征】①生甘遂：呈长圆柱形或连珠状，直

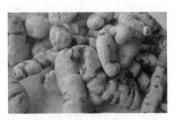

图2-101　甘遂

径 0.5 ~ 2.5 cm，类白色或黄白色，有凹陷，凹陷处有残留棕色外皮。质脆易断，断面白色、粉性，木部微显放射状纹理。气微，味微甘而辣。②醋甘遂：形如甘遂，黄色至棕黄色，断面粉性不明显。微有醋香气，味微酸而辣。（图 2-101）

【贮藏要求】置通风干燥处保存，防虫蛀。

京大戟

【来源】大戟科植物大戟的根。

【采收加工】秋季或冬季采挖，洗净，润透，切厚片，晒干。

【质量标志】以质坚硬、不易折断、条粗、断面白色者为佳。水分不得超过 11%。

【饮片特征】①京大戟（图 2-102）：呈大小不等的类圆形厚片，表面粗糙，灰棕色或棕褐色，有纵皱纹、皮孔样突起及支根痕。切面类白色或淡黄棕色，

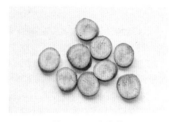

图 2-102　京大戟

纤维性，质硬。气微，味微苦涩。②醋京大戟：形如京大戟，表面棕褐色，有焦斑，微有醋香味，味微酸苦涩。

【贮藏要求】置干燥处保存，防虫蛀。

芫　花

【来源】瑞香科植物芫花的花蕾。

【采收加工】春季花未开放时采收，除去杂质，干燥。

【质量标志】以花蕾多而整齐、淡紫色、无杂质者为佳。

【饮片特征】①芫花（图 2-103）：单朵呈棒槌状，花被筒浅紫色或灰绿色，密被短绒毛。先端 4裂，裂片淡紫色或黄棕色；常 3 ~ 7 簇簇生于短花轴上，基部有苞片。质软，气微，味甘、微辛。②醋芫花：形如芫花，微黄色，微有醋香气。

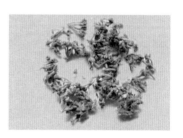

图 2-103　芫花

【贮藏要求】置通风干燥处保存，防霉，防虫蛀。

商　陆

【来源】商陆科植物商陆或垂序商陆的根。

【采收加工】秋季至次春采挖，除去须根和杂质，洗净，切厚片或块，晒干或阴干。

【质量标志】以同心环纹理明显、片大、色白、粉性足者为佳。杂质不得超过 2%，水分不得超过13%，酸不溶性灰分不得超过 2.5%。

【饮片特征】①生商陆：呈不规则的厚片，外皮灰黄色或灰棕色，切面边缘皱缩，略弯曲，浅黄棕色

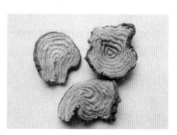

图 2-104　商陆

或黄白色，木部成数个隆起的同心环纹，习称"罗盘纹"。气微，味稍甜，久嚼麻舌。②醋商陆：形如商陆，黄棕色，微有醋香气。（图2-104）

【贮藏要求】置干燥处保存，防霉，防蛀。

牵牛子

【来源】旋花科植物裂叶牵牛或圆叶牵牛的成熟种子。

【采收加工】秋末果实成熟、果壳未开裂时采收，晒干植株，打下种子，除去杂质。

【质量标志】以颗粒饱满、色黑、无杂质者为佳。水分不得超过8%，总灰分不得超过5%。

【饮片特征】①牵牛子（图2-105）：呈橘瓣形，灰黑色或淡黄白色，腹面棱线下端有一点状微凹种脐，背面有一条纵沟。质硬，剖开后可见淡黄色或淡绿色子叶。气微，味辛、苦、有麻舌感。②炒牵牛子：形如牵牛子，黑褐色或黄棕色，微具香气。

【贮藏要求】置干燥容器内。

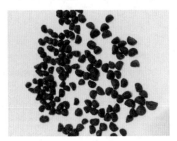

图 2-105 牵牛子

千金子

【来源】大戟科植物续随子的成熟种子。

【采收加工】夏季、秋季果实成熟时采收，除去杂质，干燥。

【质量标志】以颗粒充实饱满、种仁白色、油性足、无杂质者为佳。含脂肪油不得少于35%。

【饮片特征】呈椭圆形或倒卵形，灰棕色或灰褐色，表面有不规则网状皱纹，网孔凹陷处有深色斑点。顶端为突起的合点，下端为线形种脊，一侧有纵沟状种脊。种皮薄，剥开后见白色或黄白色种仁，富油质。气微，味辛。（图2-106）

【贮藏要求】置干燥容器内，防虫蛀。

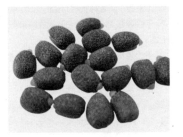

图 2-106 千金子

巴豆霜

【来源】大戟科植物巴豆种子的炮制加工品。

【采收加工】取巴豆仁碾碎成粉，测定脂肪油，按质量规定加入适量淀粉混合均匀即可。

【质量标志】以粉末均匀、略显油性者为佳。水分不得超过12%，总灰分不得超过7%，脂肪油含量应为18%～20%。

【饮片特征】呈淡黄色粉末，松散或略成结块状，

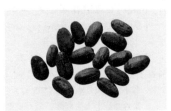

图 2-107 巴豆霜

捏之易散，显油性。

【贮藏要求】置干燥容器内，防热、防潮。

四、祛风湿药

（一）祛风寒湿药

独　活

【来源】伞形科植物重齿毛当归的根。

【采收加工】春初苗刚发芽或秋末茎叶枯萎时采挖，除去须根和杂质，烘至半干，堆置发汗，软后再烘全干。

【质量标志】均以条油润、质软、棕褐色、香气浓郁者为佳。水分不得超过10%，总灰分不得超过8%，酸不溶性灰分不得超过2%。

【饮片特征】呈类圆形或椭圆形薄片，外皮灰褐色或棕褐色，粗糙，有纵皱纹。切面皮部灰白色，散在棕色油点，木部黄棕色，有棕色形成层环。有特异香气。味苦、辛、微麻舌。（图2-108）

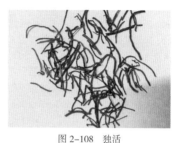

图2-108　独活

【贮藏要求】置干燥处保存，防霉、防蛀。

威灵仙

【来源】毛茛科植物威灵仙、棉团铁线莲或东北铁线莲的根和根茎。

【采收加工】秋季采挖，除去泥沙，晒干。

【质量标志】以外皮黑色，切面实心、木部淡黄色者为佳。水分不得超过15%，总灰分不得超过10%，酸不溶性灰分不得超过4%。

【饮片特征】呈不规则的短段，表皮棕褐色或黑褐色，有细纵纹。切面近圆形，皮部较广，木部淡黄色，两者之间常有裂隙。气微，味淡。（图2-109）

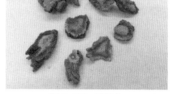

图2-109　威灵仙

【贮藏要求】置干燥处保存。

徐长卿

【来源】萝藦科植物徐长卿的根和根茎。

【采收加工】秋季采挖。除去杂质，阴干。

【质量标志】以香气浓者为佳。水分不得超过15%，总灰分不得超过10%，酸不溶性灰分不得超过5%。

【饮片特征】根呈细圆柱形，淡棕黄色或棕色，有纤细的须根，质脆易断，断面粉性，皮部黄白色，

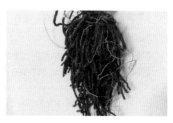

图2-110　徐长卿

形成层环淡棕色；根茎呈不规则柱状，有节，着生多条细根，有的顶端残留有短茎，断面中空，气香，味微辛凉。（图2-110）

【贮藏要求】置阴凉干燥处保存。

川　乌

【来源】毛茛科植物乌头的母根。

【采收加工】6月下旬至8月上旬采挖，除去子根、须根及泥沙，晒干。一般炮制后用。取川乌，润透，加水煮沸或蒸6～8小时，至内无白心，口尝微有麻舌感，晾晒至六成干，切片、干燥。

【质量标志】制川乌以黑褐色、质脆易断、断面有光泽、微有麻舌感者为佳。水分不得超过12%，总灰分不得超过9%，酸不溶性灰分不得超过2%。

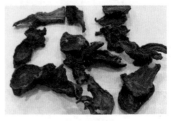

图 2-111　制川乌

【饮片特征】①生川乌：呈不规则略弯曲圆锥形，棕褐色或灰棕色，表面皱缩，顶端可见残茎，中部多向一侧膨大；切面浅灰黄色，形成层环纹呈多角形。气微，味辛辣、麻舌。②制川乌：呈不规则或三角形厚片，黑褐色，表面有灰棕色形成层环纹。质脆易断，断面有光泽。气微，微有麻舌感。（图2-111）

【贮藏要求】置通风干燥处，防虫蛀。

蕲　蛇

【来源】蝰科动物五步蛇的干燥体。

【采收加工】多于夏季或秋季捕捉，剖开蛇腹，除去内脏，洗净，用竹片撑开腹部，盘成圆盘状，干燥后拆除竹片。

【质量标志】以花纹明显、内壁洁净、肉厚质坚实者为佳。

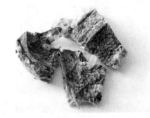

图 2-112　蕲蛇

【饮片特征】①蕲蛇（图2-112）：呈段块状。背部有浅棕色与黑色形成"V"形斑纹，习称"方胜纹"；腹部有黑色连珠状圆形斑纹，习称"连珠斑"；腹内壁黄白色，脊椎骨棘突较高。气腥，味微咸。②酒蕲蛇：形似蕲蛇，棕褐色或黑色，略有酒气。

【贮藏要求】置干燥处保存，防霉、防虫蛀。

乌梢蛇

【来源】游蛇科动物乌梢蛇的干燥体。

【采收加工】多于夏季或秋季捕捉，剖开腹部或先剥皮留头尾，除去内脏，盘成圆盘状，干燥。

【质量标志】以黑褐色、鳞片完整、肉厚、内壁洁净、剑脊明显者为佳。

【饮片特征】①乌梢蛇（图2-113）：呈黑褐色或绿黑色寸段，密被菱形鳞片，中央2～4行鳞片强烈起棱，形成两条黑线，背脊高耸；腹内面淡黄色，可见排列整齐的肋骨。气腥，味淡。②酒乌梢蛇：形似乌梢蛇。棕褐色或黑色，略有酒气。

【贮藏要求】置干燥处保存，防霉，防虫蛀。

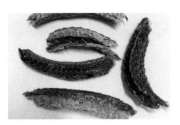

图2-113　乌梢蛇

木　瓜

【来源】蔷薇科植物贴梗海棠的近成熟果实。

【采收加工】夏季或秋季果实绿黄时采收，置沸水中烫或上笼蒸至外皮灰白色，对半纵剖，晒干。

【质量标志】以肉厚、味酸、紫红色者为佳。水分不得超过15%，总灰分不得超过5%，酸度测定pH应为3～4。

【饮片特征】呈不规则月牙形薄片。外皮紫红色或棕红色，切面棕红色，有不规则的深皱纹。质脆易断，气微清香，味酸。（图2-114）

【贮藏要求】置阴凉干燥处保存，防潮，防虫蛀。

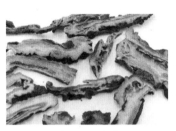

图2-114　木瓜

蚕　沙

【来源】蚕蛾科昆虫家蚕的粪便。

【采收加工】夏季或秋季收集，除去杂质，晒干。

【质量标志】以大小均匀、黑色、干燥、无霉变者为佳。

【饮片特征】呈短圆柱形的小颗粒，灰黑色至绿黑色，表面粗糙，有6条纵棱及横向环纹。具青草气，味淡。（图2-115）

【贮藏要求】置干燥容器内，防潮。

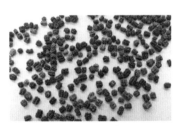

图2-115　蚕沙

伸筋草

【来源】石松科植物石松的全草。

【采收加工】夏季、秋季茎叶茂盛时采收，除去杂质，晒干。

【质量标志】以茎长、黄绿色、无杂质者为佳。水分不得超过10%，总灰分不得超过6%。

【饮片特征】呈不规则小段，茎呈略弯曲圆柱形，断面皮部浅黄色，木部类白色。叶螺旋状着生在茎上，叶片呈针形，皱缩弯曲，黄绿色至淡黄棕色。气

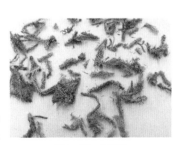

图2-116　伸筋草

微，味淡。（图 2-116）

【贮藏要求】置干燥处保存。

油松节

【来源】松科植物油松或马尾松的干燥瘤状节或分枝节。

【采收加工】全年均可采收，锯取后，阴干。

【质量标志】以红棕色、油性足者为佳。

【饮片特征】呈不规则或长条形块状，黄棕色、灰棕色或红棕色，偶可见棕色油斑，横断面可见明显的年轮环纹。质坚硬、显油性，有松节油香气，味微苦、辛。（图 2-117）

【贮藏要求】置阴凉干燥处保存。

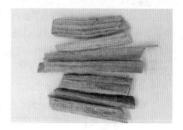

图 2-117　油松节

海风藤

【来源】胡椒科植物风藤的藤茎。

【采收加工】夏、秋二季采割，除去杂质，晒干。

【质量标志】以体轻质脆、香气浓者为佳。水分不得超过 12%，总灰分不得超过 10%，酸不溶性灰分不得超过 2%。

【饮片特征】呈扁圆柱形段，表面灰褐色或褐色，粗糙，有纵向棱状纹理及明显的节。切面皮部窄，木部灰黄色，有导管孔放射状排列，中心有髓，灰褐色。体轻质脆，气香，味微苦、辛。（图 2-118）

【贮藏要求】置通风干燥处保存。

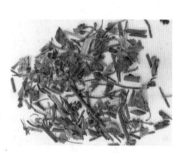

图 2-118　海风藤

青风藤

【来源】防己科植物青藤和毛青藤的藤茎。

【采收加工】秋末冬初采割，晒干。

【质量标志】以完整、外皮绿褐色者为佳。水分不得超过 9%，总灰分不得超过 6%。

【饮片特征】呈类圆形的厚片，表皮绿褐色、棕褐色或灰褐色，粗糙，有纵纹和皮孔。体轻质硬，切面灰黄色，皮部窄，木部有放射状纹理，髓部淡黄白色或黄棕色。气微，味苦。（图 2-119）

【贮藏要求】置干燥处保存，防潮。

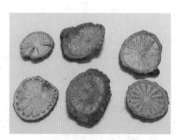

图 2-119　青风藤

丁公藤

【来源】旋花科植物丁公藤或光叶丁公藤的藤茎。

【采收加工】全年均可采收，洗净，润透，切片、晒干。

【质量标志】以藤茎粗壮，质坚实者为佳。水分不得超过12%，总灰分不得超过10%。

【饮片特征】呈椭圆形的斜切片，表皮灰黄色、灰褐色或浅棕褐色，粗糙，有纵裂纹、龟裂纹和黄白色皮孔。切面黄褐色或浅黄棕色，异型维管束呈花朵状或块状，木质导管呈点状。气微，味淡。（图2-120）

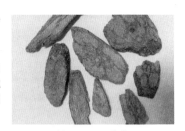

图2-120　丁公藤

【贮藏要求】置干燥处保存，防潮。

路路通

【来源】金缕梅科植物枫香树的成熟果序。

【采收加工】冬季果实成熟后采收，除去杂质并干燥。

【质量标志】以干燥、个大、无果柄者为佳。水分不得超过9%，总灰分不得超过5%，酸不溶性灰分不得超过2.5%。

【饮片特征】为多数小蒴果集合而成的球形聚花果，灰棕色或棕褐色，表面有多数尖刺和喙状小钝刺，小蒴果顶部开裂，呈蜂窝状小孔。体轻质硬，气微，味淡。（图2-121）

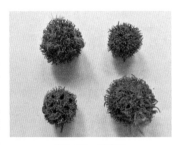

图2-121　路路通

【贮藏要求】置干燥处保存，防潮。

穿山龙

【来源】薯蓣科植物穿龙薯蓣的根茎。

【采收加工】春季或秋季采挖，洗净，除去须根和外皮，晒干。

【质量标志】以条粗、断面黄白色、质坚硬者为佳。水分不得超过12%，总灰分不得超过5%。

【饮片特征】呈类椭圆形厚片，表面黄棕色有纵沟、刺状残根或偏向一侧的突出茎痕。质坚硬，切面黄白色，散在淡棕色维管束小点。气微，味苦涩。（图2-122）

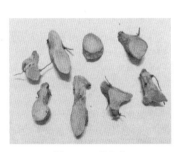

图2-122　穿山龙

【贮藏要求】置干燥处保存，防潮。

（二）祛风湿热药

秦　艽

【来源】龙胆科植物秦艽、麻花秦艽、粗茎秦艽或小秦艽的根。

【采收加工】春、秋两季采挖，除去泥沙。将秦艽及麻花艽摊开晒干，或堆置"发汗"后晒干；小秦艽需趁鲜时搓去黑皮，晒干。

【质量标志】药材以粗大、质实、色棕黄、气味浓厚者为佳。水分不得超过9%，总灰分不得超过8%，酸不溶性灰分不得超过3%。

【饮片特征】呈类圆柱形或不规则形的切段，直径0.2～1 cm。表面黄棕色、灰黄色至棕黄色，有纵向或扭曲的皱纹。切面皮部黄色、棕黄色或黄白色，木部黄色，有的具裂隙，周围有多数分隔的维管束环列。质硬脆或松脆。气特异，味苦，微涩。（图2-123）

【贮藏要求】置通风且干燥处。

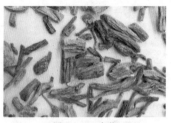

图2-123　秦艽

防　己

【来源】防己科植物粉防己的根。

【采收加工】秋季采挖，洗净，除去粗皮，晒至半干，切段，个大者纵切，干燥。

【质量标志】药材以质坚实、粉性足者为佳。水分不得超过12%，总灰分不得超过4%。

【饮片特征】呈类圆形、半圆形或不规则形的片状，直径1～5 cm。表面灰黄色，有的残留外皮；切面灰白色，皮部薄，木部有灰褐色排列稀疏的放射性纹理，有的具裂隙。质坚，粉性。气微，味苦。（图2-124）

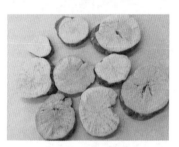

图2-124　防己

【贮藏要求】置干燥容器内，防霉，防蛀。

桑　枝

【来源】桑科植物桑的干燥嫩枝。

【采收加工】初夏时采收，去枝叶，趁鲜切片，干燥。

【质量标志】药材以枝细质嫩、断面黄白色、嚼之发黏者为佳。水分不得超过10%，总灰分不得超过4%。

【饮片特征】①桑枝（图2-125）：呈椭圆形（斜切片）或类圆形的片状，直径0.5～1.5 cm。表面灰黄色至黄褐色，具细纵皱纹及点状皮孔，有的可见灰白色略呈半圆形的叶痕。切面平坦，皮部较薄，棕褐色，木部淡棕黄色至棕黄色，具放射状纹理，髓部白色或黄白色。气微，味淡。②炒桑枝：形同桑枝，切面微黄色，可见焦斑，微有香气。

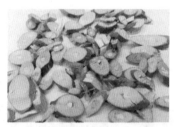

图2-125　桑枝

【贮藏要求】置干燥容器内。

豨莶草

【来源】菊科植物豨莶、腺梗豨莶或毛梗豨莶的地上部分。

【采收加工】夏季、秋季开花前和花期均可采割，去掉杂质，干燥。

【质量标志】药材以叶多茎嫩、色深绿色者为佳。水分不得超过 15%，总灰分不超得过 12%。

【饮片特征】①豨莶草（图 2-126）：茎略显方柱形，直径 0.2 ~ 1 cm；表面灰绿色、黄棕色或紫棕色，有纵沟及细纵皱纹，被稀疏灰色柔毛，切面髓部类白色；叶多破碎，灰绿色，有钝锯齿，具白色柔毛。气微，味微苦。②酒豨莶草：褐绿色至黑绿色或黑褐色。微具酒香气。

【贮藏要求】置干燥容器内。

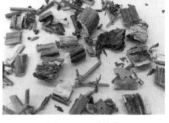

图 2-126　豨莶草

络石藤

【来源】夹竹桃科植物络石的带叶藤茎。

【采收加工】秋季落叶前采收茎叶，除去杂质、晒干。

【质量标志】药材以色绿者为佳。水分不得超过 8%，总灰分不得超过 11%，酸不溶性灰分不得超过 4.5%。

【饮片特征】茎呈近圆形厚片或短段，表面红褐色，有点状皮孔。完整叶片呈椭圆形或卵状披针形，先端钝圆，上表面暗绿色或棕绿色；下表面色较浅，革质。气微，味微苦。（图 2-127）

【贮藏要求】置干燥容器内，防霉。

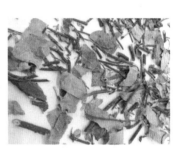

图 2-127　络石藤

雷公藤

【来源】卫矛科植物雷公藤的根和根茎。

【采收加工】夏季、秋季采挖根及根茎，除去杂质，洗净，晒干。

【质量标志】以干燥、无杂质者为佳。

【饮片特征】呈不规则圆柱形厚片，直径 0.5 ~ 3 cm，土黄色，表面粗糙，具细密纵向沟纹。栓皮易脱落，脱落处显橙黄色。皮部易剥离，常有环状或半环状横向断裂的缝隙，并露出黄白色的木质部。质坚硬，难折断，折断时有粉尘飞扬。断面纤维性，切断面木栓层，韧皮部及木质部界限明显，木栓层橙黄色，显层状；韧皮部红棕色或红褐色；木质部黄白色，密布细孔眼，根茎片可见。气微香，味涩、苦。有大毒。（图 2-128）

【贮藏要求】置阴凉且干燥处。

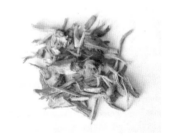

图 2-128　雷公藤

老鹳草

【来源】牻牛儿苗科植物牻牛儿苗、老鹳草或野老鹳草的地上部分，前者习称"长嘴老鹳草", 后两者习称"短嘴老鹳草"。

【采收加工】夏季或秋季果实近成熟时采收, 捆成把, 干燥。

【质量标志】药材以灰绿色、果实多者为佳。杂质不得超过 2%, 水分不得超过 12%, 总灰分不得超过 10%。

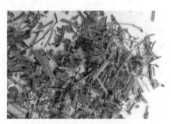

图 2-129 老鹳草

【饮片特征】①长嘴老鹳草: 呈段状。茎段圆柱形或压扁, 直径 1.5 ~ 7 mm; 表面灰绿色或带紫色, 有纵沟纹及稀疏茸毛, 有的可见膨大节、切断的分枝或对生叶的残痕。切面黄白色, 有髓或中空。对生叶具细长叶柄, 叶片完整者为二回羽状深裂, 裂片披针形; 多皱缩、破碎。果实长圆形, 长 0.5 ~ 1 cm; 内含种子 1 粒。宿存花柱 (喙) 长 2.5 ~ 4 cm; 有的裂成 5 瓣呈螺旋形卷曲。气微, 味淡。②短嘴老鹳草: 叶片掌状 5 ~ 7 深裂, 裂片条形, 每裂片又 3 ~ 5 深裂, 或圆形, 3 或 5 深裂, 裂片较宽, 边缘具刻缺。果实球形, 长 0.3 ~ 0.5 cm。宿存花柱长 1 ~ 1.5 cm, 向上卷曲呈伞形。(图 2-129)

【贮藏要求】置干燥容器内保存。

丝瓜络

【来源】葫芦科植物丝瓜成熟果实的维管束。

【采收加工】夏、秋季果实成熟, 果皮已经变黄、内部出现干枯时采摘, 除掉外皮及果肉, 洗净, 干燥, 去掉种子。

【质量标志】药材以筋络清晰、质韧、体轻、色淡黄白者为佳。水分不得超过 9.5%, 总灰分不得超过 2.5%。

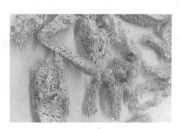

图 2-130 丝瓜络

【饮片特征】饮片为由筋络 (维管束) 交织而成的网状宽丝, 表面淡黄白色, 体轻, 质韧, 有弹性。气微, 味淡。(图 2-130)

【贮藏要求】置干燥容器内保存。

(三) 祛风湿强筋骨药

五加皮

【来源】五加科植物细柱五加的根皮。

【采收加工】夏、秋季采挖根部, 洗净, 剥取根皮, 晒干。

【质量标志】药材以皮厚、气香者为佳。水分不得超过 12%, 总灰分不得超过 11.5%, 酸不溶性灰分不得超过 3.5%。

【饮片特征】呈不规则的厚片。外表面呈灰褐色, 有纵向皮孔及纵皱纹; 内表面呈淡黄或灰黄色, 有细

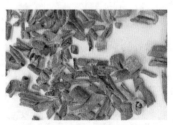

图 2-131 五加皮

的纵纹；切断面灰白色。体轻，质脆。气味微香，味微辣且苦。（图2-131）

【贮藏要求】置干燥容器内保存，注意防霉、防蛀。

桑寄生

【来源】桑寄生科植物桑寄生的带叶茎枝。

【采收加工】冬季或初春采割，舍去粗茎，切成段，晒干，或蒸完再干燥。

【质量标志】药材以枝细嫩、色红褐、叶多者为佳。

【饮片特征】呈圆柱形或椭圆形的厚片。切面木部浅红棕色，外皮呈红褐色或灰褐色，具细纵纹，部分嫩枝有棕褐色茸毛。质坚硬。叶多卷曲，黄褐色，革质，具短柄。无臭，味涩。（图2-132）

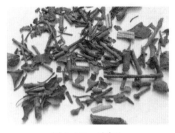

图2-132　桑寄生

【贮藏要求】置干燥容器内保存，防虫蛀。

狗　脊

【来源】蚌壳蕨科植物金毛狗脊的根茎。

【采收加工】秋季或冬季采挖，除去硬根、叶柄和金黄色绒毛、泥沙，切厚片，干燥，即为"生狗脊片"；若蒸完，晒到六七成干，再切片，干燥，即为"熟狗脊片"。

【质量标志】狗脊片以厚薄均匀、坚实、无毛、无空心者为佳。水分不得超过13%，总灰分不得超过3%。

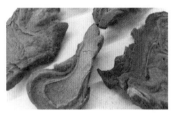

图2-133　狗脊

【饮片特征】①生狗脊：呈不规则形的切片，直径2～10 cm。表皮黄褐色至棕褐色，平滑，有的可见未除净的残留绒毛。切面淡黄棕色至淡棕色，近边缘处有一棕黄色隆起的弯曲条纹，并可见众多棕色小点。质坚硬，气微，味微涩。②制狗脊：呈不规则形片状，多凹凸不平，直径2～10 cm。全体呈黑褐色，有的可见未除净的残留绒毛。切面近边缘处有一棕黄色隆起的弯曲条纹。质坚硬，折断面棕褐色。气微，味微甜、微涩。（图2-133）

【贮藏要求】置阴凉且干燥处保存。

千年健

【来源】天南星科植物千年健的根茎。

【采收加工】夏季、秋季采挖，洗净，除去外皮，晒干。

【质量标志】药材以条大、红棕色、体坚实、香气浓烈者为佳。水分不得超过13%，总灰分不得超过6%。

【饮片特征】呈类圆形或不规则形的片状，直径0.8～1.8 cm。表面黄棕色至红棕色，粗糙，具纵沟

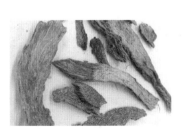

图2-134　千年健

纹，有的可见圆形根痕，残留外皮部分呈棕褐色至暗褐色。切面红褐色，具有众多散在的硬质黄色纤维束，有的呈针刺状，俗称"一包针"。质坚，气香，味辛、微苦。（图2-134）

【贮藏要求】置干燥容器内保存。

五、化湿药

广藿香

【来源】唇形科植物广藿香的地上部分。

【采收加工】枝茂叶盛时采收，白天晒，夜晚闷，一直反复，直至干燥。

【质量标志】药材以叶多、香气浓者为佳。杂质不得超过2%，水分不得超过14%，总灰分不得超过11%。

【饮片特征】呈段状，茎段略呈方柱形或类圆柱形，直径0.2 ~ 0.7 cm；表面灰褐色至黄褐色，具纵棱线和灰白色毛茸，有的可见对生叶痕或枝痕；切面淡黄色，中央有白色至黄白色髓部。叶多皱缩和破

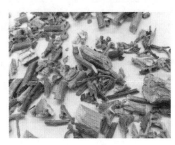

图2-135　广藿香

碎，灰绿色至棕褐色，两面均被毛茸，展平后，完整者呈卵形或椭圆形，长4 ~ 9 cm，宽3 ~ 7 cm，边缘有不规则锯齿，叶柄细，长2 ~ 5 cm，被柔毛。质坚脆，有特异香气，味微苦。（图2-135）

【贮藏要求】置阴凉且干燥处保存。

佩　兰

【来源】菊科植物佩兰的干燥地上部分。

【采收加工】夏季、秋季分两次进行采割，去掉杂质，干燥。

【质量标志】以质嫩、叶多、色绿、香气浓者为佳。水分不得超过11%，总灰分不得超过11%，酸不溶性灰分不得超过2%。

【饮片特征】呈短段。茎圆柱形，直径0.2 ~ 0.5cm；外表呈淡黄绿色至淡黄棕色，具细纵棱，可见节或对生叶痕；切面髓部白色或中空。叶多皱缩和破碎，暗绿色至黄绿色，展平后，可见边缘具粗锯齿。质稍坚，有芳香气味，味微苦。（图2-136）

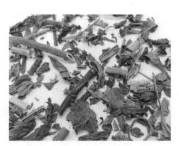

图2-136　佩兰

【贮藏要求】置阴凉干燥处保存。

苍　术

【来源】菊科植物茅苍术或北苍术的干燥根茎。

【采收加工】夏季、秋季采挖，除去须根和泥沙，干燥。

【质量标志】药材以质坚实、断面朱砂点多、香气浓者为佳。水分不得超过11%，总灰分

不得超过 5%。

【饮片特征】①生苍术：本品为类圆形或不规则形的切片，直径 1 ～ 4 cm。表面灰棕色、黄棕色至黑棕色，粗糙，可见皱纹、横曲纹，具众多残留须根及须根痕。切面黄白色至淡黄色或灰白色，散有众多橙黄色或红棕色油点（习称朱砂点），有的可见筋脉纹和细裂隙。久存有时可见析出白色细针状结晶。质稍坚，较松，香气特异或较淡，味辛、苦，或味微甘、微苦。②麸炒苍术：切面棕黄色至黄棕色，散在的油点呈棕色，略具焦香气。（图 2–137）

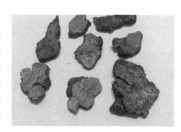

图 2–137　苍术

【贮藏要求】置干燥容器内保存。

厚　朴

【来源】木兰科植物厚朴、凹叶厚朴的干皮、枝皮和根皮。

【采收加工】春季剥取，根皮和枝皮直接阴干；干皮置沸水中微煮后堆置阴湿处，"发汗"至内表面变为紫褐色或棕褐色时，再蒸软，卷为筒状，干燥。

【质量标志】以皮厚油润、断面色紫棕、有小亮星、香辣味浓烈者为佳。水分不得超过 15%，总灰分不得超过 7%，酸不溶性灰分不得超过 3%。

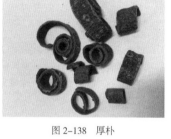

图 2–138　厚朴

【饮片特征】呈弯曲的丝条状或单、双卷筒状，外表灰褐色，有时可见椭圆形皮孔或纵皱纹；内表面紫棕色或深紫褐色，较平滑，具细密纵纹，划之显油痕；切面颗粒性。气香，味辛辣、微苦。（图 2–138）

【贮藏要求】置干燥容器内，防霉。

砂　仁

【来源】姜科植物阳春砂、绿壳砂或海南砂的成熟果实。

【采收加工】夏季或秋季果实成熟时采收，晒干或者低温干燥。

【质量标志】药材以个大、坚实、饱满、香气浓者为佳。水分不得超过 15%。

【饮片特征】①阳春砂、绿壳砂：呈椭圆形或卵圆形，表面棕褐色，密生刺状突起，顶端有花被残基，基部常有果梗。种子集结成团，具三钝棱，中间有白色隔膜，种子为不规则多面体，表面棕红色或暗

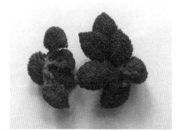

图 2–139　砂仁

褐色，有细皱纹，外被淡棕色膜质假种皮；气芳香而浓烈，味辛凉、微苦。②海南砂：呈长椭圆形或卵圆形，有明显的三棱。表面被片状、分枝的软刺，基部具果梗痕，果皮厚而硬，种子团较小，气味稍淡。（图2-139）

【贮藏要求】置干燥容器内保存。

豆　蔻

【来源】姜科植物白豆蔻或爪哇白豆蔻的成熟果实。按产地不同分为"原豆蔻"和"印尼白蔻"。

【采收加工】10～12月间，果实由绿色转为黄绿色时采收，除去顶端宿萼及基部果柄，干燥。

【质量标志】药材以个大饱满、果皮薄而完整、气味浓厚者为佳。原豆蔻杂质不得超过1%，印尼白蔻杂质不得超过2%；原豆蔻水分不得超过11%，印尼白蔻水分不得超过12%。

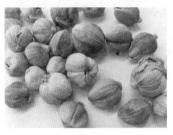

图2-140　豆蔻

【饮片特征】①原豆蔻：呈类球形，直径1.2～1.8 cm。表面黄白色至淡黄棕色，有3条较深的纵向槽纹，顶端有突起柱基，基部有向内凹下的果柄痕，两端都有浅棕色绒毛；果皮体较轻，质较脆，容易从纵向裂开，内部分3室，每个内室含种子约10粒；为不规则的多面体种子，背面呈隆起状，直径3～4 mm，表面暗棕色，有皱纹，存有残留的假种皮。气味芳香，味辛凉类似樟脑。②印尼白蔻：个较小，外表面黄白色，有的略显紫棕色；果皮比较薄，种子瘦瘪状。气味较弱。（图2-140）

【贮藏要求】置阴凉干燥容器内，密闭，防虫蛀。

草豆蔻

【来源】姜科植物草豆蔻的近成熟种子。

【采收加工】夏季、秋季采收，晒至九成干，或用沸水烫后再晒至半干，除去果皮，保留种子团，晒全干。

【质量标志】药材以个大、饱满、气味浓者为佳。水分不得超过5%，总灰分不得超过8%。

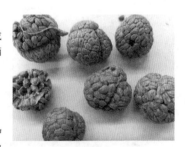

图2-141　草豆蔻

【饮片特征】种子团呈类球形，直径在1.5～2.7 cm。外表面灰褐色，中间含有黄白色的隔膜，种子团一般分成3瓣，每瓣种子相连紧密，较光滑。内含卵圆状多面体状种子，长3～5 mm，直径3 mm左右，种子被淡棕色膜质假种皮，种子沿种脊纵切两瓣，断面呈斜心形。气香，味辛、微苦。（图2-141）

【贮藏要求】置阴凉干燥容器内。

草 果

【来源】姜科植物草果的成熟果实。

【采收加工】秋季果实完全成熟时采收，去掉杂质，晒干或低温干燥。

【质量标志】药材以个大、饱满、色红棕、气味浓者为佳。水分不得超过 15%，总灰分不得超过 8%。

【饮片特征】呈圆锥状多面体，直径 5 mm 左右。表面呈红棕色，外被灰白色膜质假种皮，种脊为一条明显的纵沟，其尖端处有凹状种脐。质硬，破碎后，胚乳呈灰白色至黄白色。有特异香气，味辛、微苦。（图 2-142）

【贮藏要求】置通风且干燥处保存。

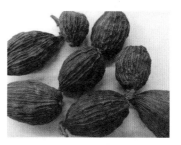

图 2-142 草果

六、利水渗湿药

（一）利水消肿药

茯 苓

【来源】多孔菌科真菌茯苓的干燥菌核。

【采收加工】多于 7 ~ 9 月采挖，去掉泥沙，堆置"发汗"后，摊开凉至表面干燥，再"发汗"，反复数次，直至现皱纹、内部水分大部分散失后，阴干，称为"茯苓个"。或将鲜茯苓按不同部位切制、阴干，分别称为"茯苓块"和"茯苓片"。切面淡棕色者称为"赤茯苓"。

【质量标志】以体重坚实、无裂隙、黏牙性强者为佳。水分不得超过 18%，总灰分不得超过 2%。

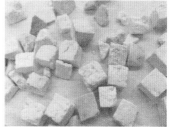

图 2-143 茯苓

【饮片特征】①茯苓（图 2-143）：呈不规则厚片或块。切面白色，大小不一。体重，质地坚实，有颗粒性，有的断面具裂隙。无臭，味淡，嚼之会黏牙。②赤茯苓：呈规则或不规则形的片块，淡棕红色至棕褐色。表面略粗糙或平坦。质坚，气微，味淡，嚼之黏牙。③茯苓皮：呈不规则带皮薄片，外表面棕褐色或黑褐色，内表面白色或淡棕色，质松软，略有弹性。

【贮藏要求】置干燥容器内保存。

猪 苓

【来源】多孔菌科真菌猪苓的菌核。

【采收加工】夏季、秋季采挖，去掉泥沙，干燥。

【质量标志】药材以个大、外皮色黑、断面色白、体较轻者为佳。水分不得超过14%，总灰分不得超过12%，酸不溶性灰分不得超过5%。

【饮片特征】呈不规则的切片，大小不一。表面灰黑色、黑色或棕黑色，凹凸不平，具不规则皱缩纹。切面呈类白色或者黄白色，略有颗粒状。质坚，气微，味淡。（图2-144）

【贮藏要求】置通风且干燥容器内。

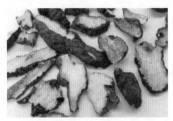

图2-144　猪苓

泽　泻

【来源】泽泻科植物泽泻的块茎。

【采收加工】初冬茎叶枯萎时采挖，洗净后干燥，再除去须根和粗皮。

【质量标志】药材以块大、黄白色、光滑、质充实、粉性足者为佳。水分不得超过13%，总灰分不得超过6%。

【饮片特征】①泽泻（图2-145）：本品为圆形或椭圆形的厚片，直径2~6 cm。表面黄白色至淡黄棕色，散有细小点状突起的须根痕。切面呈黄白色至淡黄棕色，有多数的细孔。质坚，气微，味微苦。②麸炒泽泻：形同泽泻片，表面黄色，偶见焦斑，有香气。

【贮藏要求】置干燥容器内保存，防虫蛀。

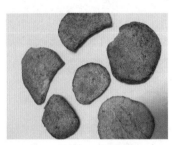

图2-145　泽泻

薏苡仁

【来源】禾本科植物薏苡的成熟种仁。

【采收加工】秋季果实成熟时采收植株，晒干后，将果实打下，再晒干，将外壳、种皮和杂质除去后，收集种仁。

【质量标志】药材以粒大、饱满、色白者为佳。杂质不得超过2%，水分不得超过15%，总灰分不得超过3%。

【饮片特征】①薏苡仁（图2-146）：宽卵形或者长椭圆形，表面乳白色，光滑，有的残存黄褐色种皮；一端为钝圆，另一端宽而微凹，有一个淡棕色点状种脐；背面圆凸，腹面有一条较宽而深的纵沟。质地坚实，断面白色，显粉性。气微，味微甜。②炒薏苡仁：表面及种脐呈黄色至棕黄色，残留种皮呈棕褐色，有的可见焦斑，具焦香气。

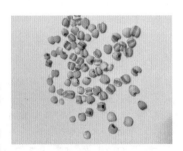

图2-146　薏苡仁

【贮藏要求】置通风且干燥容器内，防虫蛀。

冬瓜皮

【来源】葫芦科植物冬瓜的外层果皮。

【采收加工】取成熟冬瓜，洗净，削取外层的果皮，晒干。

【质量标志】药材以皮薄、条长、色灰绿者为佳。水分不得超过 12%，总灰分不得超过 12%。

【饮片特征】本品为丝条状或不规则片状，多向内卷曲。外表面灰绿色或黄白色，多有白霜，内表面比较粗糙，有时可见筋脉状维管束。体轻，质脆。气微，味淡。（图 2-147）

【贮藏要求】置干燥容器内。

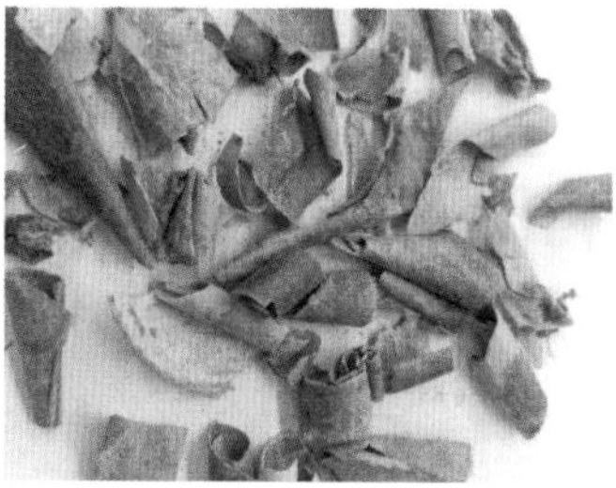

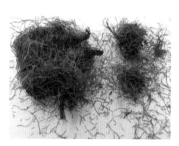

图 2-147 冬瓜皮

玉米须

【来源】禾本科植物玉蜀黍的干燥花序和柱头。

【采收加工】夏季、秋季果实成熟时收集，除去杂质，晒干。

【质量标志】以柔软、光亮者为佳。

【饮片特征】本品常集结成疏松团簇，花柱线状或须状，完整者长至 30 mm，直径约 0.5 mm，淡绿色、黄绿色至棕红色，有光泽，略透明；柱头 2 裂，叉开，长至 3 mm，质柔软。气微，味淡。（图 2-148）

【贮藏要求】置通风且干燥处。

图 2-148 玉米须

香加皮

【来源】萝藦科植物杠柳的干燥根皮。

【采收加工】夏季、秋季采挖，剥取根皮，晒干。

【质量标志】药材以体轻、质脆、皮厚、香气浓者为佳。水分不得超过 13%，总灰分不得超过 10%，酸不溶性灰分不得超过 4%。

【饮片特征】呈不规则小段。外表面黄棕色或灰棕色，栓皮松软，常呈鳞片状剥落；内表面淡黄色，有细纵纹。体轻，质脆。有特异香气，味苦。（图 2-149）

【贮藏要求】置干燥容器内。

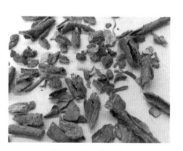

图 2-149 香加皮

枳椇子

【来源】鼠李科植物枳椇的干燥成熟种子。

【采收加工】秋季果实成熟时采收，晒干，除去果壳、果柄等杂质，收集种子。

【质量标志】药材以种子粒大、饱满、肥厚、棕红色者为佳。

【饮片特征】呈扁圆形，直径 3 ~ 5.5 mm，厚 1.5 ~ 2.5 mm。表面棕红色、棕黑色或绿棕色，有光泽，平滑或可见散在的小凹点，顶端有微凸的合点，基部凹陷处有点状种脐；种皮坚硬，不易破碎，胚乳乳白色，子叶淡黄色，肥厚，富油性。气微，味微涩。（图 2-150）

【贮藏要求】置干燥容器内，防虫蛀。

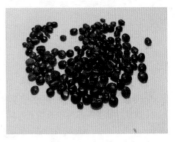

图 2-150 枳椇子

（二）利尿通淋药

车前子

【来源】车前科植物车前或平车前的干燥成熟种子。

【采收加工】夏季、秋季种子成熟时采收果穗，晒干，搓出种子，除去杂质。

【质量标志】药材以粒大、均匀、饱满、色黑者为佳。水分不得超过 10%，总灰分不得超过 9%，酸不溶性灰分不得超过 3%。

【饮片特征】呈椭圆形、三角状长圆形或不规则长圆形，较扁，长 1 ~ 2mm，宽 0.7 ~ 1mm。表面黑棕色至黑褐色或黄棕色至黑棕色，用放大镜观察，可见细皱纹和凹陷的点状种脐。质硬，气微，味淡。（图 2-151）

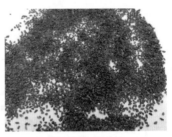

图 2-151 车前子

【贮藏要求】置干燥容器内。

滑 石

【来源】硅酸盐类矿物滑石族滑石，主含含水硅酸镁〔$Mg_3(Si_4O_{10})(OH)_2$〕。

【采收加工】采挖后，去掉泥沙及杂石。

【质量标志】药材以色白、滑润者为佳。

【饮片特征】①滑石：呈不规则小块，白色、黄白色或者淡蓝灰色，有蜡质样光泽。体较重，质软细腻，手触摸有滑润感，但无吸湿性。气微，无味。②滑石粉（图 2-152）：白色或类白色的微细粉末，无砂性，手触摸有滑腻感。气微，无味。

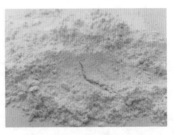

图 2-152 滑石

【贮藏要求】置干燥密闭容器内。

木 通

【来源】木通科植物木通、三叶木通或白木通的藤茎。

连锁药店店员中药基础训练手册

【采收加工】夏秋两季截取茎部，去除细枝，阴干即得。

【质量标志】药材以个大、色黄棕、质硬、皮皱者为佳。水分不得超过 10%，总灰分不得超过 6.5%。

【饮片特征】呈圆形片状，直径 0.5 ~ 2 cm。外表皮灰棕色至灰褐色，偶见突起的皮孔及侧枝痕。切面射线呈放射状排列，木部黄白色或者灰白色，髓小或中空。体轻，质坚实。气微，味微苦涩。（图 2-153）

【贮藏要求】置干燥容器内。

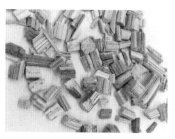

图 2-153　木通

通　草

【来源】五加科植物通脱木的茎髓。

【采收加工】秋季收割茎，并趁鲜截成段，取得髓部，理直，晒干。

【质量标志】药材以条粗、色白者为佳。水分不得超过 16%，总灰分不得超过 8%。

【饮片特征】呈圆形的小段，切面平坦，显银白色光泽，中部有直径 0.3 ~ 1.5 cm 的空心或半透明的薄膜，纵剖面梯状排列，偶有实心者。体轻，质松软，稍有弹性。气微，味淡。（图 2-154）

【贮藏要求】置干燥容器中。

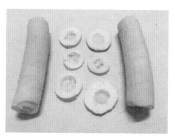

图 2-154　通草

瞿　麦

【来源】石竹科植物瞿麦或石竹的地上部分。

【采收加工】夏季、秋季花果期采割，去除杂质，干燥。

【质量标志】药材以色黄绿、穗及叶多者为佳。水分不得超过 12%，总灰分不得超过 10%。

【饮片特征】①瞿麦（图 2-155）：茎圆柱形，外表面淡绿色或黄绿色，光滑，有膨大的节，切面中空。叶呈对生，多皱缩，展平后片片呈条形或条状披针形。花萼呈筒状，黄绿色；花瓣皱缩，棕紫色或棕黄色。蒴果呈长筒形，与宿萼等长。种子数量多，较细小。气微，味淡。②石竹：苞片长约为萼筒的 1/2，花瓣先端有浅齿裂。

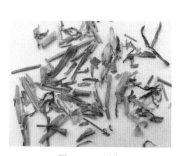

图 2-155　瞿麦

【贮藏要求】置通风且干燥处。

萹　蓄

【来源】蓼科植物萹蓄的干燥地上部分。

【采收加工】夏季枝繁叶茂时采收，除掉根、杂质，晒干。

【质量标志】药材以质嫩、叶多、色灰绿者为佳。水分不得超过 12%，总灰分不得超过 14%，酸不溶性灰分不得超过 4%。

【饮片特征】呈不规则的段。茎呈圆柱形而略扁，表面灰绿色或棕红色，有细密微突起的纵纹；节部稍膨大，有浅棕色膜质的托叶鞘，切面髓部白色。叶片多破碎，两面均呈棕绿色或灰绿色。气微，味微苦。（图 2-156）

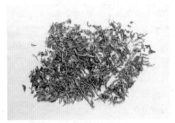

图 2-156　萹蓄

【贮藏要求】置干燥容器中。

地肤子

【来源】藜科植物地肤的成熟果实。

【采收加工】采收植株成熟果实，将原药除去杂质，筛去灰屑。

【质量标志】药材以颗粒饱满、色灰绿者为佳。水分不得超过 14%，总灰分不得超过 10%，酸不溶性灰分不得超过 3%。

【饮片特征】呈扁球状五角星形，直径 1 ～ 3 mm。外表灰绿或者浅棕色，外层被有宿存花被，周围可见膜质小翅 5 枚，背面中心部位有微突起的点状

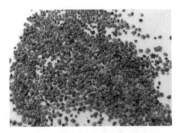

图 2-157　地肤子

果梗痕，以及放射状脉纹 5 ～ 10 条；剥开花被，可见半透明的膜质果皮，内有黑色扁卵形种子 1 粒，长约 1 mm。气微，味微苦。（图 2-157）

【贮藏要求】置通风且干燥处，防蛀。

海金沙

【来源】海金沙科植物海金沙的干燥成熟孢子。

【采收加工】秋季趁孢子未脱落，采集藤叶，晒干后打下孢子，去掉藤叶。再用细罗筛去灰屑、杂质。

【质量标志】以色棕黄、体轻、手捻光滑者为佳。总灰分不得超过 16%。

【饮片特征】本品呈粉末状，浅棕黄色或棕黄色。体轻，手捻有光滑感，置手中易由指缝滑落。气微，味淡。（图 2-158）

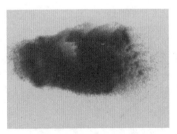

图 2-158　海金沙

【贮藏要求】置干燥容器内。

石　韦

【来源】水龙骨科植物庐山石韦、石韦或有柄石韦的干燥叶。

【采收加工】四季均可采收，除掉根茎和根，干燥后除去杂质，稍润，切丝，干燥。

【质量标志】药材以叶厚、完整者为佳。杂质不得超过 3%，水分不得超过 13%，总灰分不得超过 7%。

【饮片特征】呈丝条状，叶面黄绿色或灰褐色，下表面密生红棕色星状毛并布满孢子囊群；叶片革质，硬而脆。气微，味微而涩苦。（图 2-159）

【贮藏要求】置通风且干燥处。

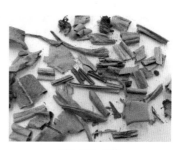

图 2-159　石韦

灯心草

【来源】灯心草科植物灯心草的茎髓。

【采收加工】夏末秋初，采割茎，取出茎髓，除去杂质，扎成小把。

【质量标志】以条长、粗壮、色白者为佳。水分不得超过 11%，总灰分不得超过 5%。

【饮片特征】呈细圆柱形。表面白色或淡黄白色，有细纵纹，体轻而质软，略显弹性。气微，味淡。（图 2-160）

【贮藏要求】置干燥容器内。

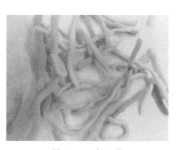

图 2-160　灯心草

绵萆薢

【来源】薯蓣科植物绵萆薢或福州薯蓣的根茎。

【采收加工】秋季、冬季采挖，除去须根和杂质，洗净，切片，干燥。

【质量标志】药材以片大、色灰白、柔软者为佳。水分不得超过 11%，总灰分不得超过 6%。

【饮片特征】呈不规则斜切片或宽丝，厚 2～5mm。外表皮黄棕色或黄褐色，留有稀疏须根残基，呈圆锥状突起。切面灰白色至浅灰棕色。质疏松，略呈海绵状。气微，味微苦。（图 2-161）

【贮藏要求】置通风且干燥处。

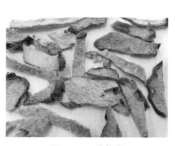

图 2-161　绵萆薢

（三）利湿退黄药

茵　陈

【来源】菊科植物滨蒿或茵陈蒿的地上部分。

【采收加工】春季幼苗高至 6 ~ 10 cm 时进行采收，除去杂质及老茎，去掉硬质、根和茎，稍润，切段，干燥。春季采收的习称"绵茵陈"，秋季采收的习称"花茵陈"。

【质量标志】以稚嫩、绵软、色灰白、香气浓者为佳。水分不得超过 12%。

【饮片特征】呈松散的团状，灰白色或灰绿色，全体密被白色茸毛，如绒毛般绵软。茎较细小，去掉表面白色茸毛后可见明显纵纹；质脆，易折断。叶具柄，叶片 1 ~ 3 回羽状全裂，长 1 ~ 3 cm，宽约 1 cm。气清香，味微苦。（图 2-162）

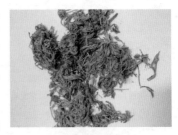

图 2-162　茵陈

【贮藏要求】置阴凉且干燥处，防潮。

金钱草

【来源】报春花科植物过路黄的全草。

【采收加工】夏季、秋季采收，去掉杂质，晒干。

【质量标志】药材以叶完整、须根少者为佳。杂质不得超过 8%，水分不得超过 13%，总灰分不得超过 13%，酸不溶性灰分不得超过 5%。

【饮片特征】呈不规则段状。茎表面棕色或暗棕红色，有纵纹，切面实心。叶多皱缩，上表面灰绿色或棕褐色，下表面色较浅，主脉明显突起，用水浸后，对光透视可发现黑色或褐色条纹。有的带花，花呈黄色，单生叶腋；蒴果球形。气微，味淡。（图 2-163）

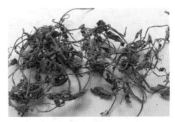

图 2-163　金钱草

【贮藏要求】置干燥容器内。

虎　杖

【来源】蓼科植物虎杖的根茎和根。

【采收加工】夏季、秋季采挖，除去须根，洗净，趁鲜切短段或厚片，晒干。

【质量标志】药材以粗壮、色紫棕或黄棕、坚实、断面色棕黄者为佳。水分不得超过 12%，总灰分不得超过 5%，酸不溶性灰分不得超过 1%。

【饮片特征】呈圆柱形短段或不规则的厚片，直径 0.5 ~ 2.5 cm。表面棕褐色，可见纵皱纹及须根痕，外皮脱落处显细纵沟纹。切面皮部较薄，棕褐色，易

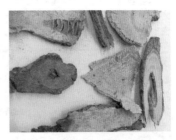

图 2-164　虎杖

与木部分离；木部宽广，棕黄色，具放射状纹理。根茎片具髓部，棕褐色或中空，有的纵切片可见隔瓣。质坚硬，气微，味微苦且涩。（图 2-164）

【贮藏要求】置干燥容器内，防霉，防蛀。

地耳草

【来源】藤黄科植物地耳草的全草。

【采收加工】春季、夏季花开时采收，去掉杂质，晒干后喷淋清水，切段，干燥。

【质量标志】以色黄绿、带花者为佳。

【饮片特征】呈不规则小段，根须状，褐黄色。茎4棱，表面黄绿色或黄棕色；质脆，断面中空。叶对生，无柄，全缘，具腺点，基出脉3～5条。聚伞花序，花小，橙黄色或黄色。气微、味微苦。（图2-165）

【贮藏要求】置干燥容器内。

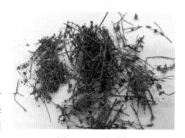

图 2-165　地耳草

垂盆草

【来源】景天科植物垂盆草的全草。

【采收加工】夏季、秋季采收，去掉杂质，鲜用或干燥。

【质量标志】以叶多，无杂质者为佳。水分不得超过13%，总灰分不得超过14%，酸不溶性灰分不得超过4%。

【饮片特征】呈不规则的段。茎纤细，表面黄绿色至淡褐色，节明显，节上有时可见纤细的不定根。切面中心淡黄色。叶皱缩，破碎，黄绿色至暗绿色。质脆，气微，味微苦。（图2-166）

【贮藏要求】鲜品随用随采；干品置干燥处。

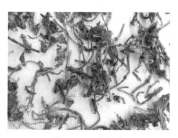

图 2-166　垂盆草

鸡骨草

【来源】豆科植物广州相思子的全株。

【采收加工】四季均可采挖，除去杂质，干燥。

【质量标志】药材以色灰棕、气微香者为佳。水分不得超过15%，总灰分不得超过7.5%。

【饮片特征】呈圆柱形的段。直径约2 mm，表面红棕色至紫褐色，切面黄白色。完整的叶呈矩圆形，长8～12 mm，先端平截，有明显小突尖，下表面疏被伏毛。气微香，味微苦。（图2-167）

【贮藏要求】置干燥容器内。

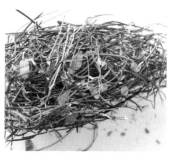

图 2-167　鸡骨草

七、温里药

附　子

【来源】毛茛科植物乌头的子根的加工品。

【采收加工】夏秋季采挖，除去主根、须根及泥沙，习称"泥附子"。以不同的方法加工制成盐附子、黑顺片、白附片直接入药。

【质量标志】盐附子以个大、体重、色灰黄、表面起盐霜者为佳。黑顺片以片大、厚薄均匀、切面油润有光泽者为佳。白附片以片大、色白、油润、半透明者为佳。水分不得超过15%。

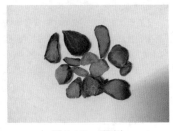

图2-168　黑顺片

【饮片特征】①盐附子：呈圆锥形，顶端凹陷，高5～8 cm。表面黑褐色，粗糙，附有盐粒结晶，可见突起的支根及支根痕，断面色略淡，有1个多角形环纹。体重，质稍坚。气微，味咸而麻舌。②黑顺片（图2-168）：为纵切片，上宽下窄，长1.7～5 cm，宽0.9～3 cm，厚0.2～0.5 cm。外皮黑褐色，切面暗黄色，油润且具光泽，呈半透明状，并有纵向导管束。质硬而脆，断面呈角质样。气微，味淡。③白附片：无残留外皮，呈黄白色，半透明，厚约0.3 cm。

【贮藏要求】置干燥处，防潮。

肉　桂

【来源】樟科植物肉桂的树皮。

【采收加工】一般在秋季剥取，阴干。

【质量标志】药材以皮细而坚实，肉厚而沉重，断面紫红色，油性足，香气浓，辛、甜味大，嚼之无渣者为佳。水分不得超过15%，总灰分不得超过5%。

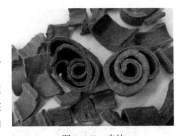

图2-169　肉桂

【饮片特征】呈不规则的板状或卷筒状，厚0.2～0.8 cm。外表面呈灰棕色，有的可见灰白色斑纹。内表面呈红棕色，较平坦，有细纵纹，划处显油痕。质硬，断面不平坦，外层呈棕色、较粗糙，内层呈红棕色，有油润感，两层间可见1条黄棕色的线纹。气香浓烈，味甜、辣。（图2-169）

【贮藏要求】置阴凉且干燥处。

干　姜

【来源】姜科植物姜的根茎。

【采收加工】冬季采收，去掉须根和泥沙，晒干或者低温干燥。趁鲜进行切片晒干或低温干燥者称为"干姜片"。

【质量标志】药材以质坚实、断面黄色、粉性足、气味浓者为佳。水分不得超过 19%，总灰分不得超过 6%。

【饮片特征】呈不规则纵切片或斜切片，具指状分支，厚 2 ~ 4 mm。外表皮灰黄色或浅黄棕色，粗糙，具纵皱纹及明显的环节。切面灰黄色或灰白色，略显粉性，可见较多的纵向纤维，有的呈毛状。质坚实，断面纤维性。气香、特异，味辛辣。（图 2-170）

【贮藏要求】置阴凉且干燥处，防蛀。

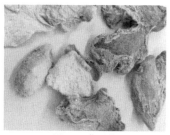

图 2-170　干姜

吴茱萸

【来源】芸香科植物吴茱萸、石虎或疏毛吴茱萸的近成熟果实。

【采收加工】8 ~ 11 月果实尚未开裂时，剪下果枝，晒干或低温干燥。

【质量标志】药材以饱满、色绿、香气浓郁者为佳。杂质不得超过 7%，水分不得超过 15%，总灰分不得超过 10%。

【饮片特征】呈球形或呈五角状扁球形。表面绿黑色，粗糙，有多数凹下的油点或者点状突起。顶端

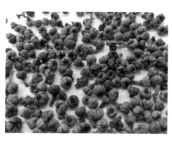

图 2-171　吴茱萸

有五角星状的裂隙，基部具有果梗残痕或短果梗。质硬而脆。气芳香浓郁，味辛辣而苦。（图 2-171）

【贮藏要求】置阴凉且干燥处。

丁　香

【来源】桃金娘科植物丁香的花蕾。

【采收加工】当花蕾由绿色转红时采摘，晒干，除去杂质。

【质量标志】药材以个大、饱满、紫棕色、香气浓郁者为佳。杂质不得超过 4%，水分不得超过 12%。

【饮片特征】呈研棒状，长 1 ~ 2 cm。花冠呈圆球形，直径 0.3 ~ 0.5 cm，4 枚花瓣，覆瓦状抱合，棕褐色至褐黄色；花瓣内为雄蕊和花柱，搓碎后可见众多黄色细粒状的花药。萼筒呈圆柱状，略扁，有的稍弯曲，长 0.7 ~ 1.4 cm，直径 0.3 ~ 0.6 cm，红棕色或棕褐色，上部有 4 枚三角状萼片，呈十字状分开。质坚，富油性。气芳香浓烈，味辛辣且有麻舌感。（图 2-172）

【贮藏要求】置阴凉且干燥处。

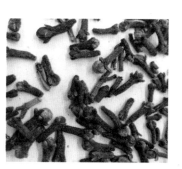

图 2-172　公丁香

小茴香

【来源】伞形科植物茴香的成熟果实。

【采收加工】果实成熟时采收，除去杂质，干燥。

【质量标志】以颗粒均匀、饱满、黄绿色、香气浓郁者为佳。杂质不得超过 4%，总灰分不得超过 10%。

【饮片特征】①小茴香（图 2-173）：双悬果，呈圆柱形。有的稍弯曲，长 4 ~ 8mm，直径 1.5 ~ 2.5 mm，表面黄绿色或者淡黄色，两端尖，顶端残留黄棕色突起柱基，基部有时有细小的果梗。分果呈长

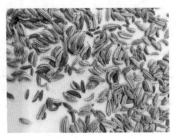

图 2-173　小茴香

椭圆形，背面有纵棱 5 条，接合面平坦而较宽。横切面略呈五边形，背面的四边形等长。有特异香气，味微甜、辛。②盐小茴香：形同小茴香，微黄色至深黄色。味微咸。

【贮藏要求】置阴凉且干燥处。

高良姜

【来源】姜科植物高良姜的根茎。

【采收加工】初秋采挖，去掉须根和残留的鳞片以及杂质，洗净，切段，晒干。

【质量标志】药材以色红棕，分枝少，气味浓者为佳。水分不得超过 16%，总灰分不得超过 4%。

【饮片特征】呈类圆形或不规则形的厚片，直径 0.8 ~ 1.5 cm。表面棕红色至暗棕色，有的可见环节与节间、残留的须根痕。切面灰棕色至红棕色，略粗糙，外周色较淡，具有多数散在的筋脉小点，中心圆形，色较深。质坚韧。气香特异，味辛辣。（图 2-174）

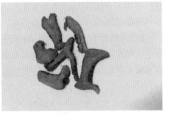

图 2-174　高良姜

【贮藏要求】置阴凉且干燥处。

花　椒

【来源】芸香科植物青椒或花椒的成熟果皮。

【采收加工】秋季开始采收成熟果实，晒干，除去椒目、果柄及杂质。

【质量标志】药材青椒以粒匀、色灰绿者为佳。花椒以粒大、色紫红、香气浓郁者为佳。

【饮片特征】①青椒：小蓇葖果聚生果梗上，略呈球形，沿腹缝线开裂，直径 3 ~ 4 mm。外表灰绿色或暗绿色，散有多数油点及细密的网状隆起的皱纹。内表面类白色，光滑。气香、味微甜而辛。②花椒（图

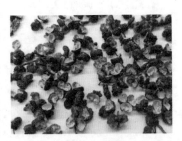

图 2-175　花椒

2-175）：呈球形，腹面裂开两瓣状，直径 4 ~ 5 mm。外表面紫红色或棕红色，散有多数疣状突起的油点，对光观察半透明，内表面淡黄色。香气浓，味麻辣而持久。

【贮藏要求】置通风且干燥处。

胡　椒

【来源】胡椒科植物胡椒的近成熟或成熟果实。

【采收加工】秋末至次春之间，果实呈暗绿色时采收，晒干，为黑胡椒；果实变红时采收，放入水浸渍数日，擦去果肉，晒干，为白胡椒。

【质量标志】药材以个大、粒圆、坚实、色黑褐或白、气味峻烈者为佳。水分不得超过 14%。

【饮片特征】①黑胡椒：呈球形，外表面黑褐色，具隆起网状皱纹，顶端有细小花柱残迹存在，基部保留有自果轴脱落的疤痕。质硬，外果皮可以剥离，断

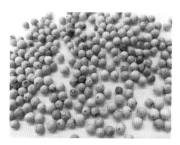

图 2-176　白胡椒

面黄白色，内果皮呈灰白色或者淡黄色。显粉性，内有小空隙。气味芳香，味辛辣。②白胡椒（图 2-176）：表面灰白色或淡黄白色，平滑，顶端与基部间有多数浅色线状条纹。

【贮藏要求】密闭，置阴凉且干燥处。

荜　茇

【来源】胡椒科植物荜茇的近成熟或成熟果穗。

【采收加工】果穗变黑时采收，除去杂质及残留的果柄，晒干。

【质量标志】药材以肥大、饱满、坚实、色黑褐、气味浓者为佳。杂质不得超过 3%，水分不得超过 11%，总灰分不得超过 5%。

【饮片特征】呈圆柱形，稍弯曲，是由小浆果集合而成，长 1.5 ~ 3.5 cm，直径 0.3 ~ 0.5 cm。表面黑褐色或棕色，有斜向排列整齐的小突起，基部有果穗柄脱落的痕迹。质硬而脆，易折断。小浆果呈球形，直径约 0.1 cm。具特异香气，味辛辣。（图 2-177）

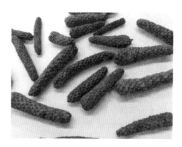

图 2-177　荜茇

【贮藏要求】置阴凉且干燥处，防蛀。

荜澄茄

【来源】樟科植物山鸡椒的成熟果实。

【采收加工】果实成熟后采收，除去杂质及脱落大果柄。

【质量标志】药材以个大、气味浓厚、有油质者为佳。水分不得超过 10%，总灰分不得超

过 5%。

【饮片特征】呈类球形，直径 4 ～ 6 mm。外表面棕褐色至黑褐色，有明显网状皱纹。基部有果柄脱落的痕迹。除去果皮可见硬脆的果核，1 粒种子，2 片子叶，黄棕色，富油性。气芳香，味稍辣而微苦。（图 2–178）

【贮藏要求】置阴凉且干燥处。

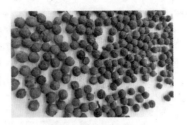

图 2–178　荜澄茄

八、理气药

陈　皮

【来源】芸香科植物橘及其栽培变种的成熟果皮。

【采收加工】果实成熟以后，剥掉果皮，去掉果肉后晒干或低温干燥。

【质量标志】药材以片大、完整、香气浓者为佳。水分不得超过 13%。

【饮片特征】呈条状或丝状。外表面橙红色或红棕色，有细皱纹及凹下的点状油室。内表面浅黄色或黄白色，粗糙，附着黄白色或黄棕色筋络状维管束。质稍硬而脆。气香，味辛、苦。（图 2–179）

【贮藏要求】置阴凉且干燥处，防霉，防蛀。

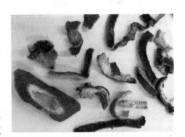

图 2–179　陈皮

青　皮

【来源】芸香科植物橘及其栽培变种的幼果或未成熟果实的果皮。

【采收加工】5 ～ 6 月收集自落的幼果，晒干或低温干燥，习称"个青"。7 ～ 8 月采收未成熟果实，纵剖成四瓣至基部，除尽瓤瓣，晒干，习称"四花青皮"。

【质量标志】以质硬、香气浓者为佳。水分不得超过 11%。

【饮片特征】①青皮（图 2–180）：类圆形的厚

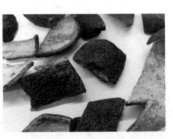

图 2–180　青皮

片，或不规则形条块。外表面灰绿色或黑绿色，密生多数油室，切面黄白色或淡黄棕色。有时可见瓤囊 8 ～ 10 瓣，淡棕色；气香，味酸、苦、辛。②醋青皮：呈类圆形或不规则形薄片。切面黄白色或淡黄棕色，显火圈，外皮灰绿色或墨绿色。气清香，味苦、辛，微有醋气。

【贮藏要求】置阴凉且干燥处。

枳　实

【来源】芸香科植物酸橙及其栽培变种或甜橙的幼果。

【采收加工】5～6月收集自落的果实，除去杂质，自中部横切为两半，晒干或低温干燥；较小者直接晒干或低温干燥。

【质量标志】药材以外皮黑绿色、肉厚色白、瓤小、体坚实、香气浓者为佳。水分不得超过15%，总灰分不得超过7%。

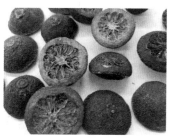

图2-181　枳实

【饮片特征】①枳实（图2-181）：圆球形、半球形或类圆形薄片。切面外果皮黑绿色或暗棕绿色，中果皮呈黄白色至黄棕色，靠近外缘有1～2列点状油室，瓤囊棕褐色。质坚硬。气清香，味苦微酸。②麸炒枳实：呈类圆形薄片。表面深黄色，有的有焦斑。质脆。气焦香，味微苦，微酸。

【贮藏要求】置阴凉且干燥处，防蛀。

木　香

【来源】菊科植物木香的根。

【采收加工】秋季、冬季采挖，干燥后撞去粗皮，除去杂质，干燥。大的再纵剖成瓣，干燥。

【质量标志】以质坚实、油性足、香气浓者为佳。水分不得超过14%，总灰分不得超过4%。

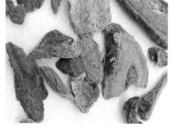

图2-182　木香

【饮片特征】①木香（图2-182）：类圆形或不规则的厚片。外表皮黄棕色至灰褐色。切面灰褐色至暗褐色，形成层环棕色，有明显菊花心状放射纹理，褐色油点（油室）散在。气香特异，味微苦。②煨木香：呈类圆形厚片。表面淡灰褐色。气微香，味微苦。

【贮藏要求】置干燥容器内，防潮。

沉　香

【来源】瑞香科植物白木香含有树脂的木材。

【采收加工】四季均可采收，取含有树脂木材，除去不含树脂部分，阴干，再加工成小碎段。

【质量标志】药材以质重，色棕黑油润，燃之有油渗出，香气浓烈，味苦者为佳。

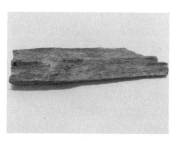

图2-183　沉香

【饮片特征】呈不规则小碎段。表面黄白色，可见黑褐色树脂与黄白色木部相间的斑纹，有的可见黑褐色树脂斑点。质较坚实，断面呈刺状。气芳香，味苦。（图2-183）

【贮藏要求】密闭，置阴凉且干燥处。

檀　香

【来源】檀香科植物檀香树干的心材。

【采收加工】全年均可采收，除去边材，锯成小段、阴干；或锯成长约 3 cm 的段，再加工成小碎段。

【质量标志】药材以色黄褐、质坚、显油纹、香气浓厚者为佳。水分不得超过 12%。

【饮片特征】呈不规则的条形薄片或不规则小碎段。表面灰黄色或黄褐色，光滑细腻，纹理顺直。质坚实。气清香，若燃烧，香气更浓；味淡，但嚼之微有辛辣感。（图 2-184）

【贮藏要求】置阴凉且干燥处。

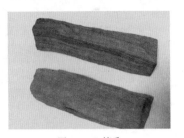

图 2-184　檀香

川楝子

【来源】楝科植物川楝的成熟果实。

【采收加工】冬季果实已经成熟时采收，干燥，除去杂质。

【质量标志】药材以个大、饱满、外皮金黄色、果肉色黄白者为佳。水分不得超过 12%，总灰分不得超过 5%。

【饮片特征】呈半球形厚片或不规则的碎块。外果皮金黄色至棕黄色，微有光泽，有深棕色小点。破碎面（果肉）淡黄色或浅棕色；果核坚硬，有纵棱，含黑棕色种子。气特异，味酸、苦。（图 2-185）

【贮藏要求】置通风且干燥处，防蛀。

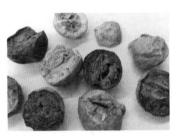

图 2-185　川楝子

香　附

【来源】莎草科植物莎草的根茎。

【采收加工】秋季采挖后燎去毛须，用沸水略煮或蒸透后晒干，或燎后直接晒干。

【质量标志】药材以个大、质坚实、色棕褐、气香浓者为佳。水分不得超过 13%，总灰分不得超过 4%。

【饮片特征】①香附（图 2-186）：呈不规则厚片或颗粒状。表面棕褐色至黑褐色，具纵皱纹，有的可见残留须根痕、横环节及残留棕色毛须。切面黄棕色、红棕色或类白色，淡棕色者可见筋脉点及筋脉纹，内皮层明显。质硬或坚脆，略带角质样或粉性，气香，味微苦。②醋香附：形同香附，有醋味。

【贮藏要求】置阴凉且干燥处，防蛀。

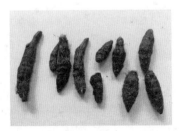

图 2-186　香附

乌 药

【来源】樟科植物乌药的块根。

【采收加工】四季均可采挖，除去细根、杂质及质老者。趁鲜切片晒干，或直接晒干。

【质量标志】以质嫩、断面黄白色、香气浓者为佳。水分不得超过11%，总灰分不得超过4%，酸不溶性灰分不得超过2%。

【饮片特征】呈类圆形或不规则的薄片。外表皮黄棕色或黄褐色。切面黄白色或淡黄棕色，可见放射状射线及年轮环纹。质脆，气香，味微苦、辛，有清凉感。（图2-187）

【贮藏要求】置阴凉且干燥处，防虫蛀。

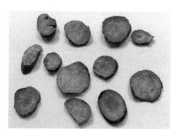

图2-187 乌药

荔枝核

【来源】无患子科植物荔枝的成熟种子。

【采收加工】夏季果实成熟时采收，去掉果皮和肉质假种皮，洗净、晒干。

【质量标志】以粒大、饱满、光亮者为佳。杂质不得超过1%，水分不得超过12%，总灰分不得超过6%。

【饮片特征】呈颗粒状，表面棕红色或紫棕色，平滑，有光泽。破碎面内部棕黄色。气微，味微甘、苦、涩。（图2-188）

【贮藏要求】置干燥容器内，防蛀。

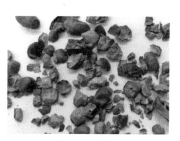

图2-188 荔枝核

佛 手

【来源】芸香科植物佛手的果实。

【采收加工】秋季果实即将变黄或已经变黄时采收，去掉杂质，纵切成薄片，晒干或低温干燥。

【质量标志】以片大、果肉色黄白、香气浓者为佳。水分不得超过15%。

【饮片特征】呈类椭圆形皱缩或卷曲的薄片，手指状的裂瓣3~5个。片大而薄，多皱，质较松软，长6~10 cm，宽3~7 cm，黄边白肉，有凹凸的线状或点状维管束。气香，味微甜后苦。（图2-189）

【贮藏要求】置阴凉且干燥处，防霉、防蛀。

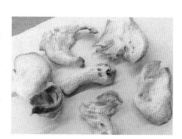

图2-189 佛手

香 橼

【来源】芸香科植物枸橼或香圆的成熟果实。

【采收加工】秋季果实成熟时采收,趁鲜切片,晒干或低温干燥。香圆亦可整个或对剖两半后,晒干或低温干燥。

【质量标志】药材以个大、皮粗、色黑绿、香气浓者为佳。水分不得超过12%,总灰分不得超过8%。

【饮片特征】①枸橼(图2-190):呈不规则薄片或者不规则丝状,厚0.2~0.5 cm。外果皮黄色或黄绿色,边缘呈波状,散有凹入的油点;中果皮黄白

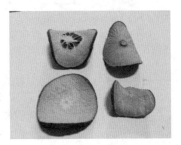

图2-190 香橼

色,有不规则网状突起的维管束。质柔韧,气清香,味微甜而苦、辛。②香圆:呈不规则薄片或者不规则丝状。表面黑绿色或黄棕色,密被凹陷的小油点及网状隆起的粗皱纹,质坚硬。边缘油点明显。瓤瓣9~11室,棕色或红棕色,间有黄白色种子。气香,味酸而苦。

【贮藏要求】置阴凉且干燥处,防霉,防蛀。

玫瑰花

【来源】蔷薇科植物玫瑰的花蕾。

【采收加工】春末花将开未开时采摘,除去杂质,低温干燥。

【质量标志】药材以朵大、完整、颜色鲜艳、芳香浓郁者为佳。水分不得超过12%,总灰分不得超过7%。

【饮片特征】呈半球形或不规则团状。残留花梗上被细柔毛,花托半球形,萼片5枚,披针形,有细柔毛;花瓣呈覆瓦状排列,多呈紫红色,有的呈黄棕色,体轻质脆。气芳香浓郁,味微苦涩。(图2-191)

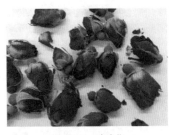

图2-191 玫瑰花

【贮藏要求】密闭,置阴凉且干燥处。

梅 花

【来源】蔷薇科植物梅的干燥花蕾。

【采收加工】初春时,花未开时采摘,除去杂质及硬梗,低温干燥。

【质量标志】药材以身干、匀净、颜色新鲜、含苞未放、气味芳香者为佳。水分不得超过13%,总灰分不得超过10%。

【饮片特征】呈类球形,有短柄。苞片鳞片状,棕褐色;萼片5枚灰绿色或棕红色;花瓣5枚或多数,黄白色或淡粉红色;雄蕊多数;雌蕊1枚,子房

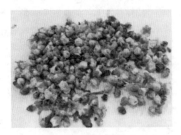

图2-192 梅花

密被细柔毛。质轻。气清香，味微苦、涩。（图 2-192）

【贮藏要求】置阴凉且干燥处，防霉，防蛀。

娑罗子

【来源】七叶树科植物七叶树、浙江七叶树或天师栗的成熟种子。

【采收加工】秋季果实成熟时采收，除去果皮，晒干或低温干燥。

【质量标志】药材以干燥、形大、质实、断面黄白色为佳。水分不得超过 13%，总灰分不得超过 5%。

【饮片特征】呈扁球形或类球形，类似板栗，直径 1.5 ~ 4 cm。表面棕色或棕褐色，凹凸不平，略具光泽。种皮硬而脆，子叶 2 枚，肥厚、坚硬，形似栗仁，呈黄白色或淡棕色，粉性。气微，味先苦后甜。（图 2-193）

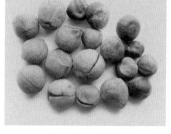

图 2-193　娑罗子

【贮藏要求】置干燥容器内，防霉，防蛀。

薤　白

【来源】百合科植物小根蒜或薤的鳞茎。

【采收加工】夏季、秋季采挖，洗净，除去须根，蒸透或置沸水中烫透，晒干。

【质量标志】药材以个大、质硬、饱满、色黄白、半透明者为佳。水分不得超过 10%，总灰分不得超过 5%。

【饮片特征】①小根蒜：呈不规则卵圆形，外表面黄白色或淡黄棕色，出现皱缩，呈半透明角质样，多数有类白色的膜质鳞片包被，底部的鳞茎盘突出。

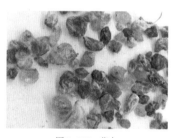

图 2-194　薤白

质硬。有大蒜臭气，味微辣。②薤：呈略扁的长卵形，外表面淡黄棕色或棕褐色，具有浅纵皱纹。质地较软，切断面有 2 ~ 3 层鳞叶。嚼之会黏牙。（图 2-194）

【贮藏要求】置阴凉且干燥处，防蛀。

大腹皮

【来源】棕榈科植物槟榔的果皮。

【采收加工】冬季、春季采收未成熟果实，煮后再干燥，纵剖开，剥取果皮，习称"大腹皮"；夏季、秋季采收成熟果实，剥取果皮，加工至松散状，筛去碎屑，习称"大腹毛"。

【质量标志】大腹皮以色深褐、皱皮结实者为佳。大腹毛以色黄白、质柔韧者为佳。水分不得超过 12%。

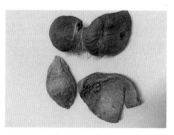

图 2-195　大腹皮

【饮片特征】①大腹皮（图2-195）：呈椭圆形或长卵形瓢状，外果皮深棕色近黑色，具不规则的纵皱纹及隆起的横纹，内果皮凹陷，呈棕色或深褐色。体轻质硬。气微，味微涩。②大腹毛：呈黄白色、黄棕色或棕色的棕毛状。气微，味淡。

【贮藏要求】置干燥容器内。

柿 蒂

【来源】柿树科植物柿的宿萼。

【采收加工】冬季果实成熟时采摘，食用时收集，洗净，晒干。

【质量标志】药材以红棕色、个大者为佳。水分不得超过14%，总灰分不得超过8%。

【饮片特征】呈扁圆形，直径1.5～2.5 cm。外表面黄褐色或红棕色，内表面黄棕色，密被细绒毛。中央较厚，稍隆起，留有果实脱落后的圆形疤痕；基部有果梗或圆孔状的果梗痕。质硬而脆。气微，味涩。（图2-196）

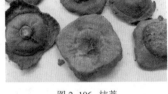

图2-196　柿蒂

【贮藏要求】置通风且干燥处，防虫蛀。

刀 豆

【来源】豆科植物刀豆的成熟种子。

【采收加工】秋季采收成熟果实，剥取种子，晒干。

【质量标志】药材以个大、饱满、色鲜艳者为佳。水分不得超过11%，总灰分不得超过6%，酸不溶性灰分不得超过3%。

【饮片特征】呈扁卵形或扁肾形厚片，长2～3.5 cm，宽1～2 cm，厚0.5～1.2 cm。表面淡红色至红紫色，微皱缩，有光泽，种皮革质。质硬。气微，味淡，嚼之有豆腥味。（图2-197）

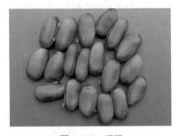

图2-197　刀豆

【贮藏要求】置通风且干燥处，防蛀。

甘 松

【来源】败酱科植物甘松的根及根茎。

【采收加工】夏季、秋季采挖，除去杂质，晒干或阴干。

【质量标志】药材以主根肥壮、条长、芳香气浓者为佳。水分不得超过10%。

【饮片特征】呈不规则的长段，多弯曲。根呈圆柱形，表面棕褐色。质松脆。切面皮部深棕色，裂片

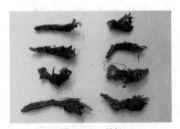

图2-198　甘松

状、木部黄白色。气特异，味苦而辛。（图2-198）

【贮藏要求】置阴凉且干燥处，防潮、防蛀。

九香虫

【来源】蝽科昆虫九香虫的干燥体。

【采收加工】冬季与春季捕捉，用酒少许将其闷死，阴干；或用沸水烫死，再干燥，除去杂质，筛去灰屑。

【质量标志】药材以个完整均匀、色棕褐发亮、油性大者为佳。总灰分不得超过6%。

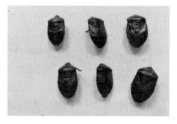

图2-199　九香虫

【饮片特征】①九香虫（图2-199）：呈六角状扁椭圆形，长1.6～2 cm，宽约1 cm。表面棕褐色至棕黑色，略有光泽，头部与胸部略呈三角形，复眼突出，卵圆状，单眼1对。背部有翅2对，外面1对基部较硬，内部1对为透明膜质；胸部有足3对，多脱落。腹部棕红色或棕黑色。质脆，易折断。折断后腹内有浅棕色内含物。气特异，味微咸。②酒九香虫：形同九香虫，有香气，色加深。

【贮藏要求】容器中衬以油纸，防潮、防蛀。

九、消食药

山　楂

【来源】蔷薇科植物山里红或山楂的成熟果实。

【采收加工】秋季果实成熟后采摘，切片，干燥。

【质量标志】以片大、皮红、肉厚者为佳。水分不得超过12%，总灰分不得超过3%。

【饮片特征】①净山楂：呈类圆形厚片，直径1～2.5 cm。外表皮红色，具皱纹，可见灰白色小斑点。切面深黄色至浅棕色，果肉厚，中间有果核痕迹。气微清香，味酸、微甜。②山楂炭：外表面焦黑色，内部棕褐色。具焦香气，味微酸、微涩。（图2-200）

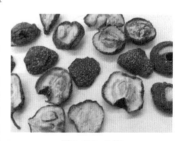

图2-200　山楂

【贮藏要求】置通风且干燥处，防蛀。

麦　芽

【来源】禾本科植物大麦的成熟果实经发芽的加工品。

【采收加工】麦粒用水浸泡，让其幼芽长至约0.5 cm时，干燥。

【质量标志】药材以芽完整、色淡黄者为佳。水分不得超过12%，总灰分不得超过4%。出芽率不得少于85%。

【饮片特征】①生麦芽：呈梭形，长8～12 mm，直径3～4 mm。表面淡黄色，背面为外稃包围，具 5 脉；腹面为内稃包围。除去内外稃可见腹面有 1 条纵沟；基部胚根处生出幼芽及须根，幼芽长披针状条形，露出稃外 2 ~ 7 mm；须根数条，纤细、弯曲。质硬，断面白色，粉性。气微，味微甘。②炒麦芽：表面黄色至淡棕黄色，有的具焦斑，幼芽常碎断，须根多已脱落，具焦香气。味微苦。（图2-201）

【贮藏要求】置通风且干燥处，防蛀。

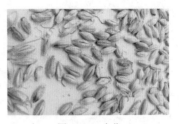

图 2-201　麦芽

稻　芽

【来源】禾本科植物稻的成熟果实经发芽的加工品。

【采收加工】稻谷用水浸泡，让其须根长至约 1 cm时，干燥。

【质量标志】不分等级。以身干、粒均匀、饱满、色黄、无杂质者为佳。杂质不得超过 3%，水分不得超过 13%，总灰分不得超过 7%，酸不溶性灰分不得超过 2%。出芽率不得少于 85%。

【饮片特征】呈扁长椭圆形，两端略显尖，长7 ~ 9 mm，直径约 3 mm。外稃黄色，有白色细茸

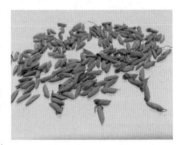

图 2-202　稻芽

毛，具 5 脉。一端有 2 枚对称的白色条形浆片，长 2 ~ 3 mm，于一个浆片内伸出弯曲的须根1 ~ 3 条，长 0.5 ~ 1.2 cm。质硬，断面白色，粉性。气微，味淡。（图2-202）

【贮藏要求】置通风且干燥处，防蛀。

莱菔子

【来源】十字花科植物萝卜的成熟种子。

【采收加工】夏季果实彻底成熟后采收植株，晒干，搓出种子，除去杂质及灰屑，淘净，再干燥。

【质量标志】药材以粒饱满者为佳。水分不得超过 8%，总灰分不得超过 6%，酸不溶性灰分不得超过 2%。

【饮片特征】①莱菔子（图2-203）：呈类卵圆形或椭圆形，稍扁，长 2.5 ~ 4 mm，宽 2 ~ 3 mm。表面棕色、红棕色或灰棕色，一端有明显的深棕色圆形种脐，一侧可见数条纵沟。种皮薄脆，种仁黄色，有

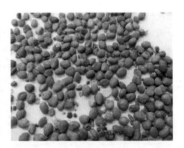

图 2-203　莱菔子

油性。气微，味淡、微苦辛。②炒莱菔子：形同莱菔子，表面略鼓起，色泽变深，质酥脆。气微香。

【贮藏要求】置通风且干燥处，防蛀。

鸡内金

【来源】雉科动物家鸡的沙囊内壁。

【采收加工】鸡宰杀后，取出鸡肫，立即剥下内壁，洗净，干燥。

【质量标志】以干燥、完整、个大、色黄者为佳。水分不得超过13%，总灰分不得超过4%。

【饮片特征】①鸡内金（图2-204）：呈不规则卷片。表面黄色、黄绿色或黄褐色，薄而半透明，具明显条状皱纹。质脆，易碎。断面角质样，有光泽。气微腥，味微苦。②炒鸡内金：呈鼓泡状，多卷曲，用显微镜观察，显颗粒状或微细胞状。轻折即断，断面有光泽，略具焦臭。

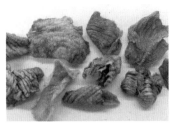

图2-204　鸡内金

【贮藏要求】置干燥容器内，防蛀。

十、驱虫药

使君子

【来源】使君子科植物使君子的成熟果实。

【采收加工】秋季果皮呈紫黑色时采摘，去掉杂质，干燥。

【质量标志】以个大、表面色紫黑、具光泽、仁饱满、色黄白者为佳。

【饮片特征】呈椭圆形或卵圆形，一般具5条纵棱，长2.5～4 cm，直径约2 cm。表面黑褐色或紫褐色，平滑，微具光泽。顶端狭尖，基部钝圆。质坚硬，横切面一般呈五角形。种子1粒，呈椭圆形或

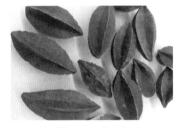

图2-205　使君子

纺锤形，表面棕褐色或黑褐色，种皮薄，易剥离，子叶2枚，黄白色，有油性，断面有裂隙。气微香，味微甜。（图2-205）

【贮藏要求】置通风且干燥处，防霉，防蛀。

苦楝皮

【来源】楝科植物川楝或楝的树皮和根皮。

【采收加工】春秋二季剥取，去掉粗皮，晒干。

【质量标志】以皮厚、条大者为佳。水分不得超过12%，总灰分不得超过10%。

【饮片特征】呈不规则板片状。外表面灰棕色或灰褐色，有点状皮孔，除去粗皮者呈淡黄色。内表面类白色或淡黄色。切面纤维性，呈层片状，易剥离。质韧。气微，味苦。（图2-206）

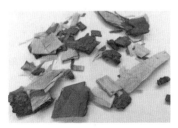

图2-206　苦楝皮

【贮藏要求】置通风且干燥处，防潮。

槟　榔

【来源】棕榈科植物槟榔的成熟种子。

【采收加工】春末至初秋采收成熟果实，水煮以后，干燥，除去果皮，取出种子，干燥。

【质量标志】以个大、体重、质坚、无破裂者为佳。水分不得超过10%。

【饮片特征】呈类圆形薄片或不规则碎块，切面呈棕白相间的大理石样花纹，周边淡黄棕色或淡红棕色，质坚脆，易碎。气微，味涩微苦。（图2-207）

【贮藏要求】置通风且干燥处，防蛀。

图2-207　槟榔

雷　丸

【来源】白蘑科真菌雷丸的干燥菌核。

【采收加工】秋季采挖，洗净，晒干。

【质量标志】以个大、断面色白、粉状者为佳。断面色褐呈角质样者不可供药用。水分不得超过15%，总灰分不得超过6%。

【饮片特征】①雷丸（图2-208）：呈不规则颗粒状或粉状。类白色或浅灰黄色，嚼之有颗粒感，稍有黏性，久嚼无渣。无臭，味微苦。②醋雷丸：呈粉末状。暗灰黄色，嚼之稍有黏性。具醋气，味微酸、苦。

【贮藏要求】置阴凉且干燥处。

图2-208　雷丸

芜　荑

【来源】榆科植物大果榆果实经加工后的成品。

【采收加工】春末夏初，将果实30 kg加花、叶10 kg及泥土10 kg混合成糊状，经数日，至果实与花、叶腐烂发酵，做成块状，晒干，即得。

【质量标志】以大小均匀、色黄褐、气臭者为佳。

【饮片特征】呈方块状。表面黄褐色或红褐色，凹凸不平。体轻，质松脆，断面不整齐，成层状，可见破碎的树叶及翅毛。种子位于翅果的中部；放大镜下可见翅果中部及边缘被白色短毛。气特异，味微酸涩。（图2-209）

【贮藏要求】置通风且干燥处，防虫，防霉。

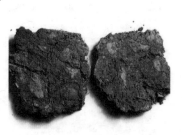

图2-209　芜荑

鹤虱

【来源】菊科植物天名精的干燥成熟果实。

【采收加工】秋季果实成熟后采收，晒干，除去杂质及残存果柄，筛去泥屑。

【质量标志】以粒均匀、饱满者为佳。

【饮片特征】呈细小圆柱状，长 3 ~ 4 mm，直径约 0.8 mm。表面黄褐色，有多数细纵棱。顶端较细，呈短喙状，顶面扩展成灰白色圆环，基部稍尖。横断面近圆形，果皮薄，种仁黄白色，有油性。气特异，味微苦。（图 2-210）

【贮藏要求】置干燥容器内。

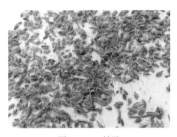

图 2-210 鹤虱

榧子

【来源】红豆杉科植物榧的成熟种子。

【采收加工】秋季种子成熟后采收，除去杂质，去壳取仁，晒干。

【质量标志】以个大、饱满、种仁黄白色、完整者为佳。酸值不得超过 30，羰基值不得超过 20，过氧化值不得超过 0.5。

【饮片特征】①榧子仁：呈卵圆形或长卵圆形，长 2 ~ 3.5 cm，直径 1.3 ~ 2 cm。表面灰褐色，纵皱缩，膜质（外胚乳），断面黄白色，富油性（内胚乳）。气微，味微甜而涩。②炒榧子：形同榧子仁，色泽加深，微有香气。（图 2-211）

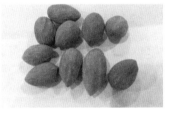

图 2-211 榧子

【贮藏要求】置阴凉且干燥处，防蛀。

十一、止血药

（一）凉血止血药

大 蓟

【来源】菊科植物蓟的干燥地上部分。

【采收加工】夏季、秋季花开时采割地上部分，除去杂质，晒干。

【质量标志】药材以色灰绿、叶多者为佳。杂质不得超过 2%，水分不得超过 13%，酸不溶性灰分不得超过 3%。

【饮片特征】①大蓟（图 2-212）：呈不规则的段。茎圆柱形，外表面绿褐色或棕褐色，可见数条纵棱，有丝状毛；切面呈灰白色，髓部疏松或中空。叶皱缩，多为破碎状，边缘有针刺，两面均有灰白色丝状毛。头状花序顶生，珠形或椭圆形，总苞

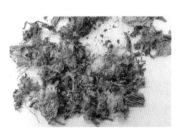

图 2-212 大蓟

黄褐色，羽状冠毛灰白色。气微，味淡。②大蓟炭：形如大蓟段或片，表面黑褐色。

【贮藏要求】置通风且干燥处。

小 蓟

【来源】菊科植物刺儿菜的地上部分。

【采收加工】夏季、秋季花开时采割，去掉杂质，干燥，筛去灰屑。

【质量标志】以叶多、色绿者为佳，杂质不得超过 2%，水分不得超过 12%，酸不溶性灰分不得超过 5%。

【饮片特征】①小蓟（图 2-213）：呈不规则的小段。茎圆柱形，表面绿色或带紫色，具纵棱及白柔毛；切面中空，叶皱缩，多破碎，具针刺，两面均被白柔毛。头状花絮紫红色。气微，微苦。②小蓟炭：形同小蓟，表面黑褐色。

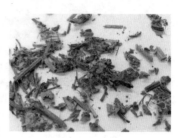

图 2-213 小蓟

【贮藏要求】置通风且干燥处。

地 榆

【来源】蔷薇科植物地榆或长叶地榆的根。

【采收加工】长叶地榆又习称"绵地榆"。春季将发芽时或秋季植株枯萎后采挖，除去须根及杂质，洗净，干燥；或趁鲜切片，干燥。

【质量标志】以条粗、质硬、断面色粉红者为佳。水分不得超过 14%，总灰分不得超过 10%，酸不溶性灰分不得超过 2%。

【饮片特征】呈不规则的类圆形片或斜切片，表面灰褐色至暗棕色，切面粉红色、淡黄色或黄棕色，木部略呈放射状排列，皮部有多数黄棕色绵状纤维。质硬。气微，味微苦涩。（图 2-214）

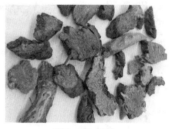

图 2-214 地榆

【贮藏要求】置通风且干燥处，防蛀。

槐 花

【来源】豆科植物槐的干燥花及花蕾。

【采收加工】夏季花开放或者花蕾初成时采收，干燥，去除杂质及枝梗，筛去灰屑。前者习称"槐花"，后者习称"槐米"。

【质量标志】不分等级，均为统装。以花初开、完整、色黄白者为佳。水分不得超过 11%，总灰分槐花不得超过 14%、槐米不得超过 9%，酸不溶性灰分槐花不得超过 8%、槐米不得超过 3%。

【饮片特征】①槐花（图 2-215）：皱缩而卷曲，花瓣多散落。萼呈钟状、黄绿色，花瓣 5 枚，黄色或者黄白色。体轻。气微，味微苦。②槐米：

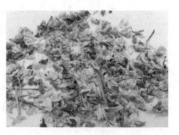

图 2-215 槐花

呈卵形或椭圆形的皱缩小花蕾。体轻，手捻即碎。气微，味微苦涩。③炒槐花：形同槐花，表面深黄色。④槐花炭：形同槐花，表面褐黑色。

【贮藏要求】置干燥容器内，防潮，防蛀。

侧柏叶

【来源】柏科植物侧柏的枝梢和叶。

【采收加工】夏季、秋季采收，阴干。除去杂质及硬梗，筛去灰屑。

【质量标志】药材以叶整、色青绿者为佳。杂质不得超过6%，水分不得超过11%，总灰分不得超过10%，酸不溶性灰分不得超过3%。

【饮片特征】①侧柏叶（图2-216）：分枝多，小枝呈扁平状。叶呈鳞片状交互对生，细小，深绿色或黄绿色。质脆，易折断。气清香，味苦涩而微辛。②侧柏炭：本品形如侧柏叶，表面焦黑色。质脆，易折断，断面焦黄色。

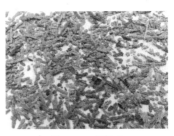
图2-216 侧柏叶

【贮藏要求】置干燥容器内。

白茅根

【来源】禾本科植物白茅的根茎。

【采收加工】夏季、秋季采挖，除去须根及膜质叶鞘，干燥。

【质量标志】以条粗、色白、味甜者为佳。水分不得超过12%，总灰分不得超过5%。

【饮片特征】①白茅根（图2-217）：呈圆柱形中段。表面黄白色或淡黄色，微有光泽，具纵皱纹，节明显，稍突起。切面皮部白色，多有放射状排列的裂隙，中柱淡黄色或中空，易与皮部剥离。体轻，质略脆。气微，味微甜。②茅根炭：呈圆柱形中段。表面焦褐色，节明显。内部棕褐色。味微甜、涩。

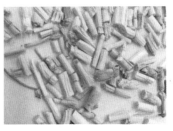
图2-217 白茅根

【贮藏要求】置干燥容器内。

苎麻根

【来源】荨麻科植物苎麻的根茎及根。

【采收加工】冬季、春季采挖，除去地上茎、细根及泥土，干燥。

【质量标志】以色灰棕、无空心者为佳。

【饮片特征】呈圆形或类圆形厚片，外表皮灰棕色至灰褐色，切面皮部灰褐色，木部黄白色，有数个同心圆，髓部棕色或中空。气微，味淡，嚼之略有黏性。（图2-218）

【贮藏要求】置干燥容器内，防蛀。

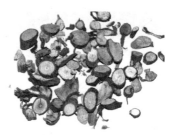
图2-218 苎麻根

（二）化瘀止血药

三　七

【来源】五加科植物三七的根和根茎。

【采收加工】秋季花开前采挖，将主根、支根及根茎分类，分开干燥。

【质量标志】以个大、坚实、体重皮细、断面色灰黑、无裂隙，俗称"铜皮铁骨"者为佳。水分不得超过14%，总灰分不得超过6%，酸不溶性灰分不得超过3%。

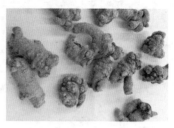

图 2-219　三七

【饮片特征】①三七（图 2-219）：主根呈类圆锥形或圆柱形，长 1～6 cm，直径 1～4 cm。表面灰褐色或灰黄色，有支根痕及瘤状突起。体重，质坚实，断面呈灰绿色、淡黄绿色或灰白色，中间有菊花心或裂纹，质地坚实。气微，味苦而回甜。②三七粉：呈灰白色或灰黄色粉末，气微，味苦回甜。

【贮藏要求】置阴凉且干燥处，防蛀。

茜　草

【来源】茜草科植物茜草的根和根茎。

【采收加工】夏季、秋季采挖，除去泥沙和杂质，干燥。

【质量标志】以条粗长、外皮色红棕、断面色黄红者为佳。水分不得超过12%。

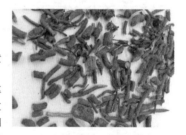

图 2-220　茜草

【饮片特征】①茜草（图 2-220）：呈不规则厚片或圆柱形小段。外表皮红棕色或暗棕色。切面黄红色，有导管孔多数。质脆，气微，味微苦，久嚼刺舌。②茜草炭：呈不规则厚片或圆柱形小段。表面焦黑色，断面棕褐色。气焦香。

【贮藏要求】置干燥容器内。

蒲　黄

【来源】香蒲科植物水烛香蒲、东方香蒲或同属植物的花粉。

【采收加工】夏季收取蒲棒上的黄色雄花序，干燥后碾轧，筛选花粉。

【质量标志】以色鲜黄、质轻、光滑、纯净无杂者为佳。水分不得超过13%，总灰分不得超过10%，杂质不得超过10%。

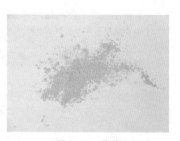

图 2-221　蒲黄

【饮片特征】①生蒲黄：黄色粉末，质轻松，手捻有滑腻感，入水漂浮。气微，味淡。②蒲黄炭：形

连锁药店店员中药基础训练手册

同蒲黄，表面黑褐色。（图2-221）

【贮藏要求】置通风且干燥处，防潮，防蛀。

花蕊石

【来源】变质岩类岩石蛇纹大理岩。主含碳酸钙（$CaCO_3$）。

【采收加工】采挖后，除去杂质和泥沙。

【质量标志】以块整齐、夹有黄绿色斑纹者为佳。含碳酸钙不得少于40%。

【饮片特征】①花蕊石（图2-222）：呈不规则小块，有棱角却不锋利。表面白色或灰白色，夹有点状或条状的蛇纹石，表面浅绿色或淡黄色，习称"彩晕"。对光观察可见闪光星状光泽。体重，质坚硬，

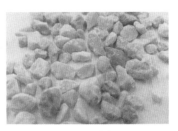

图2-222 花蕊石

不易破碎。无臭，味淡。②煅花蕊石：形同花蕊石，色稍暗，酥松。

【贮藏要求】置干燥容器内。

（三）收敛止血药

白　及

【来源】兰科植物白及的块茎。

【采收加工】夏季、秋季采挖，洗净后置沸水中煮至无白心，晒至半干，除去外皮、须根、杂质及黑色变质者，干燥。

【质量标志】以个大、饱满、色白、质坚有黏性者为佳。水分不得超过15%，总灰分不得超过5%，二氧化硫残留量不得超过400 mg/kg。

【饮片特征】呈不规则的薄片，表皮灰白色或黄白色，有数圈环节和散在根痕。质坚硬，切面类白色，角质样，微显筋脉小点。嚼之具黏性。气微，味苦。（图2-223）

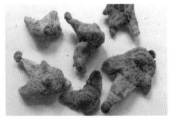

图2-223 白及

【贮藏要求】置通风且干燥处。

仙鹤草

【来源】蔷薇科植物龙芽草的地上部分。

【采收加工】夏季、秋季茎叶茂盛时采割，除去杂质及残留的根，干燥。

【质量标志】以质嫩、叶多者为佳。水分不得超过12%，总灰分不得超过10%。

【饮片特征】呈不规则的段。各部分被白色柔毛。下部茎段圆柱形，红棕色，上部茎段略方柱状，有纵沟及棱线，有节，切面中空。叶多皱缩卷曲，暗绿

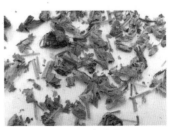

图2-224 仙鹤草

色，边缘有锯齿；偶见残存托叶。（图 2-224）

【贮藏要求】置通风且干燥处。

紫珠叶

【来源】马鞭草科植物杜虹花的叶。

【采收加工】夏季、秋季枝繁叶茂时采摘，干燥。

【质量标志】以叶大、色灰绿、完整者为佳。水
分不得超过 15%，总灰分不得超过 11%。

【饮片特征】呈不规则宽丝。上表面灰绿色或棕
绿色，被星状毛和短粗毛，下表面淡绿色或淡棕绿
色，密被黄褐色星状毛，主脉和侧脉突出。叶边缘有
细锯齿。气微，味微苦涩。（图 2-225）

【贮藏要求】置通风且干燥处。

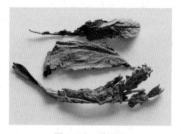

图 2-225　紫珠叶

棕　榈

【来源】棕榈科植物棕榈的叶柄。

【采收加工】割取旧叶柄下延部分及鞘片，去除
纤维状的棕毛和杂质，干燥。

【质量标志】药材以片大、质厚、棕红色为佳。

【饮片特征】①棕榈：呈不规则的宽丝，棕红色，
有纵直皱纹。一面有凸出纤维，两侧有棕色硬毛，断
面纤维状，质硬而韧。气微，味淡。②棕榈炭：呈不
规则长段。表面棕黑色，有光泽，可见纵直纹及细斜
纹。质轻脆，味微苦。（图 2-226）

【贮藏要求】置干燥容器内。

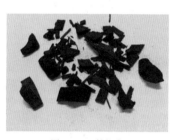

图 2-226　棕榈炭

血余炭

【来源】人发制成的炭化物。

【采收加工】取头发，除去杂质，碱水洗去油垢，
清水漂净，晒干，置锅内，上盖一锅，两锅接合处用
黄土泥封严，上锅底贴一白纸条，上压重物，用武火
（200 ℃，20 分钟）加热，焖煅至白纸条变为焦黄色
时，停火，待凉后，取出。

【质量标志】以色黑、发亮、质轻、烧之有焦发
气者为佳。酸不溶性灰分不得超过 10%。

【饮片特征】呈不规则团块状，乌黑光亮，有多
数细孔。体轻，质脆。用火烧会有焦发气，味苦。（图 2-227）

【贮藏要求】瓦缸装，置干燥容器内。

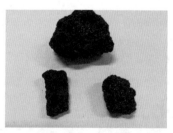

图 2-227　血余炭

藕 节

【来源】睡莲科植物莲的根茎节部。

【采收加工】秋季、冬季采挖根茎，洗去杂质，除去须根，切段，干燥。

【质量标志】以表面色灰黄、断面色白者为佳。水分不得超过15%，总灰分不得超过8%，酸不溶性灰分不得超过3%。

【饮片特征】①藕节：呈短圆柱形，中部稍膨大，表面有多数类圆形孔，质硬。气微，味微甘涩。②藕节炭：形同藕节，表面焦黑色，内部黄褐色。（图2-228）

【贮藏要求】置干燥容器内，防潮，防蛀。

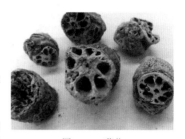

图 2-228 藕节

（四）温经止血药

艾 叶

【来源】菊科植物艾的叶。

【采收加工】夏季花尚未开时采摘，除去杂质及梗，晒干。

【质量标志】以叶片大而厚、背面色灰白、绒毛多、香气浓者为佳。水分不得超过15%，总灰分不得超过12%，酸不溶性灰分不得超过3%。

【饮片特征】①艾叶（图2-229）：皱缩、破碎的叶片。上表面灰绿色或深黄绿色，有蛛丝状柔毛和白色腺点；下表面密被灰白色绒毛。质柔。气清香，味苦。②醋艾炭：形同艾叶，微有焦斑，略有醋气。

【贮藏要求】置阴凉且干燥处。

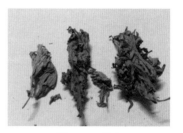

图 2-229 艾叶

炮 姜

【来源】干姜的炮制加工品。

【采收加工】取河沙，置热锅内，用武火（180 ℃ ~ 220 ℃）炒至灵活状态，加入大小分开的干姜片，不断翻动，烫至表面鼓起，取出，筛去河沙，晾凉。

【质量标志】以断面棕黄色者为佳。水分不得超过12%，总灰分不得超过7%。

【饮片特征】呈不规则膨胀的块状。表面棕黄色或棕褐色。质轻泡，断面棕黄色，细颗粒性，维管束散在。气香、特异，味微辛、辣。（图2-230）

【贮藏要求】置阴凉且干燥处，防蛀。

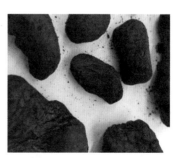

图 2-230 炮姜

十二、活血化瘀药

（一）活血止痛药

川芎

【来源】伞形科植物川芎的根茎。

【采收加工】夏季茎上的节盘带有紫色，并且显著突出时采收，除去须根、泥沙等杂质，干燥。

【质量标志】药材以个大、断面黄白色、质坚实、香气浓、油性大者为佳。水分不得超过12%，总灰分不得超过6%，酸不溶性灰分不得超过2%。

【饮片特征】呈不规则厚片。外表皮黄褐色，粗糙不整齐。切面黄白色或灰黄色，有黄棕色的油室，形成层呈波状环纹。质坚实。气浓香，味苦、辛，稍有麻舌感，微回甜。（图2-231）

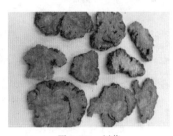

图2-231 川芎

【贮藏要求】置阴凉且干燥处，防蛀。

延胡索

【来源】罂粟科植物延胡索的块茎。

【采收加工】夏初茎叶开始枯萎时采挖，除去须根和杂质，洗净，煮至恰无白心时，取出，晒干。

【质量标志】药材以个大、饱满、质坚实、断面色黄者为佳。水分不得超过15%，总灰分不得超过4%。

【饮片特征】①延胡索（图2-232）：呈类圆形厚片或不规则颗粒。表面黄色或黄褐色。质硬而脆，切面黄色，角质样，具蜡样光泽。气微，味苦。②醋延胡索：形同延胡索，深黄色或黄褐色。略有醋气。味苦。

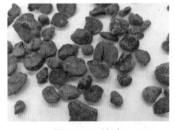

图2-232 延胡索

【贮藏要求】置干燥容器内，防蛀。

郁金

【来源】姜科植物温郁金、姜黄、广西莪术或蓬莪术的块根。前两者习称"温郁金"和"黄丝郁金"。

【采收加工】冬季茎叶完全枯萎后采挖，去掉泥沙和细根，煮至完全透心，干燥。

【质量标志】药材以质坚实、外表皮皱纹细、断面色黄者为佳。水分不得超过15%，总灰分不得超过9%。

【饮片特征】呈类圆形或椭圆形的切片，直径0.5～2.5 cm。表面灰褐色或灰棕色，具不规则的纵皱

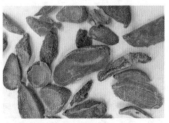

图2-233 郁金

纹。切面灰棕色或棕褐色，角质样，具灰黄色环（内皮层）。中部易与外周分离或脱落。质坚硬。气微香，味微苦。（图 2-233）

【贮藏要求】置干燥容器内，防蛀。

姜　黄

【来源】姜科植物姜黄的根茎。

【采收加工】冬季茎叶完全枯萎时采挖，洗净，煮至完全透心，晒干，除去须根。

【质量标志】以质坚实、断面色红黄、气味浓者为佳。水分不得超过 16%，总灰分不得超过 7%。

【饮片特征】呈不规则厚片，外表皮深黄色，切面棕黄色或金黄色，角质样，有环纹（内皮层）和小点（维管束）。气香特异，味苦、辛。（图 2-234）

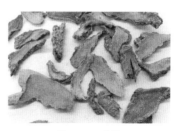

图 2-234　姜黄

【贮藏要求】置阴凉且干燥处。

乳　香

【来源】橄榄科植物乳香树及同属植物树皮渗出的树脂。

【采收加工】春季、秋季，采集树脂，阴干，除去树皮等杂质，敲成小于 1 cm 块状，筛去灰屑。

【质量标志】以颗粒状、色淡黄、半透明、气芳香者为佳。杂质乳香珠不得超过 2%，原乳香不得超过 10%。

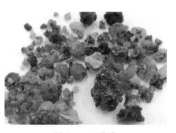

图 2-235　乳香

【饮片特征】①生乳香：呈乳头状、泪滴状的颗粒或不规则小块，直径小于 1 cm。呈黄白色、淡黄色或淡绿色，半透明，有的表面黏附黄白色粉末。久存则色泽加深，呈黄色、棕黄色或棕红色。常温质脆，遇热则软化粘连，破碎面有蜡样或玻璃样光泽。具柠檬香气或特异香气。味微苦。②制乳香：呈不规则形的小块，长 1 ~ 2 cm。表面棕黑色，具光泽。质坚脆，破碎面棕褐色，遇潮、遇热易粘连。气香特异，味微苦。（图 2-235）

【贮藏要求】置阴凉且干燥处。

没　药

【来源】橄榄科植物地丁树或哈地丁树的树脂。分为天然没药和胶质没药。

【采收加工】一般于 11 月至次年 2 月采收，除去杂质，干燥。

【质量标志】药材以块大、色棕红、香气浓者为佳。酸不溶性灰分不得超过 8%。

【饮片特征】①没药（图 2-236）：呈颗粒状或不规则碎块状，红棕色或黄棕色。表面粗糙，附有粉

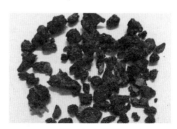

图 2-236　没药

尘，质坚脆。气特殊，味苦而微辛。②醋没药：呈不规则的团块或小粒，直径小于 2 cm。表面黑棕色至黑褐色，粗糙，质坚。破碎面深棕色或红棕色，有光泽，半透明或不透明。气香特异并略有醋香气，味苦而微辛。

【贮藏要求】置阴凉且干燥处。

降　香

【来源】豆科植物降香檀树干和根的干燥心材。

【采收加工】四季均可采收，除去边材和杂质，阴干。

【质量标志】药材以色紫红、质坚实、富油性、香气浓者为佳。

【饮片特征】呈不规则的薄片或小块。紫红色或红褐色，切面有致密的纹理，显油性。气微香，味微苦。（图 2-237）

【贮藏要求】置阴凉且干燥处。

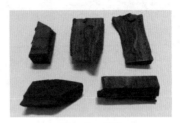

图 2-237　降香

（二）活血调经药

丹　参

【来源】唇形科植物丹参的根和根茎。

【采收加工】夏季、秋季采挖，除去残茎等杂质，洗净，干燥。

【质量标志】以条粗壮、色棕红、断面有菊花状白点者为佳。水分不得超过 13%，总灰分不得超过 10%，酸不溶性灰分不得超过 2%。

【饮片特征】①丹参（图 2-238）：呈类圆形、椭圆形或不规则形的厚片，直径 0.3 ~ 1.5 cm，野生品有

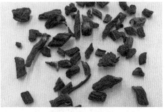

图 2-238　丹参

较多须根片。外皮棕红色、暗棕红色或红棕色，具纵皱纹，有的呈鳞片状剥落，可见残留须根及须根痕。切面疏松有裂隙或致密，略呈角质样，皮部棕红色至紫黑色，木部灰黄色或紫褐色，导管束黄白色，呈放射状排列，偶见髓部。质硬而脆或坚实。气微，味微苦涩。②酒丹参：形似丹参，表面红褐色加深，具有酒香气。

【贮藏要求】置干燥容器内。

红　花

【来源】菊科植物红花的花。

【采收加工】夏季花由黄色变红色时采收，阴干或晒干。将粘连块揉开，除去杂质。

【质量标志】药材以色红黄、鲜艳、质柔软者为佳。杂质不得超过 2%，水分不得超过 13%，总灰分不得超过 15%，酸不溶性灰分不得超过 5%。

图 2-239　红花

连锁药店店员中药基础训练手册

【饮片特征】呈不带子房的管状花，表面红色或黄红色。花冠筒细长，先端 5 裂。质柔软。柱头长圆柱形。气微香，味微苦。（图 2-239）

【贮藏要求】置阴凉且干燥处，防潮，防蛀。

桃 仁

【来源】蔷薇科植物桃或山桃的成熟种子。

【采收加工】果实成熟后采收，除去果肉及残留硬壳，取出种子，选去褐色油粒等杂质，筛去灰屑，干燥。

【质量标志】药材以粒饱满、完整者为佳。酸值不得超过 10，羰基值不得超过 11。

【饮片特征】呈扁长卵形，长 1.2 ~ 1.8 cm，宽 0.8 ~ 1.2 cm。表面乳白色，顶端尖，底部钝圆，偏斜。气微，味微苦。（图 2-240）

【贮藏要求】置阴凉且干燥处，防蛀。

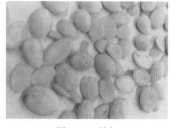

图 2-240 桃仁

益母草

【来源】唇形科植物益母草的地上部分。

【采收加工】春季、夏季花初开时采收，除去残根等杂质，干燥。

【质量标志】药材以质嫩、叶多、色灰绿者为佳。水分不得超过 13%，总灰分不得超过 11%。

【饮片特征】呈段状。茎方柱形，直径 2 ~ 5 mm；表面灰绿色或黄绿色，具细毛茸，四面凹下成纵沟，有的可见切断的对生分枝；切面中央为白色疏松的髓部；体轻，质韧。花小，淡紫色，气微，味微苦。（图 2-241）

【贮藏要求】置干燥容器内。

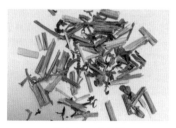

图 2-241 益母草

牛 膝

【来源】苋科植物牛膝的根。

【采收加工】冬季茎叶枯萎时采挖，除去须根和泥沙，捆成小把，晒至干皱后，将顶端切齐，晒干。

【质量标志】药材以身长、肉肥、皮细、色灰黄者为佳。水分不得超过 15%，总灰分不得超过 9%。

【饮片特征】呈圆柱形的段状，直径 2 ~ 10 mm。表面灰黄色或淡棕色，具细纵皱纹及须根痕，有的可见横向皮孔样的突起。切面淡棕色，微呈角质样且油润，中心维管束木质部较大，黄白色，其外周散有多

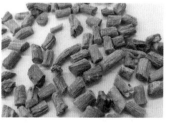

图 2-242 牛膝

数黄白色点状维管束，断续排列成 2 ~ 4 轮。质紧密而硬脆，受潮显软性。气微，味微甜而稍苦

涩。（图 2-242）

【贮藏要求】置阴凉且干燥处，防潮。

泽　兰

【来源】唇形科植物毛叶地瓜儿苗的干燥地上部分。

【采收加工】夏季、秋季茎叶茂盛时采割，除去残根枯叶等杂质，干燥。

【质量标志】药材以叶多、色绿、质嫩者为佳。水分不得超过 13%，总灰分不得超过 10%。

【饮片特征】呈段片状，全体有白色茸毛。茎方柱形，直径 2 ~ 6 mm，四面均具一浅纵沟及细纵皱纹，表面黄绿色至绿棕色或带紫色。叶片已切断，多

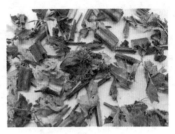

图 2-243　泽兰

皱缩和破碎，黄绿色至棕绿色，背面具凹陷腺点，展平后，边缘有尖锯齿。可见轮伞状花序，花冠多脱落。气微，味淡。（图 2-243）

【贮藏要求】置通风且干燥处。

鸡血藤

【来源】豆科植物密花豆的干燥藤茎。

【采收加工】秋季、冬季采收，除去枝叶和杂质，切片，筛去碎屑，晒干。

【质量标志】以树脂状分泌物多者为佳。水分不得超过 13%，总灰分不得超过 4%。

【饮片特征】呈不规则的厚片或小块。切面木部红棕色或棕色，导管孔多数，可见红棕色或黑棕色的树脂状分泌物与木部相间排列，呈 3 ~ 8 个偏心性半圆形环；髓部偏向一侧。气微，味涩。（图 2-244）

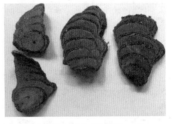

图 2-244　鸡血藤

【贮藏要求】置通风且干燥处，防霉、防蛀。

王不留行

【来源】石竹科植物麦蓝菜的成熟种子。

【采收加工】夏季果实成熟，果皮尚未开裂时采割植株，晒干，打下种子，除去杂质，再晒干。

【质量标志】药材以籽粒均匀、充实饱满、色乌黑者为佳。水分不得超过 10%。

【饮片特征】①王不留行（图 2-245）：呈小圆球形。直径约 2 mm，表面黑色、少数红棕色，有细密颗粒状突起，一侧可见一凹陷的纵沟，质硬，破开后可见乳白色胚，弯曲成环，有子叶 2 片。无臭，味微涩

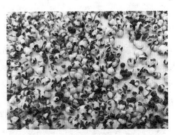

图 2-245　王不留行

苦。②炒王不留行：形同王不留行，多呈爆花状，表面白色，间见黑色种皮。质松脆。

【贮藏要求】置干燥容器内。

月季花

【来源】蔷薇科植物月季的花。

【采收加工】四季均可采收，花微开时采摘，除去杂质及花梗，阴干或低温干燥。

【质量标志】药材以完整、色紫红、气清香者为佳。水分不得超过12%，总灰分不得超过5%。

【饮片特征】呈类球形。花托长圆形，萼片暗绿色；花瓣覆瓦状排列，有的散落，长圆形，呈紫红色或淡紫红色；雄蕊多数，黄色。体轻，质脆。气清香，味淡、微苦。（图2-246）

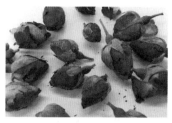
图 2-246　月季花

【贮藏要求】置阴凉且干燥处，防压、防蛀。

凌霄花

【来源】紫葳科植物凌霄或美洲凌霄的花。

【采收加工】夏季、秋季花盛开时采摘，除去杂质及花梗枝叶，干燥。

【质量标志】药材以花朵大、完整、棕黄色者为佳。水分不得超过16%，总灰分不得超过8%，酸不溶性灰分不得超过2%。

【饮片特征】多皱缩，破碎。花瓣黄褐色至棕褐色，表面可见细脉纹，先端5裂；花萼基部连合成管，凌霄的萼筒基部至萼齿尖有纵棱5条，美洲凌霄无纵棱。（图2-247）

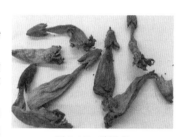
图 2-247　凌霄花

【贮藏要求】置通风且干燥处，防潮。

（三）活血疗伤药

土鳖虫

【来源】鳖蠊科昆虫地鳖或冀地鳖的雌虫干燥体。

【采收加工】捕捉后，将虫体置沸水中烫死，晒干或烘干。

【质量标志】药材以完整、色紫褐者为佳。杂质不得超过5%，水分不得超过10%，总灰分不得超过13%，酸不溶性灰分不得超过5%。

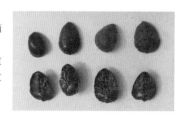
图 2-248　土鳖虫

【饮片特征】①地鳖：呈扁平卵形，长1.3～3 cm，宽1.2～2.4 cm，前端较窄，后端较宽。背部紫褐色，具光泽，无翅。前胸背板发达，盖住头部；腹背板9节，排列成覆瓦状。腹面呈红棕色，头部较小，腹部可见横环节。质松脆，易碎。气腥臭，味微咸。②冀地鳖：长2.2～3.7 cm，宽1.4～2.5 cm。背部黑棕色，在边部可见淡黄色斑块及黑色小点。（图2-248）

【贮藏要求】置通风且干燥处，防蛀。

马钱子

【来源】马钱科植物马钱的成熟种子。

【采收加工】冬季果实成熟时采摘，取出种子，除去杂质，晒干。

【质量标志】以个大、饱满、表面灰棕色微带绿色、有细密毛茸、质坚硬者为佳。水分不得超过12%，总灰分不得超过2%。

【饮片特征】①生马钱子：呈扁圆形。直径1 ~ 3.5 cm，厚0.3 ~ 1 cm，表面灰棕色或灰绿色，密生银灰色茸毛，自中间向四周辐射状排列；底部中心有

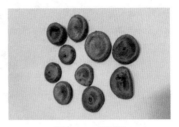

图 2-249　马钱子

圆点状突起的种脐，边缘有小突起，质坚硬，种仁淡黄白色，稍透明，角质样。无臭，味极苦。②制马钱子（图2-249）：形同马钱子，中间略鼓，表面棕褐色或深棕色，种仁显深棕色，质酥脆。无臭，味苦。

【贮藏要求】置干燥容器内。

自然铜

【来源】硫化物类矿物黄铁矿族黄铁矿。

【采收加工】采挖后除去杂质及杂石。

【质量标志】药材以块整齐、色黄而光亮、断面有金属光泽者为佳。

【饮片特征】①自然铜（图2-250）：呈不规则碎块或小方块状。外表面呈亮淡黄色，可见金属光泽；部分呈黄棕色或棕褐色，且无金属光泽。具条纹，条痕呈绿黑色或者棕红色。体重，质坚硬，但易砸碎。气微，微淡。②煅自然铜：呈不规则形的碎颗粒或碎末，棕黑色或红褐色。体重，质坚而脆。气微，味淡。

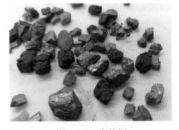

图 2-250　自然铜

【贮藏要求】置干燥容器内。

骨碎补

【来源】水龙骨科植物槲蕨的根茎。

【采收加工】四季均可采挖，去掉泥沙，除去毛、叶等杂质，干燥。

【质量标志】药材以条粗大、色棕者为佳。水分不得超过14%，总灰分不得超过7%。

【饮片特征】①骨碎补（图2-251）：呈不规则形的切片。表面深棕色至黑褐色，常残留细小棕色的鳞片，有的可见圆形叶痕。切面淡棕色至红棕色，可见淡黄色维管束点状排列成环。体较轻，质坚脆。气微，味淡、微涩。②烫骨碎补：呈扁圆状鼓起

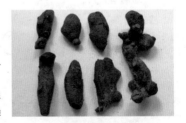

图 2-251　骨碎补

的长段。表面棕褐色或焦黄色。切面淡棕褐色或淡棕色，有时可见维管束点状，排列成环。质轻脆。气微，味淡、微涩。

【贮藏要求】置干燥容器内。

苏　木

【来源】豆科植物苏木的干燥心材。

【采收加工】秋季采集，除去白色边材，干燥。

【质量标志】药材以粗大、质坚、色黄红者为佳。水分不得超过 12%。

【饮片特征】呈规则的极薄片或丝条，片大小不一，多卷曲；丝条长小于 3 cm，粗约 2 mm。黄红色至棕红色，具纵直纹理，偶可见暗棕色、质松、带亮星的髓部。用水浸泡，呈玫瑰红色。质坚硬。气微，味微涩。（图 2-252）

【贮藏要求】置干燥容器内。

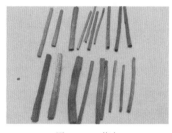

图 2-252　苏木

血　竭

【来源】棕榈科植物麒麟竭果实渗出的树脂经过加工后制成。

【采收加工】采收成熟果实撞去鳞片后，收集渗出的树脂，加入适量达玛树脂为辅料制成。

【质量标志】以色黑红、研粉血红色、不黏手、火燃呛鼻者为佳。总灰分不得超过 6%。

【饮片特征】呈不规则块片，红棕色至黑棕色，有光泽，有的附有少量红棕色粉末。质脆，有空隙，气特异，微有清香，味淡微涩。嚼之有炭粒感并微黏齿。（图 2-253）

【贮藏要求】置阴凉且干燥处。

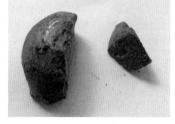

图 2-253　血竭

儿　茶

【来源】豆科植物儿茶的去皮枝、干的干燥煎膏。

【采收加工】冬季采收枝、干，去掉外皮和杂质，砍成大块，加水煎煮，浓缩，干燥，用时打碎。

【质量标志】以黑色略带红色、不糊、不碎、涩味重者为佳。水分不得超过 17%。

【饮片特征】呈不规则形的小块。棕黑色至黄褐色，有的具胶质样光泽。质坚硬，容易破碎，碎断面不平坦，有细小孔。气微，味苦涩，略回甜。（图 2-254）

【贮藏要求】置干燥容器内，防潮。

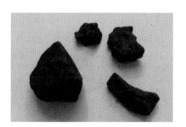

图 2-254　儿茶

北刘寄奴

【来源】玄参科植物阴行草的全草。

【采收加工】秋季采收，除去杂质，晒干。

【质量标志】药材以果实多者为佳。水分不得超过 12%，总灰分不得超过 8%。

【饮片特征】呈不规则小段。根短而弯曲，稍有分枝。茎圆柱形，有棱，表面棕褐色至黑棕色，中空。叶易脱落破碎，完整者羽状深裂呈黑绿色。花萼呈长筒状，可见明显 10 条纵棱，先端 5 裂。种子较细小，棕黑色蒴果。气微，味淡。（图 2-255）

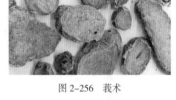

图 2-255　北刘寄奴

【贮藏要求】置干燥容器内。

（四）破血消癥药

莪　术

【来源】姜科植物蓬莪术、广西莪术或温郁金的根茎。后者习称"温莪术"。

【采收加工】冬季茎叶彻底枯萎后采挖，洗净，蒸或煮至透心，晒干或低温干燥后除去须根和杂质。干燥，筛去灰屑。

【质量标志】药材以个均匀、质坚实、气香者为佳。水分不得超过 14%，总灰分不得超过 7%，酸不溶性灰分不得超过 2%。

图 2-256　莪术

【饮片特征】①莪术（图 2-256）：呈圆形、类圆形或不规则形的厚片，直径 1 ~ 4 cm。表面灰黄色至棕褐色，可见残留的须根及须根痕或环节。切面黄绿色至棕褐色，蜡样，皮层与中柱易分离，具一黄白色或棕褐色环纹，散有众多"筋脉"小点。质坚实，易碎。气微香，味微苦而辛。②醋莪术：形如莪术，色泽加深，角质样，质坚实而脆，易折断。气微香，略有醋酸气，味微苦而辛。

【贮藏要求】置干燥容器内，防蛀。

三　棱

【来源】黑三棱科植物黑三棱的块茎。

【采收加工】冬季、春季采挖，洗净，削去外皮，晒干。

【质量标志】以体重、质坚实、色黄白者为佳。水分不得超过 13%，总灰分不得超过 5%。

【饮片特征】①三棱（图 2-257）：呈类圆形薄片。切面灰白色或黄白色，粗糙，有多数明显的细筋脉点；周边灰棕色，有残留须根或疣状突起的须根痕。质坚，无臭，味淡，嚼之略有麻辣感。②醋三

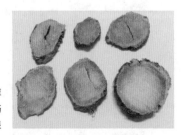

图 2-257　三棱

棱：形同三棱片。表面灰黄色，偶见焦黄斑，微有醋气。

【贮藏要求】置通风且干燥处，防蛀。

水　蛭

【来源】水蛭科动物蚂蟥、水蛭或柳叶蚂蟥的干燥全体。

【采收加工】夏季、秋季捕捉，用沸水烫死，晒干或低温干燥。

【质量标志】药材以条整齐、色黑褐者为佳。水分不得超过14%。总灰分不得超过10%。酸不溶性灰分不得超过3%。

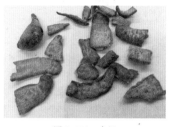

图 2-258　水蛭

【饮片特征】呈段状，多卷曲，宽狭不等，狭者仅1 mm，宽者可达2 cm。背部外表面黑褐色、稍隆起，腹部棕褐色，背腹面均可见细密横环纹，有的一端略尖，并具圆形环圈（吸盘）。切面棕黄色，有的中间具线形腔缝。质脆，松泡。气腥。（图2-258）

【贮藏要求】置干燥容器内，防蛀。

斑　蝥

【来源】芜青科昆虫南方大斑蝥或黄黑小斑蝥的干燥体。

【采收加工】夏季、秋季捕捉，烫死，晒干。

【质量标志】药材以个大、完整、色鲜明者为佳。

【饮片特征】①南方大斑蝥：体形较大，略呈长圆形。背部黑色，有3条黄色或棕黄色的横纹，可见鞘翅残痕。胸腹部乌黑色。有特殊的臭气。②黄黑小斑蝥：体形较小，长1～1.5 cm。（图2-259）

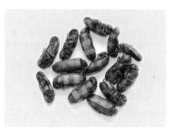

图 2-259　斑蝥

【贮藏要求】置通风且干燥处，防蛀。

穿山甲

【来源】鲮鲤科动物穿山甲的鳞甲。

【采收加工】收集鳞甲，除去残留皮肉等杂质，分档，洗净，晒干。

【质量标志】以片匀、半透明、不带皮肉者为佳。杂质不得超过4%，总灰分不得超过3%。

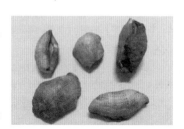

图 2-260　炮山甲

【饮片特征】①穿山甲：呈扇面形、菱形、三角形或盾形，扁平片状或半折合状。大小不一，中央较厚，边缘较薄，外表面青黑色，有纵纹多条，底部边缘有数条横线纹。内表面色浅较滑润，中部位置有一条弓形的横向棱线，角质状，微透明，坚韧而有弹性，不易折断。气微腥，味咸。②炮山甲（图2-260）：全体膨胀呈卷曲状，黄色，质酥脆，易碎。气微腥，味咸。③醋山甲：形同炮山甲，金黄色，质松脆，易碎。有醋味。

【贮藏要求】置干燥容器内。

十三、化痰止咳平喘药

（一）温化寒痰药

天南星

【来源】天南星科植物天南星、异叶天南星或东北天南星的块茎。

【采收加工】秋季、冬季茎叶枯萎时采挖，除去须根及外皮，除去杂质，洗净，润透，干燥。

【质量标志】以角质状、色白、质坚实者为佳。水分不得超过15%，总灰分不得超过5%。

【饮片特征】呈类圆形或扁圆形黄白色或淡棕色厚片，表面类白色或淡棕色，较光滑，有规则的皱裂纹，半透明，质坚硬，不易破碎。气微辛，味涩微麻。（图2-261）

【贮藏要求】置通风干燥处，防霉、防虫蛀。

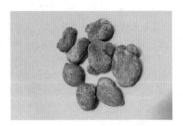

图2-261　天南星

白附子

【来源】天南星科植物独角莲的块茎。

【采收加工】秋季采挖，除去须根、外皮和杂质，分开大小，晒干。

【质量标志】以身干、个大、质坚实、色白、粉性足者为佳。水分不得超过13%，总灰分不得超过4%。

【饮片特征】制白附子呈椭圆形或卵圆形厚片，外皮为淡棕色，切面角质，黄色，有筋脉纹。味淡，微有麻舌感。（图2-262）

【贮藏要求】置通风干燥处，防虫蛀。

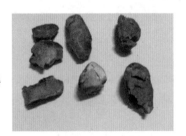

图2-262　白附子

芥　子

【来源】十字花科植物芥或白芥的成熟种子。白芥的种子习称"白芥子"，芥的种子习称"黄芥子"。

【采收加工】夏末秋初果实成熟时采收，打下种子，除杂质，晒干。

【质量标志】按来源和炮制方法分为白芥子、黄芥子和炒芥子。子粒饱满、大小均匀，白芥子以色白者，黄芥子以黄色或红棕色者为佳。水分不得超过8%。

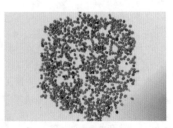

图2-263　芥子

【饮片特征】①白芥子：灰白色至黄白色球形种了，表面可见细网纹，有明显的暗色点状种脐。种皮薄而脆，内含白色折叠的油性子叶。气微，无臭，味辛辣。②黄芥子：较白芥子小，黄色至棕黄色，少数暗红棕色。研碎后加水浸湿可产生辛烈的特异臭气。③炒芥子：炒白芥子表面呈淡黄色至深黄色，炒黄芥子表面深黄色至棕褐色，有香辣气。（图2-263）

【贮藏要求】置通风干燥容器内，防潮。

大皂角

【来源】豆科植物皂荚的成熟果实。

【采收加工】秋季果实成熟时采摘，除去杂质，晒干。

【质量标志】以个体饱满、色紫黑、有光泽者为佳。

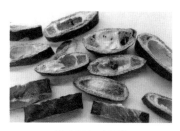

图2-264 大皂角

【饮片特征】呈扁圆柱形块状，表面棕褐色或紫褐色，被灰白色蜡质粉霜，擦去后有光泽，略弯曲，两侧有纵棱线。质硬而脆，易折断，断面纤维性，棕黄色，有丝状物与斜向网纹。种子呈光滑的扁椭圆形，黄棕色至棕褐色。有特异刺激性气味，味辛辣。（图2-264）

【贮藏要求】置干燥处保存，防虫蛀。

金沸草

【来源】菊科植物条叶旋覆花或旋覆花的地上部分。

【采收加工】夏季或秋季采割，除去杂质，晒干。

【质量标志】以绿褐色、无杂质者为佳。水分不得超过10%。

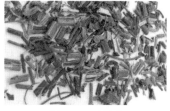

图2-265 金沸草

【饮片特征】呈不规则小段，茎、叶、花序混合。茎呈圆柱形，绿褐色或棕褐色，表面有稀疏短柔毛和细纵纹。质脆易断，断面黄白色，髓部中空。叶多皱缩破碎。头状花序，有白色冠毛。气微，味苦。（图2-265）

【贮藏要求】置干燥处保存，防潮。

白 前

【来源】萝藦科植物柳叶白前或芫花叶白前的地下部分。

【采收加工】秋季采挖根茎及根，除去杂质，洗净，晒干。

【质量标志】以根茎粗、色黄白、须根弯曲成团、无杂质者为佳。

【饮片特征】①白前（图2-266）：呈细长圆柱形小段，表面黄白色或黄棕色，有节，节处生有纤细弯

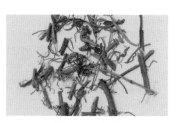

图2-266 白前

曲成团的根；质脆易断，断面中空。气微，味微甜。②蜜白前：形如白前，稍显光泽，略带黏性，有蜜香气，味微甜。

【贮藏要求】置通风干燥处保存。

猫爪草

【来源】毛茛科植物小毛茛的块根。

【采收加工】春季采挖，除去须根及泥沙，洗净，晒干。

【质量标志】以黄褐色、质坚实、饱满者为佳。水分不得超过13%，总灰分不得超过8%，酸不溶性灰分不得超过4%。

【饮片特征】形似猫爪，由数十个纺锤形的块根簇生，表面黄褐色或灰黄色，有细小纵皱纹、根痕及残留的须根，顶端有黄褐色残茎或茎痕。断面粉性，类白色或黄白色，空心或实心。质坚实，久存色泽变深。气微，味微甘。（图2-267）

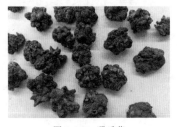

图2-267　猫爪草

【贮藏要求】置通风干燥处保存，防虫蛀。

（二）清热化痰药

川贝母

【来源】百合科植物川贝母、暗紫贝母、太白贝母、甘肃贝母、梭砂贝母或瓦布贝母的干燥鳞茎。

【采收加工】夏季和秋季采挖，去除须根、粗皮及杂质，晒干或低温干燥。

【质量标志】按性状不同分为"松贝""青贝""炉贝"3种，以鳞叶肥厚、质坚实、粉性足者为佳。水分不得超过15%，总灰分不得超过5%。

【饮片特征】①松贝：类白色，近球形或类圆锥形。先端钝圆或稍尖，底部平凹，中心有一灰褐色鳞

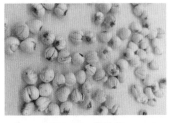

图2-268　川贝母

茎盘；顶部闭合，内有心芽和小鳞叶1~2枚；外层有鳞叶2枚，大瓣紧抱小瓣，未抱部分呈新月形，习称"怀中抱月"；质硬而脆，断面白色，富粉性。气微，味微苦。②青贝：类扁球形，顶部开裂，内有心芽和小鳞叶2~3枚及细圆柱形残茎；2瓣鳞叶大小相近，相对抱合。③炉贝：类白色或浅棕黄色，长圆锥形，顶部开裂而略尖，底部稍尖或较钝；2瓣鳞叶，大小相近。（图2-268）

【贮藏要求】置通风干燥处保存，防虫蛀。

浙贝母

【来源】百合科植物浙贝母的鳞茎。

【采收加工】初夏植株枯萎时采挖地下部分，洗净，大者除去芯芽，习称"大贝"；小者不去芯芽，习称"珠贝"。

【质量标志】以鳞叶肥厚、质坚实、粉性足、断面白色者为佳。水分不得超过18%，总灰分不得超过6%。

【饮片特征】①大贝：为鳞茎外层的单瓣鳞叶，外表面为类白色或淡黄色，内表面为白色或淡棕色，新月形，质硬而脆，易折断，断面富粉性。气微，味微苦。②珠贝：为完整的鳞茎，类白色扁球形，外层有肾形鳞叶2瓣，互相抱合，内有小鳞叶2～3枚。气微，味微苦。（图2-269）

【贮藏要求】置干燥处，防虫蛀。

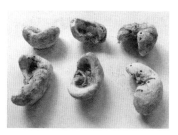

图2-269 浙贝母

瓜蒌子

【来源】葫芦科植物栝楼或双边栝楼的干燥成熟种子。

【采收加工】秋季采摘成熟果实，剖开、取出种子、洗净、晒干。

【质量标志】以粉末暗红棕色、粒大、饱满者为佳。水分不得超过10%，总灰分不得超过3%。

【饮片特征】呈扁平椭圆形，长12～15 mm，宽6～10 mm，厚约3.5 mm，表面淡棕色至棕褐色，平滑。种皮坚硬。内种皮膜质，灰绿色。气微，味淡。（图2-270）

【贮藏要求】置阴凉干燥处，防霉，防虫蛀。

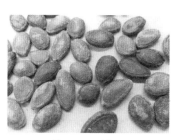

图2-270 瓜蒌子

竹 茹

【来源】禾本科植物青秆竹、淡竹、大头典竹的茎秆干燥中间层。

【采收加工】全年可采制，取新鲜竹茎，除去外皮，将稍带绿色的中间层刮成丝条，阴干。

【质量标志】以丝条均匀，质柔软，有弹性者为佳。水分不得超过7%。

【饮片特征】①竹茹（图2-271）：呈卷曲成团的不规则丝条或呈长条形薄片状。质柔韧，有弹性，具有纤维性，宽窄厚薄不等，呈浅绿色、黄绿色或黄白色。体轻、质松。气微，味淡。②姜竹茹：形如竹茹，表面呈黄色，可见焦斑。稍有姜香气。

【贮藏要求】置干燥处，防霉，防虫蛀。

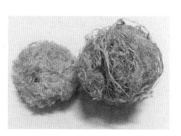

图2-271 竹茹

金礞石

【来源】变质岩类蛭石片岩或水黑云母片岩。

【采收加工】全年可采挖，除去杂质。

【质量标志】以色金黄者为佳。

【饮片特征】①金礞石（图2-272）：为棕色或黄褐色小块及粉末，具金黄色星点样闪光，气微，味淡。②煅金礞石：呈粉末状，黄褐色，闪金星更明显。

【贮藏要求】置干燥处，防潮。

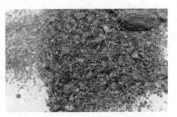

图 2-272　金礞石

天竺黄

【来源】禾本科植物青皮竹或华思劳竹等秆内分泌液干燥后的块状物。

【采收加工】秋季或冬季采收。

【质量标志】以干燥、块大、质脆、有光泽、吸水性强者为佳。检查体积比，要求 10 g 天竺黄粉末的体积不少于 24 mL；检查吸水量，将 10 g 天竺黄放置于 100 mL 清水中，片刻后滤去天竺黄，液体不得超过 88 mL。

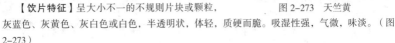

图 2-273　天竺黄

【饮片特征】呈大小不一的不规则片块或颗粒，灰蓝色、灰黄色、灰白色或白色，半透明状，体轻，质硬而脆。吸湿性强，气微，味淡。（图 2-273）

【贮藏要求】置干燥密闭容器内，防潮。

前　胡

【来源】伞形科植物白花前胡的根。

【采收加工】冬季或春季茎叶枯萎或未抽花茎时采挖根部，除去须根和杂质，洗净，晒干或低温干燥。

【质量标志】以皮部肉厚、质柔软、断面油点多、气香浓者为佳。水分不得超过 12%，总灰分不得超过 6%，酸不溶性灰分不得超过 2%。

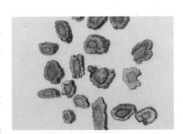

图 2-274　前胡

【饮片特征】①前胡（图2-274）：呈不规则的圆柱形、圆锥形薄片。表皮黑褐色或灰黄色，有纵皱纹；切面黄白色至淡黄色，皮部散在棕黄色油点，形成层可见一棕色环纹及放射状射线。气芳香，味微苦、辛。②蜜前胡：形如前胡，黄褐色，稍有光泽，味微甜。

【贮藏要求】置阴凉干燥处，防霉，防虫蛀。

桔　梗

【来源】桔梗科植物桔梗的根。

【采收加工】春季或秋季采挖，除去须根，洗净，或去外皮，干燥。

【质量标志】以质坚实、色洁白、味苦微甜者为佳。水分不得超过 12%，总灰分不得超过 5%。

【饮片特征】呈椭圆形或不规则圆形厚片。表面淡黄色，具有纵皱纹及横长皮孔样斑痕或支根痕，切面皮部为黄白色，棕色形成层环纹明显；木质部淡黄色。气微，味微甜而后苦。（图 2–275）

【贮藏要求】置通风干燥处，防潮，防虫蛀。

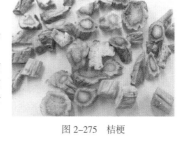

图 2–275　桔梗

海　藻

【来源】马尾藻科植物羊栖菜或海蒿子的干燥藻体。前者习称"小叶海藻"，后者称"大叶海藻"。

【采收加工】夏季和秋季采收，除去杂质，洗净，晒干。

【质量标志】药材以黑褐色，白霜少者为佳。水分不得超过 19%；重金属铅不得超过 5 mg/kg，镉不得超过 4 mg/kg，汞不得超过 0.1 mg/kg，铜不得超过 20 mg/kg。

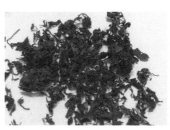

图 2–276　海藻

【饮片特征】①大叶海藻：呈不规则的中段，卷曲状，黑褐色。主干圆柱状，具圆锥突起，侧枝具短小的刺状突起；初生叶披针形或倒卵形，全缘或具粗锯齿，次生叶条形或披针形，叶腋间有着生条状叶的小枝。气囊黑褐色，呈球形或卵圆形，质脆，潮润时柔软，水浸后膨胀，肉质黏滑。气腥，味微咸。②小叶海藻：分枝无刺状突起，气囊腋生，呈纺锤形或球形，柄较长，皮较硬。（图 2–276）

【贮藏要求】置干燥处，防潮。

胖大海

【来源】梧桐科植物胖大海的成熟种子。

【采收加工】夏季采收成熟的种子，除去杂质，筛去泥沙后置于通风干燥处，干燥。不可水洗。

【质量标志】以个大、质坚、棕色、表面皱纹细、有光泽、不碎裂者为佳。水分不得超过16%。

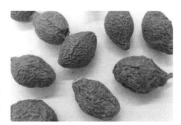

图 2–277　胖大海

【饮片特征】呈纺锤形或椭圆形，先端钝圆，基部略尖而歪，有浅色圆形种脐。表面为棕色或暗棕色，不规则皱缩而微有光泽。外层种皮极薄，质脆易脱。中层种皮较厚，黑褐色，遇水可膨胀成海绵状。断面可见树脂状小点。剥取内层种皮后可见内有 2 片肥厚胚乳，广卵形，暗棕色或灰棕色；有 2 枚子叶，菲薄而大，紧贴于胚乳内侧。气微，味淡，嚼之有黏性。（图 2–277）

【贮藏要求】置干燥处，防潮，防霉，防蛀。

昆　布

【来源】海带科植物海带或翅藻科植物昆布的干燥叶状体。

【采收加工】夏、秋二季采捞，去除杂质后，晒干。

【质量标志】以整齐、质厚、无杂质者为佳。水分不得超过16%，总灰分不得超过46%；重金属铅不得超过5 mg/kg，镉不得超过4 mg/kg，汞不得超过0.1 mg/kg，铜不得超过20 mg/kg。

【饮片特征】①海带：呈宽丝状，常卷曲成团，或缠成把。表面黑褐色或绿褐色，常附白霜。类革质，水泡略黏。气腥，味咸。②昆布：呈宽丝状，表面黑色，较薄。质柔滑。（图2-278）

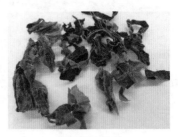

图2-278　昆布

【贮藏要求】置干燥处，防潮。

黄药子

【来源】薯蓣科植物黄独的干燥块茎。

【采收加工】秋、冬二季采挖，去除杂质，洗净，趁鲜切片，干燥。

【质量标志】以片大、外皮棕黑色、断面黄白色者为佳。

【饮片特征】呈圆形或椭圆形厚片。外表皮棕褐色至黑褐色。切面淡黄色至棕黄色，呈颗粒状，密布橙黄色麻点。质坚脆，粉性。气微，味苦。（图2-279）

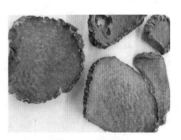

图2-279　黄药子

【贮藏要求】置干燥处，防潮，防蛀。

蛤　壳

【来源】帘蛤科动物文蛤或青蛤的贝壳。

【采收加工】夏季、秋季捕捞采集，去肉，除去杂质，洗净，晒干。

【质量标志】药材以光滑、色黄白、紫口者为佳。含碳酸钙不得少于95%。

【饮片特征】①蛤壳（图2-280）：呈不规则的碎块或粗粉。黄褐色、淡黄色或棕红色，具同心生长纹，有时可见波纹状褐色花纹。质坚硬。气微，味淡。②煅蛤壳：呈不规则碎块或粉末。灰白色，质细腻。气微，味微咸。

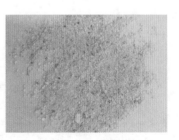

图2-280　蛤壳

【贮藏要求】置干燥处，防潮。

浮海石

【来源】胞孔科动物脊突苔虫的干燥骨骼。

【采收加工】夏季、秋季收集，去除杂质，洗净，晒干。

【质量标志】药材以体轻、灰黄白色、入水不沉者为佳。

【饮片特征】①浮海石（图 2-281）：呈不规则珊瑚状的碎块。灰白色或灰黄色，表面具多数叉状分枝和孔道，分枝表面与断面有众多小孔。体轻，气微腥，味咸。②煅浮海石：为不规则珊瑚状的碎块。淡灰棕色，质酥松。

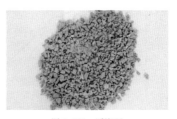

图 2-281　浮海石

【贮藏要求】置干燥处，防潮。

瓦楞子

【来源】蚶科动物毛蚶、泥蚶或魁蚶的贝壳。

【采收加工】秋季、冬季捕捞采收，洗净，置沸水中略煮，去肉，去除杂质，干燥。

【质量标志】以整齐、洁净、无残肉、无沙土者为佳。

【饮片特征】①瓦楞子（图 2-282）：呈不规则的碎片，质坚。壳外表面可见瓦楞状放射肋线及颗粒状突起。壳内面为白色，平滑。气微，味淡。②煅瓦楞

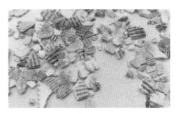

图 2-282　瓦楞子

子：呈不规则碎块。表面灰白色，较大碎块可见放射状肋线。内表面光滑。气微，味淡。

【贮藏要求】置干燥处，防潮。

（四）止咳平喘药

苦杏仁

【来源】蔷薇科植物西伯利亚杏、东北杏、山杏或杏的干燥成熟种子。

【采收加工】夏季采收成熟果实，除去果肉和核壳，洗净，取出种子，晒干。

【质量标志】以颗粒均匀、饱满、整齐、仁白味苦者为佳。过氧化值不得超过 0.11。

【饮片特征】①苦杏仁（图 2-283）：呈扁心形，长 1 ~ 1.9 cm，宽 0.8 ~ 1.5 cm。表面乳白色，顶端尖，底部钝圆，肥厚，左右不对称。尖端一侧有短线

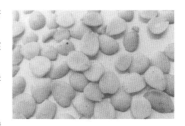

图 2-283　苦杏仁

形种脐，子叶 2 枚，乳白色，富油性。气微，味苦，有特殊的香气。②焯苦杏仁：形似苦杏仁，表面乳白色或黄白色，一端尖，另端钝圆，肥厚，左右不对称，富油性。有特异的香气，味苦。③炒苦杏仁：呈扁心形。表面微黄色，略带焦斑。味苦，有特殊的香气。

【贮藏要求】密闭干燥容器内贮存，置阴凉干燥处，防潮，防蛀。

紫苏子

【来源】唇形科植物紫苏的成熟果实。

【采收加工】秋季采收成熟的果实,除去杂质,晒干。

【质量标志】以粒大饱满、均匀、色灰棕、油性足、无杂质者为佳。水分不得超过2%。

【饮片特征】①紫苏子(图2-284):呈卵圆形或类球形,直径约1.5 mm。表面灰棕色或灰褐色,有微隆起的暗紫色网纹,基部稍尖,有灰白色点状果梗

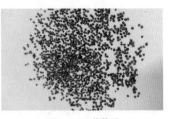

图2-284 紫苏子

痕。果皮薄而脆,易压碎。种子黄白色,种皮膜质,子叶2枚,类白色,有油性。压碎有香气,味微辛。②炒紫苏子:形如紫苏子,可见细裂口,外表面灰褐色,有焦香气。

【贮藏要求】置通风干燥处,防霉,防蛀。

百 部

【来源】百部科植物对叶百部、直立百部、蔓生百部的块根。

【采收加工】春季和秋季采挖,除去细根,洗净,置沸水中略烫或蒸至无白心,取出,干燥。

【质量标志】以片均匀、质坚实、无杂质者为佳。

【饮片特征】①百部(图2-285):呈不规则厚片。外表皮灰白色或棕黄色,有深纵皱纹。切面灰白色、淡棕黄色或黄白色,角质样;皮部较宽,中柱扁缩。质韧软。气微,味甘、苦。②蜜百部:形同百部片,表面为褐棕色或棕黄色,略见焦斑,稍有黏性。味甜。

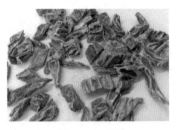

图2-285 百部

【贮藏要求】置通风干燥处,防潮。

紫 菀

【来源】菊科植物紫菀的根茎和根。

【采收加工】春、秋二季采挖地下部分,除去有节的根茎(母根)和泥沙,编成辫状晒干,或直接除去杂质,洗净,晒干。

【质量标志】以身干、条长、色紫红、质柔韧者为佳。水分不得超过15%,总灰分不得超过15%,酸不溶性灰分不得超过8%。

【饮片特征】①紫菀(图2-286):根呈细圆柱形段状,直径0.1~0.3 cm;根表面紫红色或灰红色,

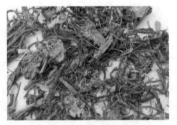

图2-286 紫菀

具细纵皱纹。根茎为不规则形的厚片,直径0.8~2.5 cm;表面黄棕色至棕褐色,有时带残留的根;切面具黄色筋脉纹理或排列成环的筋脉小点。质较柔韧。气微香,味甜、微苦。②蜜紫菀:形如紫菀片(段),表面为棕褐色或紫棕色。有蜜香气,味甜。

【贮藏要求】置阴凉干燥处，防潮。

款冬花

【来源】菊科植物款冬的花蕾。

【采收加工】冬季或地冻前当花尚未出土时采挖，除去杂质和残梗，阴干。

【质量标志】以朵大、色紫红、无花梗者为佳。木质老梗及已开花者不可供药。

【饮片特征】①款冬花（图2-287）：呈长圆棒状。单生或2~3个基部连生，长1~2.5 cm，直径0.5~1 cm。上粗下细或带有短梗，外面被鱼鳞状苞

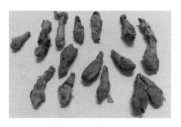

图 2-287　款冬花

片。苞片外面紫红色或淡红色，其内密被白色絮状茸毛。气香，味微苦而辛。②蜜款冬花：形如款冬花，表面为棕褐色或棕黄色，稍带黏性。具蜜香气，味微甜。

【贮藏要求】置干燥处，防潮，防霉，防蛀。

马兜铃

【来源】马兜铃科植物马兜铃或北马兜铃的成熟果实。

【采收加工】秋季果实成熟时采收，除去杂质、干燥。

【质量标志】以个大、完整、色黄绿、种子充实者为佳。

【饮片特征】①马兜铃（图2-288）：呈卵圆形，有纵棱12条，果皮轻而脆，易裂为6瓣，果梗也分裂

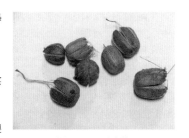

图 2-288　马兜铃

为6条，表面为黄绿色、棕褐色或灰绿色。果皮内表面有较密的横向脉纹，平滑而带光泽。种子淡棕色，边缘有翅，扁平而薄，呈钝三角形或扇形。气特异，味微苦。②蜜马兜铃：形如马兜铃，表面有光泽，可见焦斑，稍有黏性，味甜。

【贮藏要求】置干燥处，防潮，防霉。

枇杷叶

【来源】蔷薇科植物枇杷的叶。

【采收加工】全年均可采收，采下后晒至七八成干时，扎成小把，再晒至足干。

【质量标志】以宽丝形状规则、均匀、去净茸毛者为佳。水分不得超过10%，总灰分不得超过7%。

【饮片特征】①枇杷叶（图2-289）：呈丝条状。表面较光滑，叶缘有锯齿，外表面呈灰绿色、黄棕色或红棕色。下表面主脉突出，可见绒毛。质脆，气微，味微苦。②蜜枇杷叶：形如枇杷叶丝，表面微显

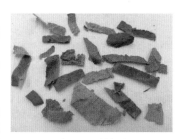

图 2-289　枇杷叶

光泽，呈黄棕色或红棕色，略带黏性。具蜜香气，味微甜。

【贮藏要求】置干燥处，防潮。

桑白皮

【来源】桑科植物桑的根皮。

【采收加工】春季或秋季挖取根部，刮去黄棕色粗皮，纵向剖开，除去木心，剥取根皮，晒干。

【质量标志】以色白、皮厚、质柔韧、无粗皮者为佳。

【饮片特征】①桑白皮（图2-290）：呈扭曲的卷筒状、板片状。外表面白色或淡黄白色，较平坦，偶见残留橙黄棕色栓皮。内表面黄白色或灰黄色，有细纵纹。切面纤维性。体轻，质韧。气微，味微甘。

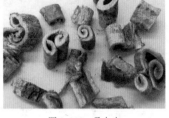

图 2-290 桑白皮

②蜜桑白皮：呈丝状，略卷曲。表面深黄色，略带黏性。气微，味甜。

【贮藏要求】置通风干燥处，防潮，防霉，防蛀。

葶苈子

【来源】十字花科植物播娘蒿或独行菜的干燥成熟种子。前者习称"南葶苈子"，后者习称"北葶苈子"。

【采收加工】夏季果实成熟时采收，除去杂质和灰屑，搓出种子，晒干。

【质量标志】以颗粒饱满、大小均匀、色浅棕、有光泽、无杂质者为佳。水分不得超过5%，总灰分不得超过8%，酸不溶性灰分不得超过3%。

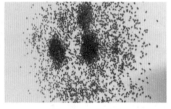

图 2-291 葶苈子

【饮片特征】①南葶苈子：呈长圆形，略扁，长约1 mm，宽约0.5 mm。表面棕色或红棕色，微有光泽，具2条纵沟，一端钝圆，另一端微凹或较平截。可见类白色种脐位于凹端。气微，味微辛、苦，略带黏性。②北葶苈子：呈扁卵形，长1～1.5 mm，宽0.5～1 mm。一端钝圆，另端尖而微凹。气微，味微辛辣，黏性较强。③炒葶苈子：形如葶苈子，表面为棕黄色，微鼓起。有油香气，不带黏性。（图2-291）

【贮藏要求】置干燥处，防潮。

白果

【来源】银杏科植物银杏的成熟种子。

【采收加工】秋季种子成熟时采收，除去外种皮，洗净，稍蒸或略煮后，烘干。

【质量标志】以粒大饱满、外壳白色、断面色淡黄者为佳。

【饮片特征】①白果：呈宽卵形或椭圆形，长1～1.8 cm，宽0.7～2 cm。中种皮骨质，坚硬。内种皮膜质，一端淡棕色，另一端金黄色，切面外层黄

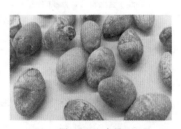

图 2-292 白果

色，胶质样，内层淡黄色或淡绿色，粉性，中间有空隙。气微，味甘、微苦。②炒白果：形如白果，表面可见焦斑，气香。（图2-292）

【贮藏要求】置通风干燥处，防潮。

矮地茶

【来源】紫金牛科植物紫金牛的全草。

【采收加工】夏季和秋季采挖，除去杂质，洗净、干燥。

【质量标志】药材以茎色红棕，叶色绿者为佳。水分不得超过13%，总灰分不得超过8%。

【饮片特征】呈段状，根圆柱形而弯曲，直径约2 mm，表面暗褐色至黑褐色，具细纵皱纹，疏生须根。茎圆柱形或稍扁，直径1.5～5 mm，表面黄褐色至棕褐色或浅红棕色，具细纵皱纹，有的具分枝及

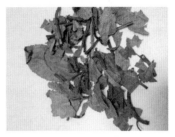

图 2-293　矮地茶

互生叶痕，切面中央有淡棕色髓部。叶占大部分，多切断或破碎，完整者略呈椭圆形，灰绿色至棕绿色，顶端较尖，基部楔形，边缘具细锯齿，背面网状脉明显，近革质。气微，味微涩。（图2-293）

【贮藏要求】置阴凉干燥处。

洋金花

【来源】茄科植物白花曼陀罗的花。

【采收加工】4～11月花刚开时采收。晒干或低温干燥。

【质量标志】以朵大、不带花萼、整齐、花冠肥厚、色黄棕者为佳。水分不得超过11%，总灰分不得超过11%，酸不溶性灰分不得超过2%。

【饮片特征】多呈皱缩卷条状。花萼筒状，表面微有茸毛，长为花冠的2/5，灰绿色或灰黄色，先端5裂，基部具纵脉纹5条；花冠淡黄色或黄棕色，呈喇

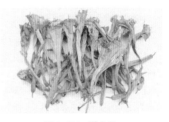

图 2-294　洋金花

叭状，先端5浅裂，裂片有短尖，短尖下有明显的纵脉纹3条，两裂片之间微凹；有雌蕊1枚，柱头棒状；有雄蕊5枚，花丝贴生于花冠筒内。烘干品质柔韧，气特异；晒干品质脆，气微，味微苦。（图2-294）

【贮藏要求】置干燥处，防霉，防蛀。

十四、安神药

（一）重镇安神药

朱　砂

【来源】硫化物类矿物辰砂族辰砂，主要成分为硫化汞（HgS）。

【采收加工】采挖后，选取纯净者，用磁铁去除含铁的杂质，再用水淘去杂石和泥沙。

【质量标志】以色鲜红、有光泽、体重、质脆者为佳。含硫化汞不得少于96%。

【饮片特征】呈朱红色极细粉末，体轻，以手指撮之无粒状物，以磁铁吸之无铁末。气微，味淡。（图2-295）

【贮藏要求】置干燥处，防潮。

图2-295　朱砂粉

磁　石

【来源】氧化物类矿物尖晶石族磁铁矿，主要成分为四氧化三铁（Fe_3O_4）。

【采收加工】四季均可采挖，除去杂石。

【质量标志】以具金属光泽、质坚硬、吸铁能力强者为佳。含铁不得少于50%。

【饮片特征】①磁石（图2-296）：呈不规则形的小块，灰黑褐色或棕褐色，条痕黑色，粗糙，具磁性，有时可见吸附表面毛状直立的残留铁屑，具金属光泽。体重，质坚硬。气微。②煅磁石：呈不规则形的小块或粗粉，棕褐色至黑褐色，不具磁性，质较松，略具醋气。

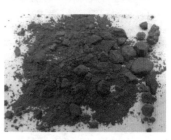

图2-296　磁石

【贮藏要求】置干燥处，防潮。

琥　珀

【来源】古代松科松属植物的树脂埋藏地下经年转化而成的化石状物。

【采收加工】全年均可采收，从地下挖出者称为"琥珀"，从煤中选出者称为"煤珀"，除去泥沙及煤屑。

【质量标志】琥珀以色红、质脆、断面光亮者为佳；煤珀以色黄棕、断面有玻璃样光泽者为佳。

【饮片特征】①琥珀（图2-297）：呈不规则块状、颗粒状或细粉末。表面血红色或黄棕色，有的具

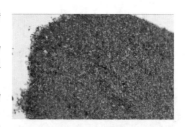

图2-297　琥珀

光泽。体轻，质松脆，捻之易碎。断面有玻璃样光泽。气微，味淡。②煤珀：呈不规则块状或颗粒状。表面淡黄色至黑褐色，有光泽。断面有玻璃样光泽。质硬，不易碎。

【贮藏要求】置阴凉干燥处。

（二）养心安神药

酸枣仁

【来源】鼠李科植物酸枣的成熟种子。

【采收加工】秋季和冬季采收，除去果肉和核壳，取出种子，晒干。

【质量标志】以粒大、饱满、有光泽、外皮红棕色、种仁色黄白、无核壳者为佳。杂质不得超过 5%，水分不得超过 9%，总灰分不得超过 7%。

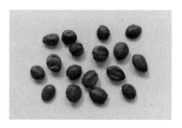

图 2-298　酸枣仁

【饮片特征】①酸枣仁（图 2-298）：呈扁圆形或扁椭圆形，长 5 ~ 9 mm，宽 5 ~ 7 mm，厚约 3 mm。表面紫红色或紫褐色，平滑，有光泽，有的具裂纹，一面较平坦，中间有 1 条隆起的纵线纹，另一面稍突起；一端凹陷，可见线形的脐，另一端有细小突起的合点。质坚脆。种皮较脆，胚乳白色，子叶 2 枚，浅黄色，富油性。气微，味淡。②炒酸枣仁：形如酸枣仁。表面紫棕色至棕黑色，有的可见焦斑，具焦香气。

【贮藏要求】置阴凉干燥处，防潮，防蛀。

柏子仁

【来源】柏科植物侧柏的成熟种仁。

【采收加工】秋季和冬季采收成熟种子，晒干，除去种皮，收集种仁。

【质量标志】以粒饱满、黄白色、油性大而不泛油、无皮壳杂质者为佳。酸值不得超过 40.0，羰基值不得超过 30.0，过氧化值不得超过 0.26。

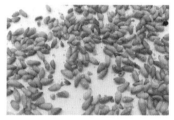

图 2-299　柏子仁

【饮片特征】①柏子仁（图 2-299）：呈长卵形或长椭圆形，长 4 ~ 7 mm，直径 1.5 ~ 3 mm。表面黄白色或淡黄棕色，外被膜性内种皮，顶端略尖，可见深褐色小点，基部钝圆。质软，富油性。气微香，味淡。②柏子仁霜：为淡黄色或淡棕色的松散粉末，微具特殊香气，味淡。

【贮藏要求】置阴凉干燥处，防热，防蛀。

灵　芝

【来源】多孔菌科真菌紫芝、赤芝的干燥子实体。

【采收加工】全年采收，除去杂质，剪除附着朽木、泥沙或培养基质的下端菌柄，阴干或在 40 ℃ ~ 50 ℃烘干。

【质量标志】以菌盖大、肥厚、坚实、有光泽者为佳。水分不得超过 17%，总灰分不得超过 3.2%，

【饮片特征】呈不规则形的切片，大小不一。表面黄褐色至红褐色或紫黑色，具光泽，有的被有粉尘样的黄褐色孢子。切面疏松，菌肉白色至淡棕色或锈褐色。体轻，质软。气微香，味苦、涩。（图 2-300）

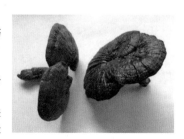

图 2-300　灵芝

【贮藏要求】置干燥处，防霉，防蛀。

首乌藤

【来源】蓼科植物何首乌的干燥藤茎。

【采收加工】秋季和冬季采收，除去杂质、残叶，趁鲜或捆成把切段，干燥。

【质量标志】以枝条细嫩、大小适中、外皮棕红色者为佳。水分不得超过 12%，总灰分不得超过 10%。

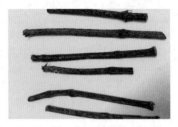

图 2-301　首乌藤

【饮片特征】呈短圆柱形的段，直径 0.4 ~ 0.7 cm。表皮红棕色至紫褐色，粗糙、菲薄，可剥离，具纵沟纹，有时可见节部略膨大，有侧枝痕。切面皮部紫红色，木部黄白色或淡棕色，具细孔；髓部疏松，类白色。气微，味微苦涩。（图 2-301）

【贮藏要求】置干燥处，防潮。

远　志

【来源】远志科植物卵叶远志或远志的根。

【采收加工】春季和秋季采挖，除去须根和杂质，晒干。

【质量标志】以根粗壮、肉厚、皮细、无木心者为佳。水分不得超过 12%，总灰分不得超过 6%，

【饮片特征】①远志（图 2-302）：呈小圆筒形节状小段，有横皱纹，质脆。切面黄白色。气微，味苦微辛。嚼之有刺喉感。②制远志：形如远志段，表面为黄棕色。味微甜。

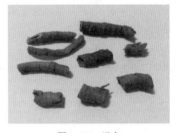

图 2-302　远志

【贮藏要求】置通风干燥处。

合欢皮

【来源】豆科植物合欢的树皮。

【采收加工】夏季和秋季剥取树皮，除去枝叶，晒干。

【质量标志】以皮细嫩，质硬而脆，易折断，皮孔明显者为佳。水分不得超过 10%，总灰分不得超过 6%。

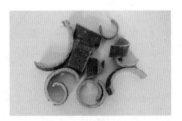

图 2-303　合欢皮

【饮片特征】呈条片状，稍弯曲，有的呈半卷筒状。长约 4 cm，宽 2 ~ 3 mm，皮厚 1 ~ 3 mm。外表面灰棕色至灰褐色，有的可见棕色或棕红色类圆形的横向或长圆形皮孔，有的具裂纹。内表面淡黄棕色或黄白色，有细密纵纹。切面淡黄棕色或黄白色，纤维性片状。质硬而脆。气微香，味淡、微涩、稍刺舌，而后喉头有不适感。（图 2-303）

【贮藏要求】置通风干燥处。

十五、平肝息风药

（一）平抑肝阳药

石决明

【来源】鲍科动物羊鲍、白鲍、澳洲鲍、耳鲍、杂色鲍、皱纹盘鲍的贝壳。

【采收加工】夏季和秋季采收，去肉，洗净，干燥，碾碎。

【质量标志】以个大、壳厚、内面光彩鲜艳者为佳。含碳酸钙不得少于93%。

【饮片特征】①石决明（图2-304）：呈不规则形的小块碎片。外表面灰褐色或砖红色，粗糙，具紧密排列的条纹及明显的细纹，两者相互交叉，有的可见

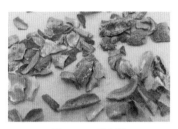

图2-304　石决明

圆形小孔。内表面光滑，有珍珠样彩色光泽。破碎面略粗糙。质坚硬。气微。②煅石决明：呈灰白色至灰色或灰黄色，内表面光泽较暗，断面可见分层，质松，易碎，略具焦臭。

【贮藏要求】置干燥处，防潮。

珍珠母

【来源】珍珠贝科动物马氏珍珠贝和蚌科动物三角帆蚌、褶纹冠蚌的贝壳。

【采收加工】全年均可采收，去肉，洗净，干燥，除去杂质、打碎。

【质量标志】以块大、色白、有珠光者为佳。酸不溶性灰分不得超过4%。

【饮片特征】①珍珠母（图2-305）：呈不规则形的块片，有的略向内卷曲。类白色至黄白色或淡黄褐色。外表面可见细密弧形纹理。内表面具珍珠样光泽。

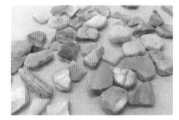

图2-305　珍珠母

破碎面粗糙，显层纹。质坚硬。气微腥，味淡。②煅珍珠母：呈灰白色、灰黄色或银灰色，无珍珠样光泽，质松，略具焦臭。

【贮藏要求】置干燥处，防尘。

牡　蛎

【来源】牡蛎科动物长牡蛎、近江牡蛎或大连湾牡蛎的贝壳。

【采收加工】全年均可采收，去肉，洗净，干燥、碾碎。

【质量标志】以质坚、内面光洁、色白者为佳。酸不溶性灰分不得超过5%。

【饮片特征】①牡蛎（图2-306）：呈不规则形的块片，白色至类白色或灰黄色至灰色。外表面凹凸不

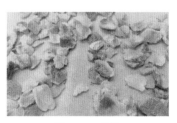

图2-306　牡蛎

平，呈波浪形覆瓦状层次，有的略具光泽；破碎面粗糙，显层纹；质坚硬。气微，味微咸。②煅牡蛎：呈灰白色，间有青灰色或淡灰黄色，质松易碎，略具焦臭。

【贮藏要求】置干燥处，防潮。

紫贝齿

【来源】宝贝科动物阿拉伯绶贝的贝壳。

【采收加工】夏季采收，除去贝肉，洗净、晒干、碾碎。

【质量标志】以紫色光亮、背有斑点、壳厚完整者为佳。

【饮片特征】呈不规则形的块片，有的卷曲或向内微凹，长 0.5～1 cm。外表面淡灰褐色或淡青灰色，有的具紫褐色或褐色圆形斑点，有的具虚线状褐色花纹，有的边缘可见棕色排列整齐的齿。内表面灰紫色，少数灰黄色，两面均平滑而具光泽。破碎面粗糙。质坚硬。气微。（图 2-307）

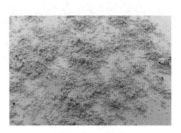

图 2-307 紫贝齿

【贮藏要求】置干燥处，防潮。

赭 石

【来源】氧化物类矿物刚玉族赤铁矿，主要成分为三氧化二铁（Fe_2O_3）。

【采收加工】四季均可采挖，除去杂石。

【质量标志】以断面显层叠状、每层多有钉头，赤红色、无杂质者为佳。含铁不得少于 45%。

【饮片特征】①赭石（图 2-308）：呈不规则形的块状，棕红色至暗棕红色，有的可见圆形突起或凹窝，有的具金属光泽。体重，质硬，断面常见层叠状。气微，味淡。②煅赭石：表面暗红棕色至棕黑色，质较松，断面灰黑色，或呈粗粉。略具醋气。

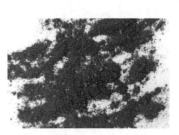

图 2-308 赭石

【贮藏要求】瓦缸装，置干燥处，防潮。

蒺 藜

【来源】蒺藜科植物蒺藜的成熟果实。

【采收加工】秋季果实成熟时采收，除去杂质，晒干。

【质量标志】以颗粒均匀、饱满坚实、色灰白者为佳。水分不得超过 9%，总灰分不得超过 12%。

【饮片特征】呈斧状或菱角状，长 4～6 mm。表面灰黄色至淡棕黄色，有的可见焦斑，偶见残留的硬刺，背部弓形隆起，中间有纵棱，两侧有网状花纹。

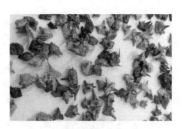

图 2-309 蒺藜

质坚韧。具焦香气，味微苦、涩。（图2-309）

【贮藏要求】置干燥处，防霉。

罗布麻叶

【来源】夹竹桃科植物罗布麻的叶。

【采收加工】夏季采收，除去杂质，干燥。

【质量标志】以色淡青灰干梗、完整叶片、无灰屑者为佳。水分不得超过11%，总灰分不得超过12%，酸不溶性灰分不得超过5%。

【饮片特征】多破碎和皱缩，展平后，完整者呈椭圆状披针形或卵状披针形，长2～5 cm，宽0.5～2 cm。灰绿色至黄绿色。顶端钝圆，有小芒尖，基部钝圆或楔形，边缘常向其下反卷，具不明显的细齿，下表面叶脉较突起，两面无毛。叶柄细，长约4mm。质脆。气微，味淡。（图2-310）

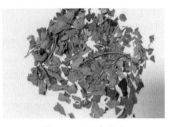

图2-310　罗布麻叶

【贮藏要求】置阴凉干燥处，防潮。

（二）息风止痉药

羚羊角

【来源】牛科动物赛加羚羊的角。

【采收加工】猎后锯取其角，晒干。

【质量标志】以质嫩、色白、光润、有血丝、无裂纹、无底盘者为佳。

【饮片特征】①羚羊角镑片：呈长条形的极薄片，宽约1 cm。类白色，半透明，边缘平直或具波状。切面有的具细密丝条纹，有的有蜂窝状空洞。质韧。气微，味淡。②羚羊角粉：呈类白色的粉末。气微，味淡。（图2-311）

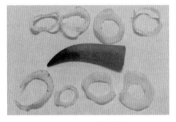

图2-311　羚羊角

【贮藏要求】置阴凉干燥处。

珍珠

【来源】珍珠贝科动物马氏珍珠贝、蚌科动物褶纹冠蚌或三角帆蚌等双壳类动物受刺激形成的珍珠。

【采收加工】自动物体内取出，洗净，晾干。

【质量标志】以纯净、形圆、质坚、有彩光、平滑细腻、粒大、破面有层纹者为佳。酸不溶性灰分不得超过4%。

【饮片特征】①珍珠（图2-313）：呈类球形、长圆形、卵圆形或棒形，直径1.5～8 mm。表面类白色、浅粉红色、浅黄绿色或浅蓝色，半透明，光滑或微有凹凸，具特有的彩色光泽。质坚硬，破碎面

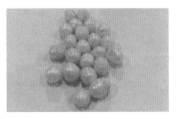

图2-313　珍珠

显层纹。无臭，无味。②珍珠粉：呈类白色的粉末，捻之无砂粒感。气微，味淡。

【贮藏要求】密闭，防潮。

钩 藤

【来源】茜草科植物钩藤、毛钩藤、华钩藤、大叶钩藤、无柄果钩藤的干燥带钩茎枝。

【采收加工】秋季和冬季采收，去叶，切段，晒干。

【质量标志】以双钩形如锚状、茎细、钩结实、光滑、色紫红、无枯枝钩者为佳。水分不得超过10%，总灰分不得超过3%。

【饮片特征】呈圆柱形或类方柱形的段，长2～3 cm，直径0.2～0.5 cm。表面红棕色至紫红色者，具细纵纹，光滑无毛；黄绿色至灰褐色者，有

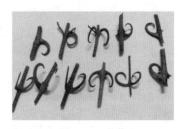

图2-314　钩藤

的可见白色点状皮孔，被黄褐色柔毛。多数枝节上对生两个向下弯曲的钩（不育花序梗），或仅一侧有钩，另一侧为突起的疤痕；钩端扁或稍圆，先端细尖，基部较阔；钩基部的枝上可见叶柄脱落后的窝点状痕迹和环状的托叶痕。质坚韧，断面黄棕色，皮部纤维性，髓部黄白色或中空。无臭，味淡。（图2-314）

【贮藏要求】置干燥处，防潮。

天 麻

【来源】兰科植物天麻的干燥块茎。

【采收加工】冬季和春季采挖，除去杂质泥土，洗净，蒸透，敞开低温干燥。

【质量标志】以色黄白、半透明、肥大坚实、无空心者为佳。水分不得超过12%，总灰分不得超过4.5%。

【饮片特征】呈类圆形、长条形或不规则的切片，有的边缘呈波状，表皮面黄白色至淡黄棕色，有的可见点状排成的横环纹。切面黄白色至淡棕色，可见色稍淡的筋脉小点。半透明，角质样，质坚脆。嚼之略带黏性，气微，味甘。（图2-315）

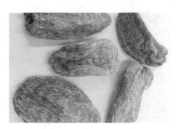

图2-315　天麻

【贮藏要求】置通风干燥处，防蛀。

地 龙

【来源】蚯蚓科动物参环毛蚓、通俗环毛蚓、栉盲环毛蚓、威廉环毛蚓的干燥体。

【采收加工】夏季捕捉，剖开腹部，除去内脏和泥沙，洗净，晒干或低温干燥。

【质量标志】以条大、肥壮、不碎、无泥土者为佳。杂质不得超过6%，水分不得超过12%，总灰分不得超过10%，酸不溶性灰分不得超过5%。

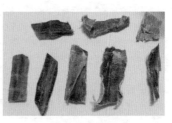

图2-316　地龙

【饮片特征】呈长条状薄片，多皱缩或边缘略卷，长 7 ~ 8 cm，宽 1 ~ 2 cm。黄褐色至棕褐色，具紧密的环节，有的一端钝圆，先端有一小孔。体轻，质韧。气腥。（图2-316）

【贮藏要求】置通风干燥处，防霉，防蛀。

全 蝎

【来源】钳蝎科动物东亚钳蝎的干燥体。

【采收加工】春季至秋季捕捉，除去泥沙后，置沸水或沸盐水中，煮至全身僵硬，捞出，阴干。

【质量标志】以完整、色绿褐、干净、身挺、腹空、无杂质、无盐霜者为佳。

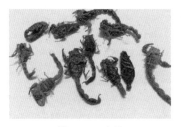

图2-317　全蝎

【饮片特征】头胸部与前腹部呈扁平长椭圆形，后腹部呈尾状，折伸弯曲，完整者体长约 6 cm。头胸部绿褐色，前面有 1 对短小的螯肢及 1 对较长大的钳状脚须，形似蟹螯，背面覆有梯形背甲，腹面有 4 对足，均为 7 节，末端各具 2 爪钩。前腹部有 7 节，背面绿褐色；后腹部棕黄色，6 节节上均有纵沟，末节有锐钩状毒刺，毒刺下方无距。质脆，气微腥，味微咸。（图2-317）

【贮藏要求】置干燥处，防蛀。

蜈 蚣

【来源】蜈蚣科动物少棘巨蜈蚣的干燥体。

【采收加工】春季和夏季捕捉，用竹片插入头尾，固定绷直，干燥。

【质量标志】以身干、条长、头红、足黄、身黑绿、头足完整者为佳。水分不得超过 15%，总灰分不得超过 5%。

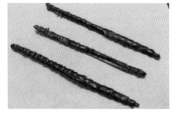

图2-318　蜈蚣

【饮片特征】呈扁平长条形，长 9 ~ 15 cm，宽 0.5 ~ 1 cm。由头部和躯干部组成，全体共 22 个环节。头部暗红色或红褐色，略有光泽，有头板覆盖，头板近圆形，前端稍突出，两侧贴有颚肢 1 对，前端两侧有触角 1 对。躯干部第 1 背板与头板同色，其余 20 个背板呈棕绿色或墨绿色，具光泽；自第 4 背板至第 20 背板上常有 2 条纵沟线。腹部淡黄色或棕黄色，皱缩；自第 2 节起，每节两侧有步足 1 对；步足黄色或红褐色，偶有黄白色，呈弯钩形，最末一对步足呈尾状，故又称尾足，易脱落。质脆，断面有裂隙。气微腥，有特殊刺鼻臭气，味辛、微咸。（图2-318）

【贮藏要求】置干燥处，防霉，防蛀。

僵 蚕

【来源】蚕蛾科昆虫家蚕 4 ~ 5 龄的幼虫感染（或人工接种）白僵菌而致死的干燥体。

【采收加工】春季和秋季收集感染白僵菌病死的蚕，去除杂质，干燥。

【质量标志】以虫体条粗、质硬而脆、易折断、色白、断面平坦光亮者为佳。表面无白色粉霜，中空者不可入药。杂质不得超过 3%，水分不得超过 13%，总灰分不得超过 7%，酸不溶性灰分不得超过 2%。

【饮片特征】呈圆柱形，多弯曲皱缩，长 2 ~ 5 cm，直径 0.5 ~ 0.7 cm。表面棕黄色至棕褐色，可见黄白色粉霜，凹陷处尤明显。头较小而圆，体节明显，足 8 对，突起；尾端稍狭窄，呈二分叉状，大多已断落。质硬脆，易折断，断面黑褐色，腹部有亮棕色或亮黑色的丝腺环 4 个。气微腥，味微咸。（图2-319）

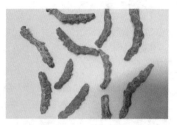

图 2-319　僵蚕

【贮藏要求】置干燥处，防潮，防蛀。

十六、开窍药

牛　黄

【来源】牛科动物牛的干燥胆结石。

【采收加工】原品入药，不另加工。

【质量标志】以胆黄者为佳。味微苦后甘。水分不得超过 9%，总灰分不得超过 10%。

【饮片特征】呈金黄色至棕黄色或略带红棕色的粉末或小块。小块表面呈黄红色、棕黄色，有的表面挂有一层黑色光亮薄膜，习称"乌金衣"；断面金黄色，可见细密的同心层纹，或夹有白心。气清香，味苦而后甜；嚼之有清凉感，不黏牙。（图2-312）

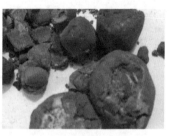

图 2-312　牛黄

【贮藏要求】遮光，密闭，置阴凉干燥处，防潮，防压。

麝　香

【来源】鹿科动物原麝、林麝、马麝成熟雄性香囊中的干燥分泌物。

【采收加工】冬季或春季采收，直接割取香囊，阴干，习称"毛壳麝香"；或剖开香囊，除去囊壳，习称"麝香仁"。养殖家麝可直接从香囊中取出麝香仁，阴干或用干燥容器密闭干燥。

【质量标志】以棕褐色，香气浓烈者为佳。总灰分不得超过 6.5%。

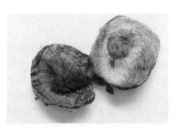

图 2-320　麝香

【饮片特征】呈棕褐色至深棕色或黄棕色的粉末，柔软而显油润。气香浓烈而特异，味微辣、微苦带咸。（图2-320）

【贮藏要求】置密闭干燥容器中，阴凉处保存。

天然冰片

【来源】樟科植物樟的新鲜枝、叶经提取加工制成。

【采收加工】采集新鲜枝叶经水蒸气蒸馏并重结晶而得。

【质量标志】以片大、色白、清香、味辛凉者为佳。

【饮片特征】呈白色结晶性粉末或片状结晶。具挥发性，点燃时有浓烟，火焰呈黄色。气清香，味辛、凉。（图2-321）

【贮藏要求】密封，防潮，置阴凉干燥处。

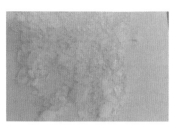

图 2-321　天然冰片

石菖蒲

【来源】天南星科植物石菖蒲的根茎。

【采收加工】秋季和冬季采挖，除去须根和泥沙，洗净，晒干。

【质量标志】以条长、粗肥、断面类白色、纤维性弱、气香者为佳。水分不得超过13%，总灰分不得超过10%。

【饮片特征】呈扁圆形或长条形的厚片，直径0.3～1 cm。表面灰棕色至棕褐色，有的可见细纵皱纹、节痕、毛状的残留叶基及圆点状根痕。切面类白

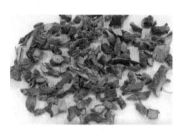

图 2-322　石菖蒲

色或微红色，内皮层环明显，可见多数维管束小点及棕色油细胞。质硬，气芳香，味苦、微辛。（图2-322）

【贮藏要求】置干燥处，防潮，防霉。

十七、补虚药

（一）补气药

人　参

【来源】五加科植物人参的干燥根和根茎。

【采收加工】秋季采收，去除泥土，洗净，晒干或烘干。栽培的习称"园参"；播种在山林野生状态下自然生长的称为"林下山参"，习称"籽海"。

【质量标志】以身长、支大、芦（根茎）长者为佳。水分不得超过12%，总灰分不得超过5%。

【饮片特征】①人参（图2-323）：主根呈纺锤形或圆柱形，长3～15 cm，直径1～2 cm。表面灰黄色，上部或全体有疏浅断续的粗横纹及明显的纵皱，下部有支根2～3条，并着生多数细长须根，须根上

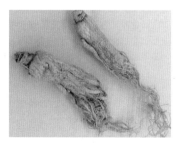

图 2-323　人参

常有不明显的细小疣状突出，根茎（芦头）多拘挛弯曲，具不定根（艼）和稀疏的凹窝状茎痕

（芦碗）。②人参片：多为圆形、类圆形的薄片。外表皮为灰黄色。切面显粉性，呈淡黄白色或类白色，皮部可见黄棕色点状树脂道和放射性裂隙，形成层环为棕黄色。体轻，质脆。香气特异，味微苦、甘。

【贮藏要求】置阴凉干燥处，密闭保存，防潮、防蛀。

西洋参

【来源】五加科植物西洋参的干燥根。

【采收加工】秋季采挖，去除泥土，洗净，晒干或低温干燥。

【质量标志】以条匀、质硬、体轻、表面横纹紧密、气清香、味浓者为佳。水分不得超过13%，总灰分不得超过5%。

【饮片特征】①西洋参（图2-324）：本品呈纺锤形、圆柱形或圆锥形，长3～12 cm，直径0.8～2 cm，表面浅黄褐色或黄白色，可见横向环纹和线形

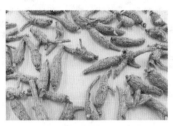

图2-324 西洋参

皮孔状突起，并有细密浅纵皱纹和须根痕，有的上端有根茎（芦头）、环节明显，茎痕（芦碗）圆形或半圆形，具不定根（芐）或已折断。体重、皮坚实，难折断；断面平坦，浅黄白色，略显粉状。②西洋参片：呈长圆形或类圆形薄片。外表皮浅黄褐色。切面呈淡黄白或黄白色，皮部可见黄棕色点状树脂道，形成层环为棕黄色，木部可见放射状纹理。气微而特异，味微苦、甘。

【贮藏要求】置阴凉干燥处，密闭，防蛀。

党 参

【来源】桔梗科植物党参、川党参或素花党参的干燥根。

【采收加工】秋季采挖，去除泥土杂质，洗净，晒干。

【质量标志】依据产地不同，分为"西党"和"东党"两大类。"西党"以根条肥大粗实、皮紧、横纹多、味甜者为佳。"东党"以根条肥大、外皮黄色、皮紧肉实、皱纹多者为佳。水分不得超过16%，总灰分不得超过5%。

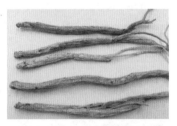

图2-325 党参

【饮片特征】党参（图2-325）：呈长圆柱形，稍弯曲。长10～35 cm，直径0.4～2 cm。外表皮为黄灰色、灰棕色、黄棕色。根头部有多数疣状突起的茎痕及芽，每个茎痕的顶端呈凹下的圆点状，根头下有致密的环状横纹。切面皮部淡黄色至淡棕色，木部淡黄色，有裂隙或放射状纹理。有特殊香气，味微甜。

【贮藏要求】置通风干燥处，防潮、防蛀。

太子参

【来源】石竹科植物孩儿参的干燥块根。

连锁药店店员中药基础训练手册

【采收加工】夏季采挖，除去泥土、须根，洗净，置沸水中略烫后晒干或直接晒干。

【质量标志】以条粗肥润、黄白色、无须根者为佳。水分不得超过 14%，总灰分不得超过 4%。

【饮片特征】呈细长纺锤形或细长条形，稍弯曲，顶端有茎痕。表面黄白色，较光滑，微有纵皱纹，凹陷处有须根痕。质硬而脆，断面较平坦，周边为淡黄棕色，中心淡黄白色，角质样。气微，味微甘。（图2-326）

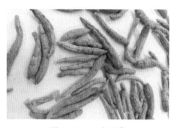

图 2-326　太子参

【贮藏要求】置通风干燥处，防潮，防蛀。

黄　芪

【来源】豆科植物蒙古黄芪或膜荚黄芪的干燥根。

【采收加工】春季和秋季采挖，除去须根和根头，洗净，晒干。

【质量标志】以条粗长、独枝无叉、外皮光、皱纹少、质坚而绵、断面色黄白、粉性足、味甜、豆腥味者为佳。水分不得超过 10%，总灰分不得超过 5%。

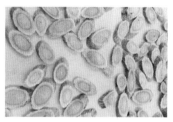

图 2-327　黄芪

【饮片特征】呈圆形或椭圆形的厚片；外表皮可见纵皱纹或纵沟，黄白色至淡棕褐色。切面皮部黄白色，木部淡黄色，有放射状纹理及裂隙，老根中心偶呈枯朽状，黑褐色或呈空洞。气微，味微甜，嚼之有豆腥味。（图2-327）

【贮藏要求】置通风干燥处，防潮，防蛀。

白　术

【来源】菊科植物白术的干燥根茎。

【采收加工】冬季采挖，除去泥沙，烘干或晒干，再除去须根。

【质量标志】以个大、表面灰黄色、断面黄白色、有云头、质坚实、无空心者为佳。水分不得超过 15%，总灰分不得超过 5%。

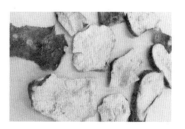

图 2-328　白术

【饮片特征】①白术（图2-328）：呈不规则的厚片，外表皮灰黄色或灰棕色，质坚硬；切面散生棕黄色点状油室，呈黄白色至淡棕色；木部具放射状纹理，色较深或有裂隙。气清香，味甘、微辛，嚼之略带黏性。②麸炒白术：形如白术片，表面黄棕色，偶见焦斑。略有焦香气。

【贮藏要求】置阴凉干燥处，防潮，防蛀。

山　药

【来源】薯蓣科植物薯蓣的干燥根茎。

【采收加工】冬季采挖，切去根头，洗净，除去外皮和须根，干燥，习称"毛山药片"；也可选择肥大顺直的干燥山药，浸入清水中，至无干心，闷透，两端切齐，再用木板搓成圆柱状，晒干，打光，习称"光山药"。

【质量标志】以质坚实、粉性足、颜色洁白者为佳。水分不得超过 16%，总灰分不得超过 2%。

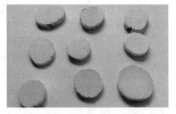

图 2-329　山药片

【饮片特征】①山药：略呈圆柱形，弯曲而稍扁，长 15 ~ 30 cm，直径 1.5 ~ 6 cm。质脆，易断。表面为类白色或淡黄白色，切面类白色，富粉性。②山药片（图 2-329）：为皱缩不平、不规则厚片，质坚脆，切面白色或黄白色，粉性。气微，味淡、微酸。③麸炒山药：形如山药片，偶见焦斑，切面为黄色、黄白色，略有焦香气。

【贮藏要求】置通风干燥处，防潮，防蛀。

白扁豆

【来源】豆科植物扁豆的干燥成熟种子。

【采收加工】秋季和冬季采收成熟果实，晒干后取出种子，去除杂质，再晒干。

【质量标志】以粒大、饱满、色黄白者为佳。水分不得超过 14%。

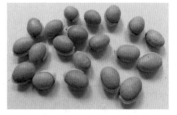

图 2-330　白扁豆

【饮片特征】①白扁豆（图 2-330）：呈扁椭圆形或扁卵圆形颗粒，质坚硬。表面平滑略有光泽，呈淡黄白色、淡黄色，一侧边缘可见隆起的白色眉状种阜。种皮薄而脆，可见 2 片肥厚的黄白色子叶。气微，味淡，嚼之有豆腥气。②炒白扁豆：形如白扁豆，表面微黄色，具焦斑。用时捣碎。

【贮藏要求】置干燥处，防蛀。

甘　草

【来源】豆科植物甘草、胀果甘草或光果甘草的干燥根和根茎。

【采收加工】春季和秋季采挖，除去泥土、须根，晒干。

【质量标志】带皮甘草以外皮细紧、有皱沟、红棕色、质坚实、粉性足、断面黄白色者为佳；外皮粗糙、灰棕色、质松、粉性小、断面深黄色者为次；外皮棕黑色、质坚硬、断面棕黄色、味苦者不可入药。

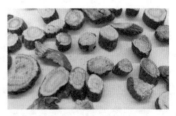

图 2-331　甘草

粉草较带皮甘草为佳。水分不得超过 12%，总灰分不得超过 7%，酸不溶性灰分不得超过 2%。

【饮片特征】①甘草片（图 2-331）：呈类圆形或椭圆形的厚片，质坚实，具粉性。外表皮有纵皱纹，呈红棕色或灰棕色。切面略呈纤维性，中心黄白色，可见形成层环和放射状纹理。气微，味甜而特殊。②炙甘草：呈圆形或椭圆形切片，略有黏性。外表皮微具光泽，呈红棕色、灰棕色。切面为黄色至深黄色，可见明显形成层环和放射状射线。具焦香气，味甜。

【贮藏要求】置通风干燥处，防蛀。

大　枣

【来源】鼠李科植物枣的干燥成熟果实。

【采收加工】秋季果实成熟时采收，晒干。

【质量标志】以色红、肉厚、饱满、核小、味甜者为佳。总灰分不得超过 2%。

【饮片特征】呈椭圆形或球形，外表面有不规则皱纹，略带光泽，皮薄，呈暗红色。果肉柔软，富糖性而油润，呈棕黄色或淡褐色。果核质坚硬，两端锐尖，呈纺锤形。气微香，味甜。（图 2-332）

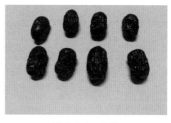

图 2-332　大枣

【贮藏要求】置干燥处，防潮，防蛀。

刺五加

【来源】五加科植物刺五加的干燥根和根茎或茎。

【采收加工】春季和秋季采收，去除泥土，洗净，干燥。

【质量标志】以条粗、质硬、断面黄白色、气清香者为佳。水分不得超过 10%，总灰分不得超过 9%。

【饮片特征】呈类圆形或不规则形的厚片。根和根茎外表皮灰褐色或黑褐色，粗糙，有细纵沟和皱纹，皮较薄，有的剥落，剥落处呈灰黄色；茎外表皮无

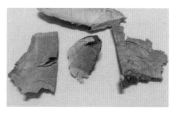

图 2-333　刺五加

刺，幼枝黄褐色，密生细刺，呈浅灰色、灰褐色。切面纤维性，呈黄白色，茎的皮部薄，木部宽广，中心有髓部。根和根茎有特异香气，味微辛、稍苦、涩；茎气微，味微辛。（图 2-333）

【贮藏要求】置通风干燥处，防潮。

绞股蓝

【来源】葫芦科植物绞股蓝的干燥地上部分。

【采收加工】夏季和秋季采收，除去杂草，洗净，干燥。

【质量标志】以黄绿色者为佳，水分不得超过 15%。

【饮片特征】呈中段，茎纤细，淡棕色，有数条纵棱，或带有卷须；叶呈灰绿色，皱缩不平，展开后，掌状复叶多为 5 片小叶膜质，边缘有锯齿，叶脉被疏毛；有时可见圆球形果实，直径约 6 mm。气清香，味微苦后甘。（图 2-334）

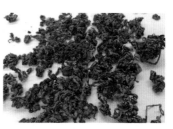

图 2-334　绞股蓝

【贮藏要求】置通风干燥处。

红景天

【来源】景天科植物大花红景天的干燥根和根茎。

【采收加工】秋季花茎凋枯后采挖，除去粗皮，洗净，晒干。

【质量标志】水分不得超过12%，总灰分不得超过8%，酸不溶性灰分不得超过2%。

【饮片特征】呈不规则形厚片，质轻，疏松。外表面粗糙有皱褶，呈棕色或褐色；切面有时可见环纹，呈粉红色或紫红色。气芳香，味微苦涩，后甜。（图2-335）

【贮藏要求】置通风干燥处，防潮，防蛀。

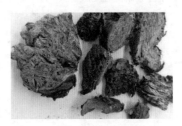

图2-335 红景天

沙 棘

【来源】胡颓子科植物沙棘的干燥成熟果实。

【采收加工】秋季和冬季果实成熟或冻硬时采收，除去杂质，干燥或蒸后干燥。

【质量标志】以粒大、肉厚、油润者为佳。杂质不得超过4%，水分不得超过15%，总灰分不得超过6%，酸不溶性灰分不得超过3%。

【饮片特征】呈类球形或扁球形，有的数个粘连，单个直径 5 ~ 8 mm，外表面皱缩，呈橙黄色或红棕色，顶端有残存花柱，基部具短小果梗或果梗痕。果肉柔软油润。种子斜卵形，中间有一纵沟；表面褐色，有光泽；种皮较硬，种仁乳白色。气微，味酸、涩。（图2-336）

【贮藏要求】置通风干燥处，防霉，防蛀。

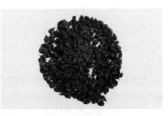

图2-336 沙棘

蜂 蜜

【来源】蜜蜂科昆虫中华蜜蜂或意大利蜂所酿的蜜。

【采收加工】春季至秋季采收，滤过。

【质量标志】以稠如凝脂、味甜纯正、清洁者为佳。水分不得超过24%（折光率测定法进行测定）。

【饮片特征】呈半透明、具光泽、浓稠的液体，白色至淡黄色或橘黄色至黄褐色，久置或遇冷可见白色颗粒状结晶析出。气芳香，味极甜。（图2-337）

【贮藏要求】置阴凉处。

图2-337 蜂蜜

（二）补阳药

鹿 茸

【来源】鹿科动物梅花鹿或马鹿的雄鹿未骨化密生茸毛的幼角。前者习称"花鹿茸"，后者习称"马鹿茸"。

【采收加工】夏季和秋季锯取鹿茸，经加工后，阴干或烘干。

【质量标志】花鹿茸，以粗大、挺圆、顶端丰满、质嫩、毛细、皮色红棕、油润光亮者为佳。马鹿茸，以茸体饱满、体轻、下部无棱线、断面蜂窝状、组织致密、米黄色者为佳。

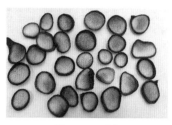

图2-338　鹿茸

【饮片特征】①花鹿茸片：呈类圆形或椭圆形的薄片，外皮红色或灰棕色，角尖部分称"蜡片"和"血片"，切面乳白色、浅黄棕色或红棕色，半透明，微具光泽。中上部切片习称"粉片"或"蛋黄片"，切面粉白色或黄白色，中间有极小蜂窝状细孔；下部切片习称"老角片"，切面中间具明显蜂窝状细孔，灰白色或灰棕色，外皮无骨质或稍有骨质。②马鹿茸片：蜡片、血片为圆形薄片，灰褐色，中央半透明，呈米黄色，微显光泽；外皮较厚无骨质，周边紫黑色，质坚韧。粉片和老角片的切面中央可见细蜂窝状小孔，为米黄色，外皮较厚，无骨质或略具骨质。气微腥，味微咸。（图2-338）

【贮藏要求】置阴凉干燥处，密闭，防蛀。

肉苁蓉

【来源】列当科植物肉苁蓉、管花肉苁蓉的干燥带鳞叶的肉质茎。

【采收加工】春季和秋季可采挖，除去茎尖。切段，晒干。

【质量标志】以个大、身肥、鳞细、褐色、油性大、茎肉质而软者为佳。水分不得超过10%，总灰分不得超过8%。

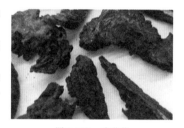

图2-339　肉苁蓉

【饮片特征】①肉苁蓉片：呈不规则形状厚片。表面棕褐色或灰棕色，或可见肉质鳞叶。切面可见排列成波状环纹的点状维管束，呈淡棕色或棕黄色。气微，味甜、微苦。②管花肉苁蓉片：切面可见散生点状维管束。③酒苁蓉：形如肉苁蓉片，质柔润。表面黑棕色，切面可见排列成波状环纹的点状维管束。略有酒香气，味甜、微苦。④酒管花苁蓉：切面可见散生点状维管束，略有酒香气。（图2-339）

【贮藏要求】置通风干燥处，防潮，防蛀。

巴戟天

【来源】茜草科植物巴戟天的干燥根。

【采收加工】全年均可采挖，除去泥土和须根，洗净，晒至六七成干，轻轻捶扁，晒干。

【质量标志】以条大、肥壮、连珠状、肉厚、断面色紫者为佳。水分不得超过15%，总灰分不得超过6%。

【饮片特征】①巴戟肉：呈扁圆柱形段或不规则形块状。表面可见纵纹和横裂纹，呈灰黄色或暗灰色。切面中空，皮部厚，呈紫色或淡紫色。气微，味甘而微涩。②盐巴戟天：呈扁圆柱形短段或不规则形块状。表面可见纵纹和横裂纹，呈灰黄色或暗灰色。切面中空，皮部厚，呈紫色或淡紫色。气微，味甘、咸而微涩。③制巴戟天：呈扁圆柱形短段或不规则形状块。表面可见纵纹和横裂纹，呈灰黄色或暗灰色。切面中空，皮部厚，呈紫色或淡紫色。气微，味甘而微涩。（图2-340）

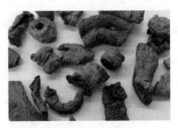

图2-340　巴戟天

【贮藏要求】置通风干燥处，防霉，防蛀。

淫羊藿

【来源】小檗科植物淫羊藿、箭叶淫羊藿、朝鲜淫羊藿或柔毛淫羊藿的干燥叶。

【采收加工】夏季和秋季茎叶茂盛时采收，晒干或阴干。

【质量标志】杂质不得超过3%，水分不得超过12%，总灰分不得超过8%。

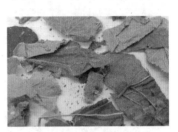

图2-341　淫羊藿

【饮片特征】①淫羊藿（图2-341）：呈丝片状，网脉明显，中脉及细脉凸出。上表面为绿色、黄绿色或浅黄色，下表面为灰绿色，边缘可见黄色刺毛状细锯齿。近革质，气微，味微苦。②炙淫羊藿：形如淫羊藿丝。表面为浅黄色，显油亮光泽。微有羊脂油气。

【贮藏要求】置通风干燥处，防潮。

仙　茅

【来源】石蒜科植物仙茅的干燥根茎。

【采收加工】秋季和冬季采挖，除去根头、须根和泥土，洗净，干燥。

【质量标志】以身干、根条粗长、质坚脆、表面黑褐色者为佳。杂质（须根、芦头）不得超过4%，水分不得超过13%，总灰分不得超过10%，酸不溶性灰分不得超过2%。

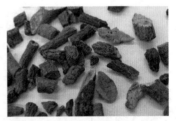

图2-342　仙茅

【饮片特征】呈类圆形或不规则形状的厚片或段，外表皮粗糙，或可见横皱纹和细孔状的须根痕，呈棕色至褐色。切面有多数棕色小点，中间有深色环纹，呈灰白色至棕褐色。气微香，味微苦、辛。（图2-341）

【贮藏要求】置干燥处，防霉，防蛀。

补骨脂

【来源】豆科植物补骨脂的干燥成熟果实。

【采收加工】秋季果实成熟时采收果序，晒干，搓出果实，除去杂质。

【质量标志】以粒大、色黑、颗粒饱满、坚实、无杂质者为佳。杂质不得超过 5%，水分不得超过 9%，总灰分不得超过 8%，酸不溶性灰分不得超过 2%。

【饮片特征】①补骨脂（图 2-343）：似肾形，略扁，质硬。外表面有细微网状皱纹，呈黑色、黑褐色或灰褐色。顶端有一小突起，圆钝，凹侧可见果梗痕。果皮薄，不易与种子分离；种子有油性，呈黄白色。气香，味辛、微苦。②盐补骨脂：形如补骨脂，表面微微鼓起，黑色或黑褐色。气微香，味微咸。

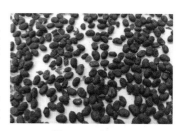

图 2-343　补骨脂

【贮藏要求】置干燥处，防潮。

杜　仲

【来源】杜仲科植物杜仲的干燥树皮。

【采收加工】夏季剥取，刮去粗皮，堆置"发汗"至内皮呈紫褐色时，晒干。

【质量标志】以皮厚而大，糙皮刮净，外面黄棕色，内面黑褐色，折断时白丝多者为佳。水分不得超过 13%，总灰分不得超过 10%。

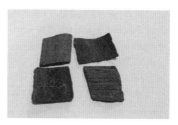

图 2-344　杜仲

【饮片特征】①杜仲（图 2-344）：呈小方块或丝状，光滑，质脆。外表面可见明显的皱纹及纵裂槽纹，呈淡棕色或灰褐色；内表面呈暗紫色，光滑；断面有细密、银白色、富弹性的橡胶丝相连。气微，味稍苦。②盐杜仲：形如杜仲块或丝，外表面呈黑褐色，内表面为褐色，折断时可见胶丝，弹性较差。味微咸。

【贮藏要求】置通风干燥处。

续　断

【来源】川续断科植物川续断的干燥根。

【采收加工】秋季采挖，除去根头、须根和泥土，用微火烘至半干，堆置"发汗"至内部变绿色时，再烘干。

【质量标志】以条粗、质软、皮部墨绿色者为佳。水分不得超过 10%，总灰分不得超过 12%，酸不溶性灰分不得超过 3%。

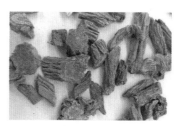

图 2-345　续断

【饮片特征】①续断片：呈类圆形或椭圆形的厚片，质软，久置变硬。外表皮有纵皱，呈灰褐色至黄褐色。切面皮部为墨绿色或棕色，木部为灰黄色或黄褐色，可见放射状排列的导管束，形成层部位多有深色环。气微，味苦、微甜而涩。②酒续断：形如续断片，表面浅黑色或棕褐色，略有酒香气。③盐续断：形如续断片，表面黑褐色，味微咸。（图 2-345）

【贮藏要求】置干燥处，防潮，防蛀。

锁 阳

【来源】锁阳科植物锁阳的干燥肉质茎。

【采收加工】春季采挖，除去花序，切段，晒干。

【质量标志】以条粗、肥大、色红、坚实，断面粉性、不显筋脉者为佳。杂质不得超过 2%，水分不得超过 12%，总灰分不得超过 14%。

【饮片特征】呈类圆形或不规则形的片。外表皮粗糙，可见明显纵沟及不规则凹陷，呈棕色或棕褐色。切面散在黄色三角形维管束，呈浅棕色或棕褐色。气微，味甘而涩。（图2-346）

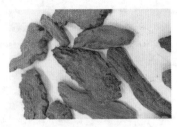

图 2-346　锁阳

【贮藏要求】置通风干燥处，防潮。

益 智

【来源】姜科植物益智的干燥成熟果实。

【采收加工】夏季和秋季果实由绿变红时采收，晒干或低温干燥。

【质量标志】以椭圆、饱满、油多者为佳。总灰分不得超过 8.5%，酸不溶性灰分不得超过 1.5%。

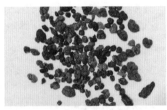

图 2-347　益智

【饮片特征】①益智（图2-347）：呈两端略尖的椭圆形。表面棕色或灰棕色，可见纵向凹凸不平的突起棱线 13~20 条，顶端有花被残基，基部常残存果梗。果皮薄而稍韧，与种子紧贴，种子集结成团，中有隔膜将种子团分为 3 瓣，每瓣有种子 6~11 粒。种子呈不规则的扁圆形，略有钝棱，外有淡棕色膜质假种皮，表面灰褐色或灰黄色；胚乳白色。有特异香气，味辛、微苦。②盐益智：呈不规则的扁圆形，略有钝棱，直径约 3 mm。外表面呈棕褐色至黑褐色，质硬，胚乳白色。有特异香气。味辛、微咸。

【贮藏要求】置阴凉干燥处，防潮。

菟丝子

【来源】旋花科植物菟丝子和南方菟丝子的干燥成熟种子。

【采收加工】秋季果实成熟时采收植株，晒干，打下种子，除去杂质。

【质量标志】以粒饱满、质坚实、灰棕色或黄棕色者为佳。水分不得超过 10%，总灰分不得超过 10%，酸不溶性灰分不得超过 4%。

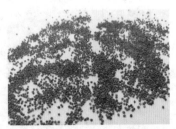

图 2-348　菟丝子

【饮片特征】①菟丝子（图2-348）：呈类球形，直径 1～2 mm，质坚实，不易压碎。表面灰棕色至棕褐色，粗糙，种脐为线形或扁圆形。气微，味淡。②盐菟丝子：形如菟丝子，外表面裂开，呈棕黄色，略有香气。

【贮藏要求】置通风干燥处，防潮。

沙苑子

【来源】豆科植物扁茎黄芪的干燥成熟种子。

【采收加工】秋末冬初果实成熟尚未开裂时采割植株，晒干，打下种子，除去杂质，晒干。

【质量标志】以身干、粒大饱满、绿褐色或灰褐色、无杂质、均匀者为佳。水分不得超过13%，总灰分不得超过5%，酸不溶性灰分不得超过2%。

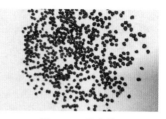

图2-349　沙苑子

【饮片特征】①沙苑子（图2-349）：略呈肾形而稍扁，质坚硬，不易破碎。外表面光滑，呈褐绿色或灰褐色，边缘一侧微凹处可见圆形种脐。子叶2枚，淡黄色，胚根弯曲，气微，味淡，嚼之有豆腥味。②盐沙苑子：形如沙苑子，表面鼓起，深褐绿色或深灰褐色。气微，味微咸，嚼之有豆腥味。

【贮藏要求】置通风干燥处，防潮。

蛤　蚧

【来源】壁虎科动物蛤蚧的干燥体。

【采收加工】全年均可捕捉，除去内脏后拭净，用竹片撑开，使全体扁平顺直，低温干燥。

【质量标志】以体大、肥壮、尾全、不破碎者为佳。

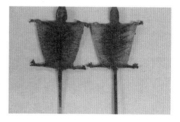

图2-350　蛤蚧

【饮片特征】①蛤蚧（图2-350）：呈不规则的片状小块。表面灰黑色或银灰色，可见棕黄色的斑点或鳞甲脱落的痕迹，脊椎骨和肋骨突起。切面黄白色或灰黄色。气腥，味微咸。②酒蛤蚧：形如蛤蚧块，微有酒香气，味微咸。

【贮藏要求】置干燥处，防潮。

冬虫夏草

【来源】麦角菌科真菌冬虫夏草菌寄生在蝙蝠蛾科昆虫幼虫上的子座和幼虫尸体的干燥复合体。

【采收加工】夏初子座出土、孢子未发散时采收，晒至六七成干，除去似纤维状的附着物及杂质，晒干或低温干燥。

【质量标志】以虫体完整、肥壮、坚实、色黄、菌座短小者为佳。

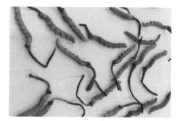

图2-351　冬虫夏草

【饮片特征】由虫体与从虫头部长出的真菌子座相连而成。虫体似蚕，足8对，中部4对较明显；可见环纹20~30个，近头部的环纹较细细；外表面为深黄色至黄棕色，头部为红棕色；质脆易断，断面略平坦，呈淡黄白色。子座为细长圆柱形，可见细纵皱纹，上部稍膨大；外表面呈深棕色至棕

褐色，质柔韧，断面类白色。气微腥，味微苦。（图 2-351）

【贮藏要求】置阴凉干燥处，防潮，防蛀。

核桃仁

【来源】胡桃科植物胡桃的干燥成熟种子。

【采收加工】秋季果实成熟时采收，除去肉质果皮，晒干，再除去核壳和木质隔膜。

【质量标志】以色黄、个大、饱满、油多者为佳。水分不得超过 7%。

【饮片特征】多呈破碎、不规则小块，完整者类球形，有皱曲的沟槽，大小不一；膜质种皮呈淡黄色或黄褐色，维管束脉纹为深棕色。子叶类白色。质脆，富油性。气微，味甘；种皮味涩、微苦。（图 2-352）

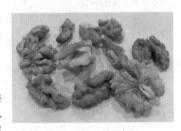

图 2-352　核桃仁

【贮藏要求】置阴凉干燥处，防蛀。

胡芦巴

【来源】豆科植物胡芦巴的干燥成熟种子。

【采收加工】夏季果实成熟时采割植株，晒干，打下种子，除去杂质。

【质量标志】以个大、饱满、无杂质者为佳。水分不得超过 15%，总灰分不得超过 5%，酸不溶性灰分不得超过 1%。

【饮片特征】①胡芦巴（图 2-353）：略呈斜方形或矩形，质坚硬，不易破碎。外表面手感平滑，黄绿色或黄棕色，两侧各有一深斜沟，相交处可见点状种

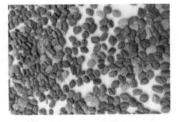

图 2-353　胡芦巴

脐。种皮薄，有半透明状胚乳，具黏性；淡黄色子叶，胚根弯曲，肥大而长。气香，味微苦。②盐胡芦巴：形如胡芦巴，偶见焦斑，表面黄棕色至棕色。略具香气，味微咸。

【贮藏要求】置干燥处。

韭菜子

【来源】百合科植物韭菜的干燥成熟种子。

【采收加工】秋季果实成熟时采收果序，晒干，搓出种子，除去杂质。

【质量标志】以粒饱满、色黑、无杂质者为佳。

【饮片特征】多呈类圆形或半卵圆形，略扁，顶端钝，基部尖。外表面黑色，一面凸起，粗糙，可见细密的网状皱纹；另一面微凹，皱纹不明显。有点状突起的种脐，质硬，气特异，味微辛。（图 2-354）

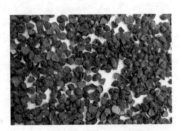

图 2-354　韭菜子

【贮藏要求】置干燥处，防潮。

紫石英

【来源】氟化物类矿物萤石族萤石，主要成分为氟化钙（CaF_2）。

【采收加工】采挖后，去净外附的沙砾及黏土，拣选紫色或绿色的入药。

【质量标志】以色紫、具玻璃光泽、无杂石者为佳。

【饮片特征】①紫石英（图2–355）：呈不规则碎块，半透明至透明，有玻璃样光泽，呈紫色或绿色。气微，味淡。②煅紫石英：呈不规则碎块或粉末。表面无光泽，黄白色、棕色或紫色。质酥脆。有醋香气，味淡。

【贮藏要求】置干燥处，防潮。

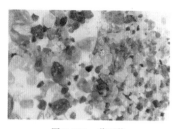

图 2–355　紫石英

海狗肾

【来源】海狮科动物海狗或海豹科动物海豹的干燥雄性外生殖器（阴茎和睾丸）。

【采收加工】春季捕捉雄兽，割取阴茎和睾丸，置阴凉处风干。

【质量标志】以个大、去净肉及脂肪、干燥、无虫蛀者为佳。

【饮片特征】呈长圆柱形，因干缩可见不规则的纵棱脊、纵沟及凹槽，稍扭曲。先端膨大呈长椭圆

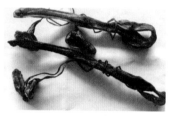

图 2–356　海狗肾

形，略扁，具鞘状龟头膜；中部略膨大呈关节状，表面为棕黄色至黄棕色，半透明并杂有黑血色斑。近基部附睾丸2枚，睾丸囊状，扁长圆形，棕黄色或黄棕色，各由韧带和输精管与阴茎末端相连。输精管为棕黄色。质坚韧，不易折断。气微腥。（图2–356）

【贮藏要求】置阴凉干燥处，防虫。

海　马

【来源】海龙科动物刺海马、大海马、小海马（海蛆）、线纹海马、三斑海马的干燥体。

【采收加工】夏季和秋季捕捞，洗净，晒干；或除去内脏、皮膜，晒干。

【质量标志】以体大、坚实、头尾齐全、尾卷、色白者为佳。

【饮片特征】①线纹海马：呈弯曲的扁长形，体轻，骨质，坚硬。体长约30 cm，体上有瓦楞形的节纹并具短棘，外表面为黄白色。头略似马头，有冠状

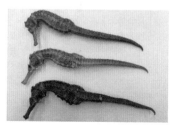

图 2–357　海马

突起，具管状长吻，口小，无牙，两眼深陷。躯干部为七棱形，尾部为四棱形，卷曲渐细。气微腥，味微咸。②刺海马：体长15~20 cm。头部及体上环节间的棘细而尖。③大海马：体长20~

30 cm。外表面为黑褐色。④三斑海马：体侧背部的第 1、第 4、第 7 节有短棘，基部各有黑斑。⑤小海马（海蛆）：体长 7~10 cm。外表面黑褐色。节纹、短棘均较细小。（图 2-357）

【贮藏要求】置阴凉干燥处，防潮，防蛀。

紫河车

【来源】健康人的干燥胎盘。

【采收加工】收集健康产妇的新鲜胎盘，除去筋膜及脐带，反复冲洗，去净血液，蒸或置沸水中略煮后，干燥。

【饮片特征】呈圆形或碟状椭圆形。外表面为黄色或黄棕色，一面凹凸不平，可见不规则沟纹；另一面较为平滑，多附有残余脐带，四周可见细血管。质硬脆，有腥气。（图 2-358）

【贮藏要求】置干燥处，防潮，防蛀。

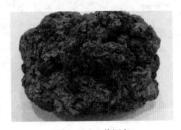

图 2-358　紫河车

哈蟆油

【来源】蛙科动物中国林蛙雌蛙的干燥输卵管。

【采收加工】冬季采制，去除杂质，干燥。

【质量标志】以块大、干燥、无膜、无杂质、白色或黄白色者为佳。

【饮片特征】呈不规则块状，弯曲重叠，摸之有滑腻感。外表面为黄白色，可见脂肪样光泽，或附有灰白色薄膜状干皮。温水浸泡后体积可膨胀。气腥，味微甘，嚼之有黏滑感。（图 2-359）

【贮藏要求】置通风干燥处，防潮，防蛀。

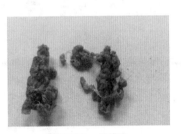

图 2-359　哈蟆油

阳起石

【来源】硅酸盐类矿物角闪石族透闪石，主要成分为含水硅酸钙〔$Ca_2Mg_5(Si_4O_{11})_2(OH)_2$〕。

【采收加工】采挖后，除去泥沙及杂石。

【饮片特征】呈不规则碎块，体重，质松脆，有的略疏松。外表为灰白色或淡绿色，具丝绢样光泽。断面不齐整，纵面为纤维状或细柱状。气无，味淡。（图 2-360）

【贮藏要求】置干燥处。

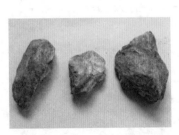

图 2-360　阳起石

（三）补血药

当　归

【来源】伞形科植物当归的干燥根。

【采收加工】秋季采挖，除去须根和泥沙，待水分稍干，捆成小把，上棚，用烟火慢慢熏干。

【质量标志】以主根粗长、油润、外皮色黄棕、断面色黄白、气味浓厚者为佳。水分不得超过 15%，总灰分不得超过 7%，酸不溶性灰分不得超过 2%。

【饮片特征】①当归（图 2-361）：呈类圆形、椭圆形或不规则的薄片。外表皮为黄棕色至棕褐色。切面平坦，有裂隙，呈浅棕黄色或黄白色，中间可见浅棕色的形成层环，有多数棕色油点，香气浓郁，味甘、辛、微苦。②酒当归：形如当归片。切面为深黄色或浅棕黄色，可见焦斑。香气浓郁，并略有酒香气。

【贮藏要求】置阴凉干燥处，防潮，防蛀。

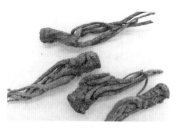

图 2-361　当归

熟地黄

【来源】玄参科植物地黄的块根，炮制加工而成。

【采收加工】秋季采挖，除去芦头、须根及泥沙，晒或烘至八成干，再蒸至内外黑润取出，晒至八成干时，切厚片或块，干燥。

【质量标志】以块根肥大、软润、内外乌黑有光泽者为佳。

【饮片特征】呈不规则的类圆形厚片或碎块，质柔韧，不易折断。表面乌黑色，有光泽，黏性大。断面乌黑色，有光泽。气微，味甜。（图 2-362）

【贮藏要求】置通风干燥处。

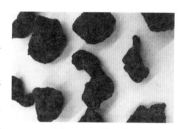

图 2-362　熟地黄

白　芍

【来源】毛茛科植物芍药的干燥根。

【采收加工】夏、秋二季采挖，洗净，除去头尾和细根，置沸水中煮至透心，除去外皮或去皮后再煮，晒干。

【质量标志】以根粗长、匀直、质坚实、粉性足、表面洁净者为佳。水分不得超过 10%，总灰分不得超过 4%。

【饮片特征】①白芍（图 2-363）：呈类圆形的薄片。表面平滑，呈淡棕红色或类白色。切面为类白

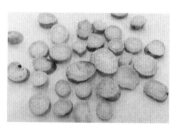

图 2-363　白芍

色或微带棕红色，形成层环明显，可见放射状排列的稍隆起的筋脉纹。气微，味微苦、酸。②炒白芍：形如白芍片，表面为微黄色或浅棕黄色，或可见焦斑。气微香。③酒白芍：形如白芍片，表面为微黄色或浅棕黄色，或可见焦斑，稍有酒香气。

【贮藏要求】置干燥处，防潮，防蛀。

何首乌

【来源】蓼科植物何首乌的干燥块根。

【采收加工】秋、冬二季叶枯萎时采挖，削去两端，洗净，个大的可切成块，干燥。

【质量标志】以身长圆块状、外皮红棕色、质重坚实、粉性足、断面黄棕色、有梅花状纹理者佳。水分不得超过10%，总灰分不得超过5%。

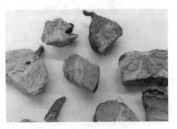

图2-364　何首乌

【饮片特征】①何首乌（图2-363）：呈不规则厚片或块。外表皮为红棕色或红褐色，皱缩不平，有浅沟，可见横长皮孔样突起及细根痕。切面为浅黄棕色或浅红棕色，显粉性；横切面皮部有时可见云锦状花纹，中央木部较大，有的呈木心。气微，味微苦而甘涩。②制何首乌：呈不规则皱缩状的块片，表面为黑褐色或棕褐色，质坚硬，断面为棕褐色或黑色。气微，味微甘而苦涩。

【贮藏要求】置干燥处，防潮，防蛀。

阿　胶

【来源】马科动物驴的干燥皮或鲜皮经煎煮、浓缩制成的固体胶。

【采收加工】全年均可加工生产，将驴皮用清水浸软后，刮去驴毛及残肉，切块洗净，分次水煎，过滤，合并滤液，加热浓缩至稠膏状，冷凝，切块，晾干，即得。

【质量标志】以色乌黑、光亮、透明、无腥臭气、经夏不软者为佳。水分不得超过15%。

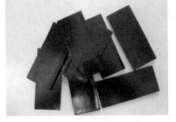

图2-365　阿胶

【饮片特征】①阿胶（图2-365）：呈长方形、方形或丁状块，质硬而脆，碎片呈棕色半透明状。外表面有光泽，呈棕色至黑褐色。气微，味微甘。②阿胶珠：呈球形或类球形，质酥，易碎。外表面为棕黄色或灰白色，覆有白色粉末。断面中空或多孔状，呈淡黄色或棕色。气微，味微甜。

【贮藏要求】密闭，防潮。

龙眼肉

【来源】无患子科植物龙眼的假种皮。

【采收加工】夏季和秋季采收，干燥，除去壳、核，晒至干爽不黏。

【质量标志】以肉厚、质柔软、个大、透明、味浓香者为佳。水分不得超过15%，总灰分不得超过4%。

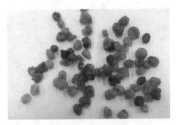

图2-366　龙眼肉

【饮片特征】呈纵向破裂的不规则薄片，或为囊状，半透明，薄片者质柔润，囊状者质稍硬。外表面

皱缩不平，为棕黄色或棕褐色，内表面光亮且有细纵皱纹。气微香，味甜。（图2-366）

【贮藏要求】置阴凉干燥处，防潮，防蛀。

（四）补阴药

北沙参

【来源】伞形科植物珊瑚菜的干燥根。

【采收加工】夏季和秋季采挖，除去泥土、须根，洗净，晾至表面无水，置沸水中烫后，除去外皮，干燥。或洗净直接干燥。

【质量标志】以粗细均匀、长短一致、去净栓皮、色黄白者为佳。

【饮片特征】呈细长圆柱形，偶有分枝，质脆易断。表面为淡黄白色，偶有外皮残存，全体可见细纵皱纹和纵沟，并有棕黄色点状细根痕。顶端常留有黄棕色根茎残基，上端稍细、中部略粗，下部渐细。断面皮部为浅黄白色，木部为黄色。气特异，味微甘。（图2-367）

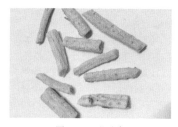

图 2-367 北沙参

【贮藏】置通风干燥处，防潮，防蛀。

南沙参

【来源】桔梗科植物沙参、轮叶沙参的干燥根。

【采收加工】春季和秋季采挖，除去泥土、须根，刮去粗皮，洗净，干燥。

【质量标志】以条粗饱满、色黄白、无粗皮者为佳。水分不得超过15%、总灰分不得超过6%、酸不溶性灰分不得超过2%。

【饮片特征】①南沙参（图2-368）：呈圆形、类圆形或不规则形状的厚片，质轻、松泡。外表皮为黄白色或淡棕黄色，切面可见不规则裂隙，呈花纹状，黄白色。气微，味微甘。②蜜南沙参：形似南沙参，表面可见焦斑，橙黄色或焦黄色。味甜。

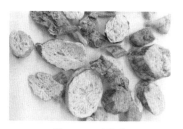

图 2-368　南沙参

【贮藏要求】置通风干燥处，防蛀。

麦　冬

【来源】百合科植物麦冬的干燥块根。

【采收加工】夏季采挖，去除泥土，洗净，反复暴晒、堆置，至七八成干，除去须根、杂质，干燥。

【质量标志】以粒大而长、形似棱形、肉厚、色黄白者为佳。水分不得超过18%、总灰分不得超过5%。

【饮片特征】呈纺锤形、两端略尖的小块。外表面为淡黄色或黄白色，可见细纵纹。质柔韧，断面半透明，呈黄白色，中柱细小。气微香，味甘、微苦。（图2-369）

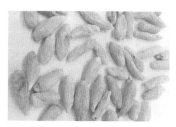

图 2-369　麦冬

【贮藏要求】置阴凉干燥处，防潮。

天 冬

【来源】百合科植物天冬的干燥块根。

【采收加工】秋季和冬季采挖，洗净后除去茎基和须根，置沸水中煮或蒸至透心，除去外皮，洗净，干燥。

【质量标志】以个大、饱满、表面淡黄色、半透明者为佳。水分不得超过16%，总灰分不得超过5%。

【饮片特征】原药材呈长纺锤形，略弯曲；炮制后呈不规则小段，质硬或柔润，有黏性。外表面光滑或有深浅不等的纵皱纹，黄白色或淡黄棕色，半透明。断面角质样，中柱黄白色。气微，味甜、微苦。（图2-370）

【贮藏要求】置通风干燥处，防霉，防蛀。

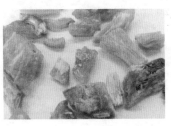

图2-370　天冬

百 合

【来源】百合科植物百合、卷丹或细叶百合的干燥肉质鳞叶。

【采收加工】秋季采挖，洗净后剥取鳞叶，置沸水中略烫，干燥。

【质量标志】以瓣匀、肉厚、色黄白、质坚、筋少者为佳。

【饮片特征】①百合（图2-371）：呈长椭圆形，顶端稍尖，基部较宽，边缘薄，呈波状，向内弯曲。外表面为黄白色、淡棕黄色或略带紫色，可见数条白色纵直平行的维管束。质硬而脆，断面较平坦，角质样。气微，味微苦。②蜜百合：形如百合，表面可见焦斑，稍有黏性，味甜。

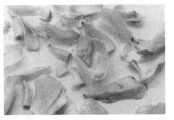

图2-371　百合

【贮藏要求】置通风干燥处，防潮。

石 斛

【来源】兰科植物金钗石斛、流苏石斛、鼓槌石斛的栽培品及其同属植物近似种的新鲜或干燥茎。

【采收加工】全年均可采收，鲜用者除去须根和泥沙，洗净；干用者，采收后除去须根和泥沙，用沸水略烫或烘软，边搓边烘晒，直至叶鞘搓净，干燥。

【质量标志】本品因品种及加工方法不同，通常分为金钗石斛、黄草石斛、小黄草石斛、耳环石斛及鲜石斛等品种。金钗石斛以身长、金黄色、质致密、有光泽者为佳。黄草石斛以条匀、金黄色、致密者为佳。小黄草石斛以卷曲、节密、金黄色、富粉质、嚼

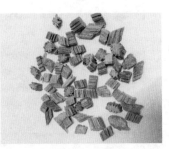

图2-372　石斛

之有甘凉味、黏性足者为佳。耳环石斛以条粗肥、旋纹少、有头吊、富粉质者为佳。鲜石斛均以青绿色或黄绿色、肥满多汁、嚼之发黏者为佳。干石斛水分不得超过 12%，总灰分不得超过 5%。

【饮片特征】①干石斛：呈圆柱形或扁圆柱形的段，有深纵沟或纵棱，或可见棕褐色的节。外表面呈金黄色、黄绿色或棕黄色，有光泽。切面为黄白色至黄褐色，可见多数散在的筋脉点。气微，味淡或微苦，嚼之有黏性。②鲜石斛：呈圆柱形或扁圆柱形的段，肉质多汁。外表面节明显，光滑或有纵纹，黄绿色。气微，味微苦而回甜，嚼之有黏性。（图 2-372）

【贮藏要求】干品置通风干燥处，防潮；鲜品置阴凉潮湿处，防冻。

玉　竹

【来源】百合科植物玉竹的干燥根茎。

【采收加工】秋季采挖，除去须根、泥土，洗净，晒至柔软，反复揉搓、晾晒至无硬心，晒干；或蒸透后，揉至半透明，晒干。

【质量标志】以条长、肉肥、黄白色、光泽柔润者为佳。水分不得超过 16%，总灰分不得超过 3%。

【饮片特征】呈类圆形、不规则厚片或段，可见环节，节上有根须和茎痕。外表皮为黄白色或黄棕色，半透明。切面角质样或显颗粒性，呈黄白色或棕黄色。气微，味甘，嚼之发黏。（图 2-373）

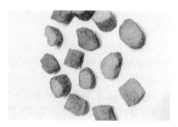

图 2-373　玉竹

【贮藏要求】置通风干燥处，防霉、防蛀。

黄　精

【来源】百合科植物滇黄精、黄精、多花黄精的干燥根茎。按形状不同，习称"大黄精""鸡头黄精""姜形黄精"。

【采收加工】春季和秋季采挖，除去须根、泥土，洗净，置沸水中略烫或蒸至透心，干燥。

【质量标志】以块大、肥润、色黄白、断面透明者为佳。水分不得超过 18%，总灰分不得超过 4%。

【饮片特征】①黄精（图 2-374）：呈不规则的厚片，质稍硬而韧。外表皮呈淡黄色至黄棕色。切面淡黄色至棕黄色，略呈角质样，可见多数淡黄色筋脉小

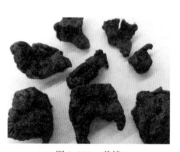

图 2-374　黄精

点，淡黄色至黄棕色。气微，味甜，嚼之有黏性。②酒黄精：形似黄精，质较柔软。外表面有光泽，棕褐色至黑色。味甜，微有酒香气。

【贮藏要求】置通风干燥处，防霉、防蛀。

枸杞子

【来源】茄科植物宁夏枸杞的干燥成熟果实。

【采收加工】夏季和秋季采收，热风烘干，除去果梗，或置阴凉处晾至皮皱后，晒干，除去

果柄。

【质量标志】以粒大、肉厚、种子少、色红、质柔软者为佳。水分不得超过 13%，总灰分不得超过 5%。

【饮片特征】呈椭圆形或类纺锤形，果皮皱缩柔韧；果肉软而柔润。外表面呈红色或暗红色，顶端有小突起状的花柱痕，基部有白色果梗痕。种子扁而翘，类肾形，表面浅黄色或棕黄色。气微，味甜。（图 2-375）

【贮藏要求】置阴凉干燥处，防闷热，防潮，防蛀。

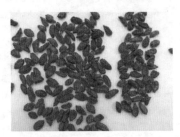

图 2-375　枸杞子

桑　椹

【来源】桑科植物桑的干燥果穗。

【采收加工】夏季果实变红时采收，晒干，或略蒸后晒干。

【质量标志】以个大、完整、肉厚、紫红色、糖质多者为佳。水分不得超过 18%，总灰分不得超过 12%。

【饮片特征】为长圆形聚花果，由多数小瘦果集合而成，短果序梗。外表面呈黄棕色、棕红色或暗紫色。小瘦果卵圆形，稍扁，外有 4 枚肉质花被片。气微，味微酸而甜。（图 2-376）

【贮藏要求】置通风干燥处，防虫，防蛀。

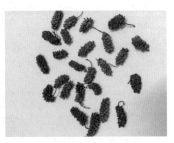

图 2-376　桑椹

墨旱莲

【来源】菊科植物鳢肠的干燥地上部分。

【采收加工】花开时采割，晒干。

【质量标志】以身干、色墨绿、无杂质者为佳。水分不得超过 13%，总灰分不得超过 14%，酸不溶性灰分不得超过 3%。

【饮片特征】为茎、叶、花果的混合段。茎呈圆柱形，具纵棱，有白毛，表面绿褐色或墨绿色；切面中空，有时可见白色髓。叶多皱缩或破碎，墨绿色，密生白毛，展平后可见边缘全缘或有浅锯齿。花序头状。气微，味微咸。（图 2-377）

【贮藏要求】置通风干燥处，防潮。

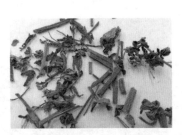

图 2-377　墨旱莲

女贞子

【来源】木犀科植物女贞的干燥成熟果实。

【采收加工】冬季采摘，除去枝叶，稍蒸或置沸水中略烫，干燥；或直接干燥。

【质量标志】以粒大、饱满、色灰黑、质坚实者为佳。杂质不得超过 3%，水分不得超过 8%，总灰分不得超过 5.5%。

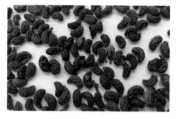

图 2-378　女贞子

【饮片特征】①女贞子（图 2-378）：呈卵形、肾形或椭圆形，体轻。外表面皱缩不平，黑紫色或灰黑色，基部可见果梗痕或具宿萼及短梗。外果皮薄，中果皮较松软、易剥离，内果皮具纵棱、木质、黄棕色；种子油性，肾形，呈紫黑色。气微，味甘、微苦涩。②酒女贞子：形如女贞子，外表面常附有白色粉霜，黑褐色或灰黑色。微有酒香气。

【贮藏要求】置干燥处，防潮。

黑芝麻

【来源】脂麻科植物脂麻的干燥成熟种子。

【采收加工】秋季采收，晒干，打下种子，除去杂质，再晒干。

【质量标志】以粒匀饱满、色黑味香、无杂质者为佳。杂质不得超过 3%，水分不得超过 6%，总灰分不得超过 8%。

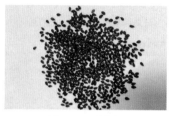

图 2-379　黑芝麻

【饮片特征】①黑芝麻（图 2-379）：呈略扁的卵圆形，外表面平滑或有网状皱纹，黑色。尖端可见棕色点状种脐。种皮薄，有 2 片子叶，白色且富油性。气微，味甘，有油香气。②炒黑芝麻：形如黑芝麻，微鼓起，有油香气。

【贮藏要求】置通风干燥处，防潮、防蛀。

龟　甲

【来源】龟科动物乌龟的背甲及腹甲。

【采收加工】全年均可捕捉，秋季和冬季较多，杀死或用沸水烫死后，剥取背甲和腹甲，除去残肉后晒干。

【质量标志】以块大、完整、洁净无残肉者为佳。

【饮片特征】①龟甲（图 2-380）：呈不规则块状，背甲呈长椭圆形拱状隆起，外表面棕褐色或黑褐色，前窄后宽；腹甲为板片状，近长椭圆形，外表面

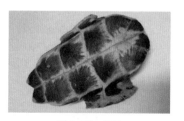

图 2-380　龟甲

淡黄棕色至棕黑色，可见具紫褐色放射状纹理的盾片，内表面为黄白色或灰白色，有的略带血迹或残肉，质坚硬。气微腥，味微咸。②醋龟甲：呈不规则的块状，质松脆易碎。背甲盾片略呈拱状隆起，腹甲盾片平坦，大小不一。外表面有不规则纹理，呈黄色或棕褐色，或可见深棕褐色斑点。内表面边缘或呈锯齿状，黄色或棕褐色。断面不平整，或有蜂窝状小孔。气微腥，味微咸，微有醋香气。

【贮藏要求】置干燥处，防蛀。

鳖甲

【来源】鳖科动物鳖的背甲。

【采收加工】全年均可捕捉，秋季和冬季较多，捕捉杀死后，置沸水中烫至背甲上的硬皮剥落，取出，剥取背甲，除去残肉，晒干。

【质量标志】以个大、甲厚、无残肉、无腥臭味者为佳。水分不得超过12%。

【饮片特征】①鳖甲（图2-381）：呈大小不一、不规则碎片、碎块，质坚硬。外表面略有光泽，黑褐色或墨绿色，可见细网状皱纹和灰黄色或灰白色斑

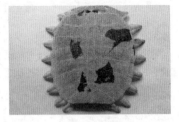

图2-381　鳖甲

点；内表面可见突起的脊椎骨、肋骨突出伸出边缘，呈白色、类白色。气微腥，味淡。②醋鳖甲：形似鳖甲，外表面为深黄色或黄棕色，质酥脆易碎，略具醋气。

【贮藏要求】置干燥处，防潮，防蛀。

十八、收涩药

（一）固表止汗药

麻黄根

【来源】麻黄科植物中麻黄、草麻黄的干燥根和根茎。

【采收加工】秋季采挖，除去残茎、须根和泥沙，干燥。

【质量标志】以身干、质坚、外皮红棕色、断面黄白色者为佳。水分不得超过10%，总灰分不得超过8%。

【饮片特征】呈类圆形的厚片，体轻，质硬而脆。

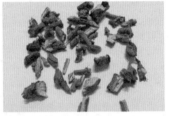

图2-382　麻黄根

外表面可见纵皱纹及根痕，红棕色或灰棕色。切面皮部为黄白色，木部黄色、淡黄色，可见放射状纹，中心或有髓。气微，味微苦。（图2-382）

【贮藏要求】置干燥处，防潮。

浮小麦

【来源】禾本科植物小麦的干燥轻浮瘪瘦果实。

【采收加工】夏季麦收后，采收瘪瘦而轻浮的及未脱净皮的麦皮粒，除去杂质，晒干。

【质量标志】以粉末类白色，具棕色果皮碎片者为佳。杂质不得超过4.3%，水分不得超过14%。

【饮片特征】呈长圆形或长椭圆形，略皱缩，腹面中央可见一纵行深沟。外表面为黄白色或浅黄棕色，顶端为钝形，被黄白色柔毛；另一端略尖，质较硬。

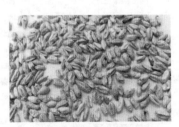

图2-383　浮小麦

断面白色，粉性。无臭，味淡。（图 2-383）

【贮藏要求】置通风干燥处，防潮，防蛀。

（二）敛肺涩肠药

五味子

【来源】木兰科植物五味子的干燥成熟果实。习称"北五味子"。

【采收加工】秋季采摘，晒干或蒸后晒干，除去果梗和杂质。

【质量标志】以粒大、肉厚、色泽红润、具有油润光泽者为佳。杂质不得超过 1%，水分不得超过 16%，总灰分不得超过 7%。

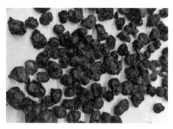

图 2-384　五味子

【饮片特征】①五味子（图 2-384）：呈不规则的球形或扁球形，果肉柔软。外表面皱缩不平，油润而有光泽，呈红色、紫色、暗红色或黑红色，或附有白霜；种子类肾形，有光泽，表面棕黄色，种皮薄而脆；果肉气微，味酸。种子破碎后，有香气，味辛、微苦。②醋五味子：形如五味子，外表面油润，稍有光泽，呈乌黑色。有醋香气。

【贮藏要求】置通风干燥处，防潮，防霉。

乌　梅

【来源】蔷薇科植物梅的干燥近成熟果实。

【采收加工】夏季果实近成熟时采收，低温烘干，闷至外皮变黑，干燥。

【质量标志】以个大、肉厚、核小、外皮色乌黑、味酸者为佳。水分不得超过 16%，总灰分不得超过 5%。

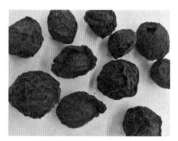

图 2-385　乌梅

【饮片特征】①乌梅（图 2-385）：呈球形、类球形或扁球形，外表面皱缩不平，呈乌黑色或棕黑色，基部可见圆形果柄痕；果核为椭圆形，有凹点，质坚硬，棕黄色；种子为扁球形，淡黄色。气微，味极酸。②乌梅肉：形如乌梅，无果核。③乌梅炭：形如乌梅，外表面焦黑色，表皮、果肉膨胀鼓起。味酸，略有苦味。

【贮藏要求】置阴凉干燥处，防潮。

罂粟壳

【来源】罂粟科植物罂粟的干燥成熟果壳。

【采收加工】秋季收取成熟果实或已割取浆汁后的成熟果实，破开，除去种子和枝梗，干燥。

【质量标志】以个大、质坚、果皮厚、色浅棕、气味清香者为佳。杂质不得超过 2%，水分不得超过 12%。

【饮片特征】①罂粟壳（图 2-386）：呈大小不一、不规则的丝状物或小块。外表面平滑，黄白色、浅棕色至淡紫色，偶见残留的花柱。内表面粗糙，淡黄色，有假隔膜，呈棕黄色。气微清香，味微苦。②蜜罂粟壳：形如罂粟壳丝状物，外表面黄色、淡黄色，略有黏性，味甜，微苦。

【贮藏要求】置干燥处，防潮，防蛀。

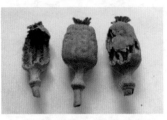

图 2-386　罂粟壳

诃 子

【来源】使君子科植物诃子、绒毛诃子的干燥成熟果实。

【采收加工】秋季和冬季采收，收取成熟果实，除去杂质，晒干。

【质量标志】以肉厚、质坚实、个大、表面黄棕色、有光泽、味酸者为佳。水分不得超过 13%，总灰分不得超过 5%。

【饮片特征】①诃子（图 2-387）：呈圆形、长圆形或卵圆形，可见纵棱线及不规则皱纹，质坚实；外

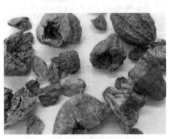

图 2-387　诃子

表面略有光泽，棕色或黄棕色，久置色泽变深。除去果肉，内可见浅黄色果核，粗糙、坚硬。种子呈狭长的纺锤形，种皮黄棕色，有 2 枚白色子叶，相互重叠卷旋。气微，味酸涩后甜。②诃子肉：呈大小不一、不规则碎块，褐色、黄褐色或黄棕色，味酸涩后甜。

【贮藏要求】置干燥处，防潮。

石榴皮

【来源】石榴科植物石榴的干燥果皮。

【采收加工】秋季采收，收集成熟果实的果皮，晒干。

【质量标志】以个大、皮厚实、棕黄色、外表整洁者为佳。杂质不得超过 6%，水分不得超过 17%，总灰分不得超过 7%。

【饮片特征】①石榴皮（图 2-388）：呈大小不一、不规则的片、块或长条。外表面粗糙，多数有疣状突起，稍有光泽，呈红棕色、棕黄色或暗棕色。内

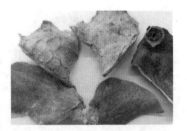

图 2-388　石榴皮

表面黄色或红棕色，有隆起呈网状的果蒂残痕。质硬而脆，断面黄色，略显颗粒状。气微，味苦涩。②石榴皮炭：形如石榴皮丝或块，粗糙，外表面黑黄色，内部为棕褐色。

【贮藏要求】置阴凉干燥处，防潮。

肉豆蔻

【来源】肉豆蔻科植物肉豆蔻的干燥种仁。

【采收加工】冬季和春季采收，收集成熟果实，取种子，干燥。

【质量标志】以个大、体实、表面光滑、气芳香者为佳。水分不得超过10%。

【饮片特征】①肉豆蔻（图2-389）：呈卵圆形或椭圆形，质坚。外表面灰棕色或灰黄色，有浅色纵行沟纹和不规则网状沟纹。种脐为浅色圆形突起，位于宽端，合点暗凹陷。种脊连接两端，呈纵沟状。断面

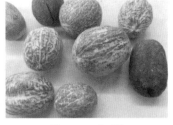

图2-389 肉豆蔻

可见棕黄色相杂的大理石花纹，宽端可见干燥皱缩的胚，富油性。气香浓烈，味辛。②麸煨肉豆蔻：形如肉豆蔻，表面粗糙裂隙，呈棕褐色。气香，味辛。

【贮藏要求】置阴凉干燥处，防蛀。

赤石脂

【来源】硅酸盐类矿物多水高岭石族多水高岭石，主要成分为四水硅酸铝〔$Al_4(Si_4O_{10})(OH)_8 \cdot 4H_{20}$〕。

【采收加工】四季均可加工，采挖后除去杂石。

【质量标志】以色红、光滑细腻、易碎、吸水力强者为佳。

【饮片特征】为大小不一、不规则的块状集合体。质软，易碎，吸水性强。外表面呈红色、粉红色、紫红色，或有红白相间的花纹。断面具蜡样光泽。具黏土气，味淡，嚼之无沙粒感。（图2-390）

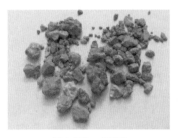

图2-390 赤石脂

【贮藏要求】置干燥处，防潮。

禹余粮

【来源】氢氧化物类矿物褐铁矿，主要成分为碱式氧化铁〔FeO(OH)〕。

【采收加工】四季均可加工，采挖后除去杂石。

【质量标志】以整齐不碎、赭褐色、断面显层纹、无杂石者为佳。

【饮片特征】为大小不一、不规则的斜方块状集合体，体重，质硬。外表面凹凸不平，呈红棕色、灰棕色或浅棕色，或附有黄色粉末。断面可见深棕色与淡棕色、浅黄色相间的层纹，各层硬度不同，质松处指甲可划动。气微，味淡，嚼之无沙粒感。（图2-391）

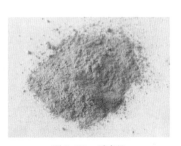

图2-391 禹余粮

【贮藏要求】置干燥处，防潮。

（三）固精缩尿止带药

山茱萸

【来源】山茱萸科植物山茱萸的干燥成熟果肉。

【采收加工】秋末冬初果皮变红时采收果实，用文火烘或置沸水中略烫后，及时除去果核，干燥。

【质量标志】以无核、皮肉肥厚、质软、色红、油润者为佳。杂质（果核、果梗）不得超过3%，水分不得超过16%，总灰分不得超过6%。

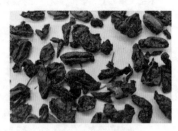

图 2-392　山茱萸

【饮片特征】①山萸肉：呈不规则的片或囊状，质滋润、柔软。外表面皱缩不平，呈紫红色或紫黑色，有光泽。顶端或可见圆形宿萼痕，基部有果梗痕。气微，味酸、涩、微苦。②酒萸肉：形如山萸肉，外表面皱缩不平，紫黑色或黑色，质滋润柔软。微有酒香气。（图 2-392）

【贮藏要求】置干燥处，防蛀。

覆盆子

【来源】蔷薇科植物华东覆盆子的干燥果实。

【采收加工】夏初果实由绿变绿黄时采收，除去叶、果梗，置沸水中略烫或略蒸，取出，除去杂质，干燥。

【质量标志】以粒大饱满、完整结实、色灰绿、无杂质者为佳。水分不得超过12%，总灰分不得超过9%，酸不溶性灰分不得超过2%。

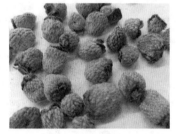

图 2-393　覆盆子

【饮片特征】为圆锥形或扁圆锥形的聚合果，由多数小核果聚合而成，易脱落，体轻，质硬。聚合果顶端钝圆，基部中心凹入。宿萼棕褐色，其下有果梗痕。小核果为半月形，外表面黄绿色或棕绿色，背面密被灰白色茸毛，腹部有突起的棱线，两侧有明显的网纹。气微，味微酸涩。（图 2-393）

【贮藏要求】置干燥处，防潮。

桑螵蛸

【来源】螳螂科昆虫大刀螂、小刀螂、巨斧螳螂的干燥卵鞘。以上3种分别习称"团螵蛸""长螵蛸"及"黑螵蛸"。

【采收加工】秋季至春季收集，除去杂质，蒸死虫卵后，干燥。

【质量标志】以干燥、完整、幼虫未出，色黄、体轻而带韧性，无树枝、草梗等杂质者为佳。水分不得超过15%，总灰分不得超过8%，酸不溶性灰分不得超过3%。

【饮片特征】①长螵蛸：呈一端较细的长圆形或长条形，质硬脆，易破碎。外表面为深黄色或灰黄色，可见明显的带状隆起，带两侧各有一条暗棕色浅沟和斜向纹理。②团螵蛸：由多层膜状薄片叠成的圆柱形或半圆形。体轻，质松而韧。外表面呈灰黄色或浅黄褐色，带状隆起不明显，底面平坦或可见凹沟。横断面可见外层为海绵状，内层为放射状排列的小室，室内各有一细小、深棕色的椭圆形卵，具光泽。气微腥，味淡或微咸。③黑螵蛸：呈矩形或平行四边形，外表面为灰褐色，可见明显带状隆起，其两侧有斜向纹理，靠近尾端部位微微向上翘起。（图2-394）

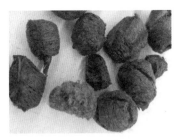

图 2-394　桑螵蛸

【贮藏要求】置通风干燥处，防潮，防蛀。

金樱子

【来源】蔷薇科植物金樱子的干燥成熟果实。

【采收加工】冬季采收红色成熟果实，干燥，除去毛刺。

【质量标志】以个大、色黄红、无毛刺者为佳。水分不得超过18%，总灰分不得超过5%。

【饮片特征】①金樱子（图2-395）：顶端有盘状花萼残基，下部渐尖。花托内面粗糙，淡黄色，残存淡黄色绒毛。②金樱子肉：呈纵剖开的倒卵形块，质硬。外表面粗糙不平，红黄色或红棕色，有突起的棕色小点。气微，味甘、微涩。

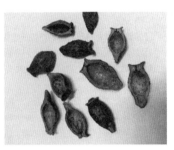

图 2-395　金樱子

【贮藏要求】置通风干燥处，防蛀。

海螵蛸

【来源】乌贼科动物金乌贼、无针乌贼的干燥内壳。

【采收加工】收集乌贼鱼的骨状内壳，除去杂质，洗净，干燥。

【质量标志】以身干、体大、色白、完整者为佳。

【饮片特征】①海螵蛸（图2-396）：呈不规则方形或类方形小块，体轻，易折断。外表面白色、灰白色或瓷白色，内表面可见细密波浪状纹理。断面粉性，白色、类白色，可见疏松层纹，具吸水性。气微腥，味微咸。②炒海螵蛸：形似海螵蛸，表面类白色、微黄色，略有焦斑。

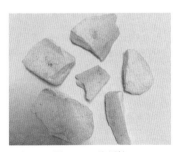

图 2-396　海螵蛸

【贮藏要求】置干燥处，防潮。

莲　子

【来源】睡莲科植物莲的干燥成熟种子。

【采收加工】秋季采收，采割莲房，取出果实，除去果皮，干燥。

【质量标志】以个大饱满、无破碎、色红棕、质坚实者为佳。水分不得超过14%，总灰分不得超过5%。

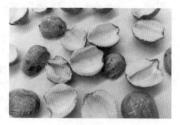

图2-397　莲子

【饮片特征】呈半球形或类半球形，质坚硬，种皮薄，不易剥离。外表面浅黄棕色至红棕色，密布细纵纹和较宽的脉纹。一端钝圆，底端中心有棕褐色突起，乳头状多裂口。黄白色子叶，肥厚，中有空隙。气微，味微甘、微涩。（图2-397）

【贮藏要求】置干燥处，防蛀。

芡　实

【来源】睡莲科植物芡的干燥成熟种仁。

【采收加工】秋末冬初采收，收集成熟果实，除去果皮，取出种子，洗净，再除去硬壳（外种皮），晒干。

【质量标志】以粒饱满、完整、粉性足、无碎末者为佳。水分不得超过14%，总灰分不得超过1%。

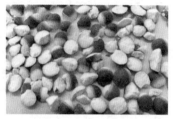

图2-398　芡实

【饮片特征】①芡实（图2-398）：呈球形或类球形，多为大小不一的碎粒，质较硬。外表面附有红棕色或红褐色内种皮，除去内种皮为白色。一端有凹点状种脐痕，呈黄白色。断面白色，粉性。气微，味淡。②麸炒芡实：形如芡实，外表面为黄色、微黄色。味淡、微酸。

【贮藏要求】置通风干燥处，防虫，防蛀。

刺猬皮

【来源】刺猬科动物刺猬、大耳猬、达乌尔刺猬的干燥外皮。

【采收加工】全年均可捕捉，剥取外皮，去尽皮膜及肌肉，用竹片撑开，干燥。

【质量标志】以皮张大、肉脂刮净、刺洁净者为佳。

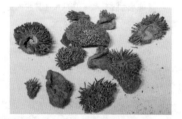

图2-399　刺猬皮

【饮片特征】呈不规则多角形板刷状或直条状，边缘卷曲成筒状或盘状。外表面密生错综交叉的针状硬刺，灰棕色、黄色或灰褐色，腹部皮上多有灰褐色软毛。内表面有点状突起，灰白色或棕褐色，偶有筋肉残留。气腥特异。（图2-399）

【贮藏要求】置通风干燥处，防蛀，防霉变或污油。

椿 皮

【来源】苦木科植物臭椿的干燥根皮或干皮。

【采收加工】全年均可采收，剥取外皮，晒干；或刮去粗皮晒干。

【质量标志】以质厚、色黄白、无外皮者为佳。水分不得超过 13%，总灰分不得超过 11%，酸不溶性灰分不得超过 2%。

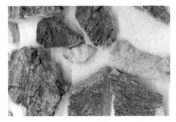

图 2-400 椿皮

【饮片特征】①椿皮（图 2-400）：呈不规则的段或丝条。外表面粗糙不平，具不规则纵、横裂纹，呈黄色、深黄色或黄褐色，纵向分布皮孔样突起。去粗皮者为黄白色。内表面平坦，淡黄色，密布棱形小孔或小点。气微，味苦。②麸炒椿皮：形如椿皮丝（段），外表面黄色或褐色，微有香气。

【贮藏要求】置通风干燥处，防潮，防蛀。

鸡冠花

【来源】苋科植物鸡冠花的干燥花序。

【采收加工】秋季采收，收集盛开的花序，晒干。

【质量标志】以朵大而扁、花柄短者、颜色鲜艳者为佳。水分不得超过 13%，总灰分不得超过 13%，酸不溶性灰分不得超过 3%。

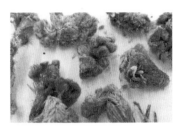

图 2-401 鸡冠花

【饮片特征】①鸡冠花（图 2-401）：呈不规则扁平状或类鸡冠状的块或小段，体轻，质柔韧。外表红色、紫红色或黄白色。果实盖裂，种子呈扁圆肾形，黑色，有光泽。气微，味淡。②鸡冠花炭：形如鸡冠花，呈不规则扁平状或类鸡冠状的块或小段。外表黑褐色，内部焦褐色。黑色种子，扁圆肾形。具焦香气，味苦。

【贮藏要求】置通风干燥处。

十九、涌吐药

常 山

【来源】虎耳草科植物常山的干燥根。

【采收加工】秋季采挖，除去须根、泥土，洗净，切片、晒干。

【质量标志】以身干、质坚体重、条均匀光滑、断面淡黄色者为佳。水分不得超过 10%，总灰分不得超过 4%。

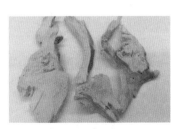

图 2-402 常山

【饮片特征】呈不规则形的薄片，直径 0.5 ~ 2 cm。外表面淡黄色，外皮多已脱落。切面黄白色，

有的可见细密的放射状纹理。质坚硬。气微，味苦。（图 2-402）

【贮藏要求】置通风干燥处。

甜瓜蒂

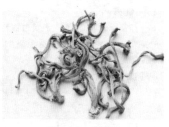

【来源】葫芦科植物甜瓜的干燥果柄。

【采收加工】夏季和秋季果实成熟时采收，用剪刀由蔓藤上将瓜剪下，摘其青绿色果柄，除去杂质，阴干或晒干。

【质量标志】以色黄褐、味苦者为佳。水分不得超过 12%，总灰分不得超过 12%，酸不溶性灰分不得超过 4%。

【饮片特征】略呈蘑菇状，稍带果皮。果柄呈圆柱形，多扭曲，长约 2 cm，直径 2 ~ 4 mm。表面灰黄色至棕黄色，具纵棱，质坚韧，不易折断，断面纤维性。质脆，气微，味苦。（图 2-403）

图 2-403　甜瓜蒂

【贮藏要求】置通风干燥处，防潮。

胆　矾

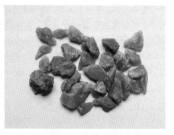

【来源】硫酸盐类矿物胆矾主要成分为含水硫酸铜（$CuSO_4 \cdot 5H_2O$）。

【采收加工】采挖后，除去杂质，选择蓝色、有玻璃光泽之结晶即可。

【质量标志】以块大、色深蓝、透明、质脆、无杂质者为佳。加热灼烧变为白色，遇水则又变蓝色。

【饮片特征】呈不规则的块状，大小不一，淡蓝色至深蓝色，半透明。质脆，易碎，碎块呈棱柱状。断面具玻璃样光泽。易溶于水及甘油，不溶于乙醇。气微，味涩。（图 2-404）

图 2-404　胆矾

【贮藏要求】置干燥处，密闭，防潮，防风化。

藜　芦

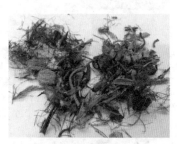

【来源】百合科植物藜芦的干燥根及根茎。

【采收加工】春季采挖根及根茎，除去杂质、泥沙，洗净，晒干。

【质量标志】以根茎肥壮、干燥无杂质者为佳。

【饮片特征】呈不规则中段。茎圆柱形，表面黄褐色或灰褐色，偶见残留的黑褐色网状纤维；切面根茎部类白色，粉性，中心淡黄色，易与皮部分离。叶片卷曲、皱缩、破碎，灰黄色，脉纹明显。质轻而脆。气微，味苦、辛。（图 2-405）

图 2-405　藜芦

【贮藏要求】置干燥处，防潮。

连锁药店店员中药基础训练手册

二十、攻毒杀虫止痒药

雄　黄

【来源】硫化物类矿物雄黄族雄黄，主要成分为二硫化二砷（As₂S₂）。

【采收加工】采挖后，除去泥土、杂石，水飞后晾干。

【质量标志】以块大、质脆、色红、有光泽者为佳。二硫化二砷含量不得少于90%。

【饮片特征】为大小不一、不规则块状或粒状集合体，质脆易碎。外表面深红色或橙红色，条痕为淡橘红色，晶面可见金刚石样光泽。断面具树脂样光泽。微有特异的臭气，味淡。（图2-406）

【贮藏要求】置密闭干燥容器内。

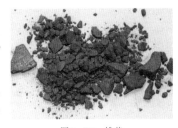

图 2-406　雄黄

硫　黄

【来源】自然元素类矿物硫族自然硫。

【采收加工】采挖后，加热熔化，除去杂质；或用含硫量矿物经加工制得。

【质量标志】以色黄、光亮、松脆、无杂质者为佳。含硫量不得少于98.5%。

【饮片特征】呈不规则块状，色黄，体轻，质松，易碎。表面不平坦，常可见多数针状小孔，有脂肪样光泽。用手握紧置于耳旁，可闻及轻微爆裂声。断面常呈针状结晶形。有特异的臭气，味淡。（图2-407）

【贮藏要求】置干燥处，防潮，防火。

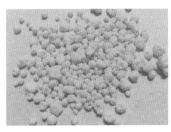

图 2-407　硫黄

白　矾

【来源】硫酸盐类矿物明矾石经加工提炼制成。主要成分为含水硫酸铝钾〔KAl（SO₄）₂·12H₂O〕。

【采收加工】采得矿石后，打碎，用水溶解，收集溶液，蒸发浓缩，放冷后即析出结晶。

【质量标志】以块大、无色、透明、无杂质者为佳。含水硫酸铝钾含量不得少于99%。

【饮片特征】呈不规则的块状或粒状。无色或淡黄白色，透明或半透明。表面略平滑或凹凸不平，具细密纵棱，有玻璃样光泽。质硬而脆。气微，味酸、微甘而极涩。（图2-408）

【贮藏要求】置干燥处，防潮。

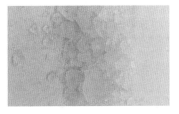

图 2-408　白矾

蛇床子

【来源】伞形科植物蛇床的成熟果实。

【采收加工】夏季和秋季采收，收集成熟果实，除去杂质，晒干。

【质量标志】以黄绿色、手搓之有辛辣香气、颗粒饱满者为佳。水分不得超过 13%，总灰分不得超过 13%，酸不溶性灰分不得超过 6%。

【饮片特征】呈椭圆形，为双悬果，长 2 ~ 4 mm，直径约 2 mm。表面灰黄色或灰褐色，顶端有 2 枚向外弯曲的柱基，基部偶有细梗。分果背面有薄而突起的纵棱 5 条，接合面平坦，可见 2 条棕色略突起的纵棱线。果皮松脆，揉搓易脱落。种子细小，略呈纺锤形，长约 1 mm，灰棕色，显油性。气香，味辛凉，有麻舌感。（图 2-409）

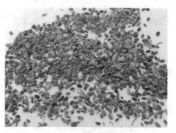

图 2-409　蛇床子

【贮藏要求】置干燥处，防潮。

土荆皮

【来源】松科植物金钱松的根皮或近根树皮。

【采收加工】夏季采收，剥取外皮，晒干。

【质量标志】以皮片大、黄棕色、有纤维质、无栓皮者为佳。水分不得超过 13%，总灰分不得超过 6%，酸不溶性灰分不得超过 2%。

【饮片特征】呈条片状或卷筒状，稍弯曲，长短不一，长约 4 cm，皮厚 2 ~ 8 mm。树皮外表面褐棕色或灰黄色，粗糙，具皱纹或龟裂纹，可见灰白色

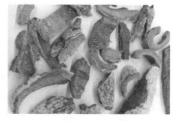

图 2-410　土荆皮

横向皮孔样突起，粗皮常呈鳞片状剥落。剥落处红棕色，内表面黄棕色至红棕色，具细纵皱纹。切面淡红棕色至红棕色，有的杂有白色小点，有的尚可见细小白色结晶，可纵向层层剥离。气微，味苦而涩。（图 2-410）

【贮藏要求】置干燥处，防潮。

蟾　酥

【来源】蟾蜍科动物黑眶蟾蜍、中华大蟾蜍的干燥分泌物。

【采收加工】夏季和秋季采收，捕捉后洗净，挤取耳后腺和皮肤腺的白色浆液，加工干燥。

【质量标志】以色红棕、断面角质状、半透明、有光泽者为佳。水分不得超过 13%，总灰分不得超过 5%，酸不溶性灰分不得超过 2%。

【饮片特征】呈扁圆形团块状或片状，棕褐色或红棕色。团块状者质坚，不易折断，断面棕褐色，角质状，微有光泽；片状者质脆，易碎，断面红棕色，半透明。气微腥，味初甜而后有持久的麻辣感，粉末嗅之作嚏。（图 2-411）

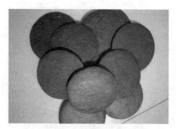

图 2-411　蟾酥

【贮藏要求】置干燥处，防潮。

蜂 房

【来源】胡蜂科昆虫果马蜂、异腹胡蜂、日本长脚胡蜂的巢。

【采收加工】秋季和冬季采收，晒干或略蒸，除去死蜂死蛹，晒干。

【质量标志】以身干整齐、无蛀、灰白色、空小、体轻、内无死蛹者为佳。水分不得超过12%，总灰分不得超过10%，酸不溶性灰分不得超过5%。

【饮片特征】呈不规则形的团块，大小不一，长3～6 cm，灰白色至灰褐色。由多数管筒组成，管筒

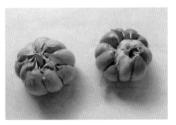

图 2-412　蜂房

长1.5～3 cm，一端可见六角形或已压扁的孔，孔径3～4 mm或6～8 mm，另一端封闭。体轻，质韧，略有弹性。气微，味辛淡。（图2-412）

【贮藏要求】置通风干燥处，防压，防蛀。

大 蒜

【来源】百合科植物大蒜的鳞茎。

【采收加工】夏季采挖，除去须根和泥沙，通风晾晒至外皮干燥。

【质量标志】以个大、肥厚、味辛辣者为佳。总灰分不得超过2%。

【饮片特征】呈类球形或扁球形，外表面有白色、淡紫色或紫红色的膜质鳞皮。顶端中间有残留花葶，基部有多数须根痕。剥去外皮，可见独头或多数瓣状小鳞茎，轮生于残留花茎基周围。鳞茎瓣呈长卵圆

图 2-413　大蒜

形，顶端略尖，膜质外皮，内为白色肥厚的肉质鳞叶。气特异，味辛辣，具刺激性。（图2-413）

【贮藏要求】置阴凉干燥处。

二十一、拔毒化腐生肌药

红 粉

【来源】主要成分为氧化汞（HgO）。

【采收加工】由水银、硝石、白矾或由水银或硝酸炼制而成。

【质量标志】以片状、色橙红、有光泽者为佳。氧化汞含量不少于99%。

【饮片特征】呈橙红色片状或粉状结晶，片状一面光滑且略具光泽，另一面较粗糙。粉末橙色，质硬，性脆；气微；遇光颜色逐渐变深。（图2-414）

【贮藏要求】瓷瓶密闭装，置干燥处，避光。

图 2-414　红粉

轻　粉

【来源】主要成分为氯化亚汞（Hg_2Cl_2）。

【采收加工】用水银、白矾（或胆矾）、食盐等升华法制成。

【质量标志】以洁白、片大、明亮、呈雪花状、质轻、无水银珠者为佳。

【饮片特征】呈白色、有光泽的鳞片状或雪花状结晶，或结晶性粉末；遇光颜色缓缓变暗。气微，几乎无味。（图 2-415）

【贮藏要求】避光，密闭，置干燥处，防潮。

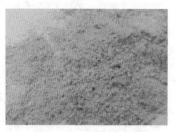

图 2-415　轻粉

炉甘石

【来源】碳酸盐类矿物方解石族菱锌矿，主要成分为碳酸锌（$ZnCO_3$）。

【采收加工】四季均可采挖，除去泥土、杂石，洗净，晒干。

【质量标志】以体轻、质松、色白为佳。氧化锌含量不得少于 40%。

【饮片特征】呈灰黄色、灰黄棕色或微带红色的极细粉末。气微，味微涩。（图 2-416）

【贮藏要求】置干燥处，防潮。

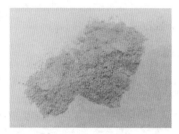

图 2-416　炉甘石

硼　砂

【来源】硼砂族矿物硼砂精制而成的结晶，主要成分为四硼酸钠（$Na_2B_4O_7 \cdot 10H_2O$）。

【采收加工】全年均可采收，除去杂质和泥土。

【质量标志】以无色透明、纯净、体轻质脆者为佳。

【饮片特征】为白色粉末。易结成疏松的团。气微，味咸、微苦。（图 2-417）

【贮藏要求】密闭，置干燥处，防潮。

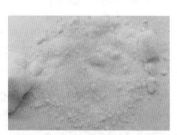

图 2-417　硼砂

第三章　中药饮片的采购与储存保管

中药饮片是药店经营的重要品类，保证其购进来源合法、质量合格、价格合理，既是国家相关法律法规的要求，更是保证用药安全有效、提高顾客满意度、增加顾客回购率的关键。为杜绝假、劣中药饮片的混入，中药饮片的采购管理、储存保管很重要，应由具备资质的采购人员选择合法的供货企业、采购质优的中药饮片，由具备资质的验收人员对供货企业供应的中药饮片进行质量验收把关，确保入库的中药饮片质量合格。同时，在中药饮片入库后，为保障中药饮片在储存期间质量合格，不发生质量变异，应当在储存保管中做好养护工作，才能使得最后销售到消费者手中的中药饮片质量合格、安全有效。

第一节　采购人员与采购管理

为引进质量合格的中药饮片，杜绝假、劣中药饮片的购进，首先应当对购进环节进行严格的把控，包括采购渠道的选择、采购原则的把握等。

一、采购人员

（一）采购人员资质

按《药品经营质量管理规范》（以下简称《规范》）的要求，从事采购工作的人员应当具有药学或者医学、生物、化学等相关专业中专以上学历。企业应当对各岗位人员进行与其职责和工作内容相关的岗前培训和继续培训，以符合《规范》的要求。培训内容应当包括相关法律法规、药品专业知识及技能、质量管理制度、职责及岗位操作规程等。采购人员采购中药材和中药饮片时，必须注意真伪鉴别和炮制质量，凡不符合规定要求和质量标准的不得购入。

（二）采购人员职责

1. 认真学习和贯彻《中华人民共和国药品管理法》《药品经营质量管理规范》（Good Supply Practice，GSP）等有关质量管理方面的法律法规和规定以及公司的各项质量管理规定。

2. 深入了解中药饮片品类供应商的动态及相关品种的市场状况，通过对消费者及市场的研究，及时调整中药饮片品类各品种的经营策略。

3. 维护供应商往来关系，负责中药饮片采购订单的制定、发出，确保及时到货。

4. 对采购中药饮片的质量负责，协助中药饮片质量投诉的处理。

5. 负责中药饮片供应商的谈判工作，保证公司经营的中药饮片的市场竞争力。

6. 收集供应商和相关品种的资料并进行资料初审，提交质量管理部审核。

7. 签订中药饮片采购合同。

8. 根据公司中药饮片销售状况，合理采购，满足中药饮片销售需求。

二、采购渠道

（一）选择供应商的原则

1. 应选择供应地稳定、质量可靠、价格合理、信誉良好并且持有有效生产（经营）许可证明的企业作为中药材、中药饮片供应商（购进未实施审批管理的中药材除外）。

2. 中药材、中药饮片供应商属性包括生产商、经销商。中药饮片采购优先考虑生产商，其次考虑经销商，选择经销商时需提供相关物料采购企业的合法资质。非直接从生产商采购的中药材、中药饮片，应对生产商和经销商分别评估审计。

3. 进口中药材、中药饮片经销商必须具有该物料的代理经销权。

4. 主要物料应备有 2 家供应商。

5. 在现有供应商符合要求的情况下，不得随意变更供应商。

（二）合格供应商的评估和审批

供应商资质审查评估包含如下内容：

1. 供应商名称、地址和邮编、法人代表、业务联系人、联系电话、传真、开户银行、账号等。

2. 供应商的生产（经营）许可资质证明。包括营业执照；药品生产（经营）许可证；药品注册证（按批准文号管理的中药饮片）；质量管理体系组织机构图以及主要负责人；主要生产设备和检测仪器情况；企业法人代表的基本情况；厂家的联系方式；产品质量回馈、退回等处理办法（可提供合同，在合同中体现）；销售员应有单位授权的销售委托书。

3. 所供中药材、中药饮片的执行标准（《药典》标准、省中药饮片炮制规范），且其标准应能达到质量管理部提供的质量标准或者满足工艺需求。

（三）对中药材、中药饮片供应商进行现场评估

核实供应商资质证明文件和检验报告的真实性，核实是否具备检验条件；并对其人员机构、厂房设施和设备、物料管理、生产工艺流程和生产管理、质量控制实验室的设备、仪器、文件管理等进行检查，以全面评估其质量保证系统。

三、采购原则

1. 中药材、中药饮片的采购依照药品监督管理部门有关规定，从合法的供应单位购进，所购中药材、中药饮片必须是合法生产企业生产的合法药品（购进未实施审批管理的中药材除外）。

2. 中药材、中药饮片的采购应当坚持公开、公平、公正的原则，考察、选择中药材、中药饮片供应单位，严禁擅自提高等级或以次充好。

3. 中药材、中药饮片的购进坚持"按需进货、择优选择、质量第一"的原则，注重药品购进的时效性和合理性，做到供应及时、合理使用。

四、采购制度

为加强中药材、中药饮片经营管理，确保科学、合理、安全、准确地经营中药材、中药饮片，杜绝销售假药、劣药，根据《药品管理法》《药品经营质量管理规范》及相关质量管理和采购管理规定，制定本制度。

1. 采购中药材、中药饮片，应当验证供应商提供的《营业执照》及企业的《药品生产许可证》或《药品经营许可证》、企业法人授权的销售人员的授权委托书、身份证复印件（首次必须与原

件对照）等相关资料，并提供产品所属生产企业的《营业执照》《药品生产许可证》，所提供资料均需加盖供应商原印章，审核合格后将复印件存档备查。购进国家实行批准文号管理的中药饮片，还应当检验注册证书并将复印件存档备查。

2. 应与供应商签订《质量保证协议书》，协议中明确质量条款，供应商保证所供药品是合法、合格的药品。

3. 采购中药材、中药饮片必须执行质量验收制度，如发现有质量问题要拒绝入库，对于药品质量不稳定的供应商要停止从该单位采购。定期对供应商供应的中药饮片质量进行评估，并根据评估结果及时调整供应商和供应方案。

4. 所购中药饮片应有包装，包装上应有品名、规格、产地、生产企业、批号、执行标准、生产日期，并附有质量合格的标志，实施批准文号管理的中药饮片还应有药品批准文号和生产批号。购进进口中药饮片应有加盖供货单位质量管理机构原印章的《进口药材批件》及《进口药材检验报告书》复印件。发运中药材应当有包装。每件包装上，应当注明品名、产地、日期、供货单位，并附有质量合格的标志。

5. 中药材、中药饮片购进价格遵从市场行情或政府的有关规定执行。该炮制而未炮制的中药饮片不得购入。

6. 中药材、中药饮片的购进和调出必须建立真实完整的出入库记录，如实反映药品进出情况，严禁弄虚作假。

7. 强化中药材、中药饮片采购中的制约机制，严格实行采购、质量验收、付款三分离制度。定期对药品采购渠道、药品质量、药品管理制度执行情况进行检查。

第二节　验收人员资质与中药验收标准

中药饮片流通的最后环节是消费者，在完成采购之后，需要验收人员进行质量把关，在验收合格之后才可以最终入库，进而销售给消费者。对于验收而言，应当配备有具备资质的验收人员，根据公司的验收标准进行验收，主要对药材外观性状特征、片形、表面颜色、质地、断面（包括纵切面或斜切面）、气味等进行验收，判定有无伪劣、是否含有杂质或非药用部分等。

一、验收人员资质

中药饮片验收人员承担着中药饮片引进后、入库前的质量把关环节，应当能准确判断所购进的中药饮片质量是否合格、炮制是否规范等。只有在入库验收环节严格把关，保证购进的中药饮片质量合格，才能减少之后在储存过程中出现质量变异的概率，进而保障销售给消费者的产品质量。对于中药饮片验收人员而言，应熟悉公司所经营中药饮片各品种的质量要求，特别是饮片鉴别特征和炮制要求。按 GSP 要求承担中药饮片验收工作的人员，应当具备中药学专业中专以上学历或者具备中药学中级以上专业技术职称。企业应当对各岗位人员进行与其职责和工作内容相关的岗前培训和继续培训，以符合 GSP 的要求。培训内容应当包括相关法律法规、药品专业知识及技能、质量管理制度、职责及岗位操作规程等。

二、验收标准

中药饮片验收流程如图 3-1 所示。

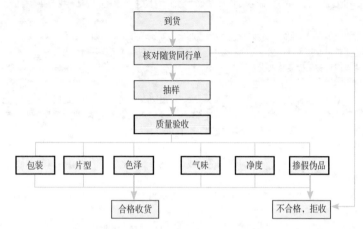

图 3-1　中药饮片验收流程

（一）中药饮片验收内容

中药材入库验收的目的是保证入库药材数量准确、质量完好，防止假冒、伪劣药材入库。对验收人员而言，应熟悉公司所经营中药饮片各品种的质量要求，及其饮片鉴别特征和炮制要求。

1. 确定供货企业的合法性，商业公司是否具有中药饮片的经营资格，生产企业是否具备中药饮片的生产资格，特殊管理中药材是否符合企业生产、经营范围。

2. 对中药饮片验收而言，主要采取眼观、手摸、耳听、鼻闻、口尝、水试、火烧等方法，依据其外观性状特征、片形、表面颜色、质地、断面、气味进行验收。判断有无伪、劣药，是否含杂质（如泥土等）和非药用部位，有等级、规格规定的是否符合等级、规格要求，有无虫蛀、长霉、变色、泛油、变味等变异现象，加工炮制是否符合当地用药习惯要求。

3. 对到货药品逐批进行收货、验收，抽样应具有代表性，在其包装上、中、下不同部位抽取样品验收。

核实运输方式是否符合要求，对照随货同行单（票）、采购记录核对药品，做到票、账、货相符。随货同行单（票）应当包括供货单位、生产厂商、品名、规格、产地、生产日期、批号、数量、收货单位、收货地址、发货日期等内容，并加盖供货单位药品出库专用原印章。

4. 验收中药材、中药饮片应有包装，并附有质量合格的标志。每批包装上，中药材应标明品名、产地、供货单位，中药饮片应标明品名、规格、产地、生产企业、生产日期、批号等。实施批准文号管理的中药材和中药饮片，在包装上还应标明批准文号。

若属分装的中药饮片，每批包装上应标明品名、规格、产地、生产日期、原生产企业、分装企业、分装日期、分装批号等，并附有质量合格的标志。

连锁药店店员中药基础训练手册

5. 对贵细、批准文号管理、毒性、进口等药品应加强验收。

（1）对贵细中药饮片要求逐批逐包验收，核对省（市）级以上药品监督管理部门出具的检验报告单。

（2）批准文号管理的品种：冰片、人工牛黄、龙血竭、胆南星、滑石粉、青黛、阿胶、石膏、煅石膏、芒硝、水牛角浓缩粉、松节油、金龙胆草浸膏、樟脑、建曲、蜂蜜、人工麝香、半夏曲、湘曲、鲜竹沥、龟甲胶、鹿角胶、黄明胶、海龙胶、六神曲等。

（3）按毒性中药饮片管理的品种（共28种）：砒石（红砒和白砒）、砒霜、水银、生马钱子、生川乌、生草乌、生附子、生白附子、生半夏、生天南星、生巴豆、斑蝥、青娘虫、红娘虫、生甘遂、生狼毒、藤黄、生千金子、洋金花、闹羊花、生天仙子、雪上一支蒿、蟾酥、轻粉、红粉、雄黄、白降丹、红升丹。各地卫生行政部门可结合当地实际增订管理品种，并报国家卫生行政主管部门备案。

（4）对进口中药材饮片，每批都必须按规定提供进口中药材批件和进口检验报告单，并加盖供货企业质量管理机构原印章。

6. 规范填写验收记录，中药材、中药饮片的验收记录应当包括品名、规格、批号、产地、生产日期、生产厂商、供货单位、到货数量、验收合格数量等内容，实施批准文号管理的中药饮片还应当记录批准文号。验收人员应当在验收记录上签署姓名和验收日期。验收不合格的还应当注明不合格事项及处置措施。

（二）各类中药饮片的验收要求

1. 矿物类中药饮片　注意颜色、质地、性状特征是否符合标准，有无炮制加工（是生品还是炮制品），如龙骨粉生、熟石膏。

2. 动物类中药饮片　是否洁净，无虫伤、鼠咬、霉变，炮制加工到位，规格等级符合要求。如蛤蚧，除了判别是正品，还应查看等级是否相符，以及有无虫伤、长霉、断尾等现象。

3. 植物类中药饮片　首先注意入药部位是否符合要求、炮制是否加工到位，是否掺杂非药用部位，性状是否有异之处，此外还应对药材水分、灰分、杂质等进行检查。

4. 中药饮片质量必须符合《中药饮片质量标准通则（试行）》要求

（1）根茎、藤木、叶、花、皮类，泥沙和非药用部位等杂质不得超过2%。

（2）果实、种子类，泥沙和非药用部位等杂质不得超过3%。

（3）全草类不允许有非药用部位，泥沙等杂质不得超过3%。

（4）动物类，附着物、腐肉等非药用部位不得超过2%。

（5）矿物类，非药用部位和杂质不得超过2%。

（6）树脂类，杂质不得超过3%。

（7）需去毛、刺的药材，其末去净茸毛和硬刺的药材不得超过10%。

（8）中药材、中药饮片验收时不得有吸潮、变色、走油、结块、蛛网、虫霉等现象。

5. 片形规定　存在很大的地区差异，根据《中国药典》和各地中药炮制规范的要求进行。中药饮片要求片形均匀、整齐、表面光洁、无连刀片，厚度符合要求，片形合格的饮片利于有效成分煎出。

（1）片：极薄片 < 0.5 mm，薄片 1 ~ 2 mm，厚片 2 ~ 4 mm。

（2）段：短段 5 ~ 10 mm，长段 10 ~ 15 mm。

（3）块：8 ~ 12 mm 的方块。

（4）丝：细丝 2 ~ 3 mm，粗丝 5 ~ 10 mm。

第三节　中药储存管理

由于中药饮片的特殊性，在储存中容易发生各种质量变异现象。中药饮片的质量变异现象，是指由于中药材、中药饮片所含成分的物理化学特性、环境温度和湿度，以及昆虫、微生物等因素的影响，导致饮片发生颜色、气味、形态、内部组织等各种质量改变的现象。中药饮片在储存期间，常发生霉变、虫蛀、变色、走油等现象，导致中药饮片变质，影响或失去药效。中药饮片的储存保管目标是避免变质、保持药效。

一、人员资质要求

按 GSP 要求，从事中药材、中药饮片养护工作的人员，应当具有中药学专业中专以上学历或者具有中药学初级以上专业技术职称。从事销售、储存等工作的人员应当具有高中以上学历。企业应当对各岗位人员进行与其职责和工作内容相关的岗前培训和继续培训，以符合 GSP 的要求。培训内容应当包括相关法律法规、药品专业知识及技能、质量管理制度、职责及岗位操作规程等。

二、库房条件与设施要求

1. 中药材和中药饮片应与其他药品分开存放，中药材与中药饮片也应分库存放，并按药材的自然分类或药用部位分开整齐排列摆放，并有明显标识。

2. 中药仓库应有防尘、防潮、防霉、防污染以及防虫、防鸟、防鼠的设施设备，并有阴凉储藏的设施或设备，尤其对含有糖分、蛋白质或油脂成分及芳香性易挥发的中药材，应于阴凉干燥处存放并加强管理；对含淀粉多或易蛀的品种可进行药材的对抗储藏。

3. 每月对在库中药饮片、中药材全面养护 1 次，并应根据药材的不同特性，进行挑拣筛选、翻晒或烘烤、熏蒸等养护措施，并按规范要求做好养护记录。

4. 贵重药材、毒性药材、麻醉药材及易生虫、霉变、走油、吸潮的药材应列入重点养护目录，重点养护的中药材和中药饮片每月至少检查养护 1 次，并做好重点养护记录。

5. 仓库储存的中药材、中药饮片应无灰尘、无蛛网、无污垢、无鼠咬等现象，保持整洁、卫生、干净。

6. 应根据药品储存要求将药品储存于相应的库房或冰箱。

（1）常温库：温度 10 ℃ ~ 30 ℃，相对湿度 45% ~ 75%。

（2）阴凉库：温度 10 ℃ ~ 20 ℃，相对湿度 45% ~ 75%。

（3）冷库：温度 2 ℃ ~ 10 ℃，相对湿度 45% ~ 75%。

7. 保持中药材、中药饮片堆垛间有一定的间距，与墙和屋顶的距离不小于 30 cm，与地面的距离不小于 10 cm。

8. 保持库房货架的清洁卫生，保证中药材、中药饮片储存安全整洁。

9. 保持库房温湿度的监测及记录，根据监测情况调整库房温湿度。

三、中药饮片入库、出库管理

所有中药饮片必须有物有账、账物相符、做到收发有据、及时入账、定期与实物核对、并应每月封存入库凭证。

（一）入库管理

1. 企业应当按照规定的程序和要求对到货中药饮片逐批进行收货、验收，防止不合格药品入库。

2. 中药饮片到货时，收货人员应当核实运输方式是否符合要求，并对照随货同行单（票）和采购记录核对药品，做到票、账、货相符。

3. 随货同行单（票）应当包括供货单位、生产厂商、品名、规格、批号、生产日期、数量、收货单位、收货地址、发货日期等内容，并加盖供货单位药品出库专用章原印章。

4. 收货人员对符合收货要求的中药饮片，应当按品种特性要求放于相应待验区域，或者设置状态标志，通知验收。

5. 验收时必须仔细核对品名、规格、数量、进价数量、质量、包装、批号、产地、配送公司和药品检验报告书等。

6. 中药饮片验收后，验收人员应在入库单上签名和填写日期。验收合格后，才能入库。

（二）出库管理

1. 中药饮片发出时，应掌握"先进先出，近期先发"的原则。严格查对，保证数量准确。

2. 中药饮片出库时应当对照销售记录进行复核。

3. 发现以下情况时不得出库，并报告质量管理部门处理。

（1）包装出现破损、污染、封口不牢、衬垫不实、封条损坏等问题。

（2）包装内有异常响动或者液体渗漏。

（3）标签脱落、字迹模糊不清或者标识内容与实物不符。

（4）其他异常情况的中药饮片。

4. 中药饮片出库复核应当建立记录，包括购货单位、通用名称、规格、数量、批号、生产厂商、出库日期、质量状况和复核人员等内容。

5. 发出的中药饮片应详细点交，领发双方均应在出库单上签字。

6. 中药饮片出库时应当附加盖企业药品出库专用章原印章的随货同行单（票）。

四、养护管理

为了做好养护工作，必须掌握各种药材的性质和变异特点。一般将药材分为易生虫、易泛油发霉、易变色走味、易融化怕热、易潮解风化和失油等几种类型。

1. 易生虫药材　包括质地松软、含糖类和脂肪较多的党参、陈皮、柏子仁、枸杞子等；含脂肪、蛋白质较多的鹿茸、刺猬皮、蜈蚣等；质地坚实，含淀粉较多的赤小豆、皂角、薏苡仁、芡实等；质地松散，含芳香挥发油较多的玫瑰花、款冬花和菊花等。

易生虫药材在养护时，应首先检查垛上方以及垛底是否有虫丝或蛀粉等，对易生虫药材中的重点品种进行开包检查。保管易生虫药材不仅要勤加检查，还必须从杜绝害虫来源、控制其传播途径等方面入手。首先库房必须干燥通风，库内清洁卫生；此外要合理安排出库，按照"先进先出"的原则，先入库的易生虫药材先出库。

2. 易泛油、发霉药材 如含脂肪油、挥发油和黏性糖的某些药材易泛油。含油脂多的易受温度的影响，含黏性糖多的易受湿度的影响。

对已泛油、发霉药材的养护手段如下：

（1）撞刷：发霉不严重的药材，经日晒或烘烤干透后，可放入麻袋或布袋内来回摇晃，通过撞击摩擦，将霉斑去掉。条根或片状药材不宜使用此方法，可用刷子将霉斑刷掉。

（2）淘洗：发霉后不宜撞刷的药材，可用淘洗的方法除霉。淘洗时可将药材放在缸内或盆内，搓洗或刷洗，去霉后捞出晒干即可。

（3）沸水喷洗：发霉后不宜水洗的药材，可以用开水喷洗。将发霉药材摊在席子或干净的地面上，用沸水喷洒，随喷随翻，喷湿后将其堆在一起，用麻袋盖上闷约1小时，再用少量的硫黄熏蒸，然后取出晒干即可。

（4）醋洗：不能沾水的药材，如山茱萸、五味子等发霉后，可用醋喷洗，每100 kg用醋10～12 kg。具体方法与水洗相同。

（5）油擦：不能见水见热的药材，如各种附片发霉后，可用油擦的方法。具体操作方法是用布蘸无异味的食用植物油，在药材上反复搓擦，即可除去霉迹。

3. 易变色及走味药材 如有一部分花、叶、全草及果实种子类药材，由于质地较薄、个体细小，其所含的色素及挥发油等易受温度、湿度、空气、日光等影响而失去原有的色泽或气味，在潮湿的情况下往往易发霉或生虫。

易变色、走味药材在养护时，不应与易吸潮、含水量较大及易生虫的药材堆放在一起，以防止其受潮和感染害虫；更不要与有特殊气味的药材混合堆放，以免串味影响质量。这类药材的储存时间不宜过长，更应做到先进先出，以保持药材色泽鲜艳、气味芬芳。

4. 易融化、怕热药材 主要指熔点比较低，受热后容易粘连变形，甚至融化流失或使结晶散发的药材。如乳香，质脆易碎，受热后即开始变软，再则融化。有些植物成分经蒸馏制成的结晶，如樟脑、冰片等结晶块，受热后会加速有效成分的挥发散失。保管易融化、怕热的药材，必须选择能保持干燥阴凉的仓库，并将药材盛装在严密牢固的包装容器内。

易融化、怕热药材在养护时，应选用坚实的容器，并要求分装严密。码垛时必须注意牢固，不宜堆太高，以不超过3 m为宜，以免受热和受潮。有些易融化、怕热药材极易燃烧，因此还应加强消防管理，以免发生火灾事故。

5. 易潮、风化及失油药材 含有糖类物质的结晶药材，如芒硝在潮湿空气中非常容易吸入水分，并常因温度影响而逐渐融化变成液体。一般称为返潮或潮解。

（1）易潮解、风化及失油药材的在库检查：对易潮解、风化、失油的药材在储存过程中必须经常做好在库检查工作。检查时，大垛应上、下两处取样，重点货垛必须拆包开箱检查，库内潮湿的应注意抽查底层，温度高时注意抽查上层，阴雨天则注意抽查外层，储存时间长、包装与储存条件差的应注意勤加检查。

（2）易潮解、风化、失油药材的养护：库内应保持干燥、阴凉的环境。货垛的垫木应垫高到40 cm，垫木上应铺隔潮物。其中易潮解、风化的药材，应与其他药材的货垛保持一定距离，以防潮解融化后影响其他药材。此类药材亦不要堆在窗口等易受风吹的地方。

6. 特殊药材的养护

（1）剧毒药材绝不能和其他药材混合堆放，而必须专库储存，并由双人保管。每件包装均须有明显的标记，如白砒粉似硼砂粉，就应注意要单独堆码，货垛之间应有适当的距离。藤黄、马钱子应储存在干燥凉爽的地方，库内地面须铺垫板，以免受潮而发黏、发霉。整件的马钱子、藤黄一般可在梅雨季节前即将其原件密封保存，少量用缸箱等密封。如受潮，不宜日晒，而应放在干燥通风的地方晾干。

（2）易燃药材主要有硝石、硫黄、海金沙、干漆、松香等药材，均不易生虫或发霉，但遇火易燃烧，因此，数量较大时应该置于危险仓库内储存；数量较少时，也应选择与其他仓库有适当距离的仓库单独存放，并应远离电源、火源，同时应由双人保管。如遇这类药材着火，用土、沙扑压效果最好。库内堆垛不宜过高，一般以不超过 3 m 为宜。硝石、干漆更不能重压。不同品种垛与垛间，最好能保持 1 m 以上距离。以免在搬取时相互碰撞摩擦而发生事故。

7. 贵细药材的养护　贵细药材包括人参、鹿茸、麝香、牛黄、犀角、羚羊角、海马、海龙、马宝、狗宝、猴枣、熊胆、三七、西红花、珍珠等。以上药材有植物类的，也有动物类的，在储存中由于成分性质的不同，可能发生各种变异现象。如人参、海马、海龙、三七、蛤蚧、熊胆等容易生虫发霉，西红花则易失油变色或干枯，犀角、羚羊角受热易干裂。其中有些还会发生变异现象，如熊胆受热后，易发霉或融化；麝香的容器如不严密，易挥发散失气味；鹿茸如没有干透，则容易腐烂发臭；生晒参不仅易生虫，受潮后还会发霉泛油。马宝、狗宝、猴枣、珍珠虽不易生虫发霉，但如储存不妥也会变色，这类药材必须存放在安全可靠的库房内，并也应由专人负责保管。人参、猴枣、牛黄等质地易碎，在操作时，应特别注意防止其残损，一般都应用固定的箱、柜、缸、坛等密封后，储存在干燥、阴凉、不易受潮受热的地方。贵细药材都可以采用密封方法储存，如红参和生晒参通常均用此法。生晒参、糖参、红参和燕窝等在梅雨季节可装在铺有生石灰的箱或罐缸内储存，但要注意不要使生石灰与药材接触，生石灰的用量可根据空气湿度、药材水分以及具体品种来确定，一般每立方米可用生石灰 2.5～3 kg 储藏。麝香、人参、燕窝在梅雨季节适宜采取冷藏的方法，冷藏的温度一般为 2 ℃～10 ℃，但包装必须密封，以防止潮气侵入使药材发霉。

五、质量检查与整理

库存药材检查时间的频度如下：

1. 经常性检查　由保管人员在工作间隙对库存进行全面检查。

2. 突击性检查　逢台风、暴雨、洪汛期等突发气候变化前后，及时检查库房有无渗漏等不安全因素。包括露天货垛是否苫盖严密，药材有无损耗，并及时研究防治措施。

3. 定期性检查　由仓库主管人员或养护专业人员重点检查库存药材质量。每年 5～9 月是中药仓库防霉保质关键期，此时，库内温度高、湿度大、霉菌、仓虫繁殖传播快，库存药材极易发生变异，故务必确保专业养护人员定期轮番检查，并及时采取防治措施。每批商品的检查情况，要有书面记录。

第四章 中药饮片销售服务

第一节 门店中药饮片运营岗位设置与职责

连锁药店的中药饮片运营，必须具备专业的管理团队、合理的岗位人员配备，以支撑整体运营的需要，因而建立清晰、明确的中药饮片运营架构至关重要。药店常设的中药饮片运营架构如图4-1所示：

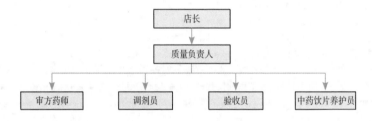

图4-1 药店常设的中药饮片运营架构

一、质量负责人

质量负责人的岗位职责包括：

1. 认真学习和贯彻执行国家有关药品的法律法规、行政规章，负责督促门店，认真执行公司各项制度，按《药品经营质量管理规范》（GSP）要求规范工作。

2. 在店长的领导下，全面负责门店质量管理的各项工作，确保符合GSP管理的要求，在业务上接受公司质量管理部的指导。

3. 贯彻落实公司质量管理规章制度，定期对门店质量管理文件的执行情况进行检查、考核，对存在的问题提出改进措施及意见，并督促落实整改。在药品质量管理、工作质量管理方面有效行使否决权。

4. 每天对门店进行巡查，发现不符合GSP及公司质量管理有关规定的行为应及时制止，并及时向店长报告；重大质量问题上报公司质量管理部。

5. 指导并监督药品采购、验收、储存、分类陈列、销售等环节的质量管理工作。

6. 负责药品质量查询及质量信息管理。

7. 负责药品质量投诉和质量事故的调查、处理及报告。对顾客反映的质量问题应在48小时内处理完毕，不能按时处理的应说明原因，并报告门店店长和公司质量管理部。

8. 负责对不合格药品的确认及处理，对不合格药品进行控制性管理。

9. 负责假劣药品的报告。

10. 负责药品不良反应的报告。

11. 负责开展门店药品质量管理教育和培训。

12. 对于已实施监管对接的门店，负责及时、准确向药品监督管理部门上传远程监管等相关数据。

13. 负责组织计量器具的校准及检定工作。

14. 指导并监督药学服务工作。

15. 处理门店质量投诉和质量查询，收集顾客意见，了解顾客需求；负责收集和处理药品质量信息，每天登录质量信息平台，并有效处理当天的质量信息。

16. 督促国家有专门管理规定的品种及处方药的销售管理工作。

17. 汇总各种质量台账和记录，定期上报公司质量管理部。

18. 其他应当由质量管理人员履行的职责。

二、审方药师

审方药师的岗位职责包括：

1. 认真学习和贯彻执行国家有关药品的法律、法规、行政规章及有关质量管理制度，定期参加业务学习，规范销售行为。

2. 严格遵守门店的各项劳动纪律，严肃对待各项考勤制度，做到不迟到、不早退，杜绝非特殊原因擅离岗位。能够以主动、热情、耐心、周到的服务态度对待顾客。

3. 掌握有关药品知识、有关药事法规和药店的有关规定，熟记各种中药饮片的特点、药理、配伍禁忌、用法用量、注意事项及柜台药品的摆放位置。

4. 负责处方审核和用药指导

（1）审方药师负责处方的审核，对处方所列药品不得擅自更改或代用。

（2）对有配伍禁忌或超剂量的处方，应当拒绝调配、销售；必要时，需经原处方医生更正或重新签字方可调配和销售。

（3）审方药师应在处方上签字、盖章或指纹签章（远程审方药师），处方按有关规定保存备查。对不按规定操作造成事故的，负具体责任。

（4）负责指导门店营业人员和顾客合理用药。

5. 复核药师岗位职责

（1）负责对必须凭处方销售的处方药的复核（核对）环节确认，并在处方上签字或盖章，处方按有关规定保存。对不按规定操作造成事故的，负具体责任。

（2）负责顾客的用药咨询，并负责记录的填写。

（3）在其他记录中需要复核人签字的，由该岗位完成，如装斗复核记录、拆零记录、必须凭处方销售的品种登记表等。

6. 接受门店质量负责人的工作指导，指导和监督营业员药品的销售工作。

7. 协助门店质量负责人进行药品用药知识的培训和顾客投诉的处理。

8. 提供药学咨询服务，保证安全、合理用药。

审方药师工作点检表如表4-1所示：

表4-1   审方药师工作点检表

审方药师：			年　月　日	
时间	工作内容	检查结果	后期跟进	备注
每日工作				
中药饮片销售	1. 中药斗正名正字	完成☐　未完成☐		
	2. 向顾客索取正规处方	完成☐　未完成☐		
	3. 核查处方前记、正文、后记是否规范	完成☐　未完成☐		
	4. 核查处方是否违反"十八反""十九畏"	完成☐　未完成☐		
	5. 对所调配的饮片质量负有监督的责任	完成☐　未完成☐		
	6. 签字：审方、复核、调配员在处方上签字确认	完成☐　未完成☐		
	7. 留存处方（原件/扫描件/照片）与处方药销售记录	完成☐　未完成☐		
	8. EPS审方系统及时点单	完成☐　未完成☐		
每月工作				
每月抽查上月的中西成药处方	1. 核查处方所列药品有无擅自更改或代用现象，处方中是否有配伍禁忌或超剂量	完成☐　未完成☐		
	2. 有配伍禁忌或超剂量的处方，是否经过处方医生更正或重新签字确认	完成☐　未完成☐		
每月抽查上月的中药饮片调剂记录、销售记录、处方	1. 核查处方所列药品有无擅自更改或代用现象，处方中是否有配伍禁忌或超剂量	完成☐　未完成☐		
	2. 有配伍禁忌或超剂量的处方，是否经过处方医生更正或重新签字确认	完成☐　未完成☐		
	3. 是否符合中药"十八反""十九畏"及妊娠禁忌要求	完成☐　未完成☐		
	4. 中药饮片特殊煎服方法是否在处方中注明	完成☐　未完成☐		
资料整理	处方、处方药销售记录按月整理归档保存	完成☐　未完成☐		

三、调剂员

调剂员的岗位职责包括：

1. 认真学习和贯彻执行有关药品的法律法规、行政规章及有关质量管理制度，定期参加业务学习，规范销售行为。

2. 严格遵守门店的各项劳动纪律，严肃对待各项考勤制度，做到不迟到、不早退，杜绝非特殊原因擅离岗位。能够以主动、热情、耐心、周到的服务态度对待顾客。

3. 掌握有关药品知识、有关药事法规和药店的有关规定，熟记各种药品的特点、药理、配伍禁忌及柜台药品的摆放位置。

4. 对国家要求必须处方销售的药品应向顾客索取处方，凭处方销售。

5. 中药饮片调配员应在处方上签字或盖章，处方按有关规定保存备查。对不按规定操作造成事故的，负具体责任。

6. 中药饮片调剂员负责中药饮片的代煎服务。

四、验收员

（一）岗位职责

1. 认真学习和贯彻执行国家有关药品的法律法规、行政规章，严格执行药品质量验收制度，负责门店药品验收工作，坚持质量原则，把好门店药品质量验收关。

2. 门店验收员按配送单对照实物，进行品名、规格、批号、生产日期、生产企业以及数量的核对，验收合格的药品在配送单上签署质量意见并签名，交店长核对数量。配送单保存至超过药品有效期1年，并不得少于5年。

3. 如发现有质量问题的药品，应拒收，及时通知门店质量负责人，并将药品退回配送中心，由门店质量负责人向质量管理部报告。

4. 对中药饮片的验收，需按国家标准或地方炮制标准进行。

5. 收集验收药品质量异常信息，及时反馈门店质量负责人。

6. 自觉学习药品业务知识，努力提高验收工作水平。

7. 门店质量验收员的质量验收工作由门店质量负责人监督指导。

（二）操作要点

1. 单据验收

（1）随货同行单（票），应当包括供货单位、生产厂商、产地、品名、规格、批号、生产日期、数量、收货单位、收货地址、发货日期等内容，并加盖供货单位药品出库专用章原印章。

（2）验收时应按批号查验同批号检验报告书。查验检验报告书内容是否齐全、真实、有效，进口药材需查验是否有《进口药材批件》复印件及是否加盖供应商原印章。

（3）中药饮片的包装或容器要与药品性质相适应及符合药品质量要求。中药饮片的标签需注明品名、规格、产地、生产企业、产品批号、生产日期、执行标准；整件包装上需注明品名、产地、生产日期、执行标准、生产企业等，并附有质量合格的标志。实施批准文号管理的中药饮片，还需注明批准文号。

（4）验收结束后，应当将抽取的完好样品放回原包装箱，加封并标示验收。

（5）中药饮片验收记录应当包括品名、规格、批号、产地、生产日期、生产厂商、供货单位、到货数量、验收合格数量等内容，实施批准文号管理的中药饮片还应当记录批准文号。随货同行单（票）应加盖供货单位药品出库专用章原印章。

2. 抽样验收

（1）验收抽样：应具有代表性，在其包装上、中、下不同部位抽取样品验收。验收时，每个品种都要抽样。

（2）验收方法：采取眼看、手摸、耳听、鼻闻、口尝、水试、火烧等方法，辨别药材的包装、形状、大小、色泽、净度、片型、表面特征、质地、断面（包括折断面和切断面）特征及气味、水分，是否存在霉变泛油、腐败等现象。

1）净度：一般杂质不超过3%。

2）片型：中药饮片要求片型应均匀、整齐、表面光洁、无连刀片等。

3）色泽：各种饮片应符合国家现行药典及当地炮制规范要求。

4）气味：中药饮片经切制或炮制，应具有原药材及辅料的气和味，不应带异味或气味散失。

5）水分：一般的饮片含水量宜控制在7%～13%；蜜炙品类含水量不得超过15%。

6）包装：现用的中药饮片已实行分剂量袋装，应查看外包装是否有生产厂家、生产批号、产地及合格标志等。

（3）对于贵细中药饮片要求加大抽样验收。

3. 核查相关文件

（1）檀香、乳香、没药、沉香、牛黄、西红花、进口花旗参、进口高丽参等进口中药材饮片，每批都要提供《进口药材批件》和进口检验报告单，并加盖供货企业质量管理机构原印章。

（2）有批准文号管理的品种，包括冰片、人工牛黄、龙血竭、胆南星、滑石粉、青黛、阿胶、石膏、煅石膏、芒硝、水牛角浓缩粉、松节油、金龙胆草浸膏、樟脑、建曲、蜂蜜、人工麝香、半夏曲、湘曲、鲜竹沥、龟甲胶、鹿角胶、黄明胶、海龙胶、六神曲等，应有批准文号。

（3）对于野生海产品如海马、海龙、海狗肾、海蛇，要求提供生产企业或经营企业《水生野生动物经营利用许可证》。

（4）凡生产、销售的含天然麝香、熊胆粉成分的中成药全部实行中国野生动物经营利用管理专用标识制度；所有含赛加羚羊角、穿山甲片和稀有蛇类原材料的成药和产品，须在其最小销售单位包装上加载"中国野生动物经营利用管理专用标识"。

（5）天然牛黄、麝香、冬虫夏草、沉香、熊胆粉、进口高丽参、进口西洋参、檀香、西红花及乌头类饮片需提供省（市）级以上药品检验部门出具的检验报告。

4. 拒收原则

（1）货单不符的拒收。

（2）包装破损，标签、批号、生产厂商、日期不清的拒收。

（3）灰屑超标的拒收。

（4）干湿度超标的拒收。

（5）气味不相符的拒收。

（6）片型不相符的可以酌情拒收。

（7）假劣中药拒收。

（8）掺杂的、非药用部位超标的拒收。

（9）炮制不符合规范的拒收。

5．验收完签单

（1）验收人员根据验收质量情况在送货单上签上意见，并签名。

（2）对于不合格的中药材及中药饮片，不得签收，并填写《药品拒收报告单》。

（3）对中药的验收原始票据进行整理，保存至药品有效期后1年，且不得少于5年。

五、中药饮片养护员

（一）岗位职责

1．养护员的药品养护工作受门店质量负责人的监督指导。

2．认真执行药品养护制度，具体负责门店药品的养护和质量检查工作，对药品进行分类陈列，对陈列药品质量负责。

3．根据门店养护计划表，对门店药品每月全面检查一次，并做好药品陈列检查记录。

4．检查门店药品储存条件，做好温湿度记录和调控工作，保证门店温湿度达到药品储存要求。

5．负责门店陈列药品的包装、外观性状的养护工作，结合门店实际情况采取正确有效的养护措施；根据季节变化重点做好春季药品防霉变、冬季药品防冻结、夏秋两季药品防虫鼠等工作，对门店药品采取相应的养护措施，确保门店所陈列药品质量。

6．养护检查中发现质量有问题的药品，应马上下柜，同时及时报门店质量负责人处理。每天定期检查药品陈列环境是否整洁、有无污染物，存放条件是否符合规定要求；陈列货架、柜台及橱窗是否保持清洁和卫生，避免人为污染药品。

7．对易变质、近效期、摆放时间较长的药品以及中药饮片重点检查养护。发现有质量疑问的药品应及时撤柜，停止销售，并上报门店质量负责人进行处理。

8．正确使用养护、计量设备，建立仪器设备管理档案，并定期检查、维护、保养，做好使用保养记录、计量检定记录和台账，确保正常运行。做好近效期药品的催销工作。离药品失效日期不足1个月（预警停售商品）的需撤柜停止销售，防止此类药品售出可能发生的过期使用。

（二）操作要点

1．中药饮片储存

（1）中药饮片储存时，常温为10 ℃ ~ 30 ℃，阴凉处为不超过20 ℃，凉暗处为避光且不超过20 ℃，冷处2 ℃ ~ 10 ℃。未规定温度要求的，一般是指常温。

（2）储存中药饮片相对湿度为35% ~ 75%。

（3）储存中药饮片应当按照要求，采取避光、遮光、通风、防潮、防虫、防鼠等措施。

2．中药饮片养护

（1）养护员根据药品养护计划进行中药养护，填写药品养护情况，完成中药饮片养护作业单并形成养护记录。

（2）外观质量养护、包装质量的养护与中药饮片验收标准一致。

（3）温湿度记录在合格范围内，不合格有调控措施；温湿度监控系统超限报警功能正常。

（4）养护人员对门店中药饮片定期进行循环质量检查，在养护记录中安排中药饮片养护周期天数，设置当日养护报表，养护员根据养护报表进行养护，一般药品入库后每月养护检查一次，近效期、易变质、首营品种等重点养护品种养护周期为每月2次，原则上一般中药饮片的养护周期不超过3个月。

（5）对在库养护发现的质量问题，应悬挂黄色"暂停销售"牌，并上报门店质量负责人且填写《质量流转通知单》通知上级质量管理部进行核查，根据核查结果确定继续销售、暂停销售、移库。

（6）必要时使用烘箱、微波炉等设施设备对中药饮片进行养护。

（7）每月整理与归档养护记录。

（8）每月对门店中药饮片品种进行养护周期梳理、更新。

（9）完成季度养护工作分析、年度养护工作分析。

中药饮片养护工作自查表如表4-2所示：

表4-2　　　　　　　　　　　　　　中药饮片养护工作自查表

养护员：　　　　　　　　　　　　　　　　　　　　　　　　　　年　月　日

时间	工作内容	检查结果	后期跟进	备注
每日养护工作	1. 保证中药柜中药饮片储存环境卫生	完成☐　未完成☐		
	2. 无硫饮片每日养护1次	完成☐　未完成☐		
	3. 做好中药饮片养护检查记录	完成☐　未完成☐		
	4. 对质量变异者及时养护	完成☐　未完成☐		
每周养护工作	1. 保证中药柜中药饮片储存环境卫生，及时清理斗内灰碎	完成☐　未完成☐		
	2. 易产生质量变异品种每周养护1次	完成☐　未完成☐		
	3. 做好中药饮片养护检查记录	完成☐　未完成☐		
	4. 对质量变异者及时养护	完成☐　未完成☐		
每月养护工作	1. 保证中药柜中药饮片储存环境卫生，全部饮片筛灰	完成☐　未完成☐		
	2. 全部饮片每月养护1次	完成☐　未完成☐		
	3. 做好中药饮片养护检查记录	完成☐　未完成☐		
	4. 对质量变异者及时养护	完成☐　未完成☐		

第二节　服务标准与礼仪

药店营业员不仅是顾客购药的专业顾问，也是公司经营理念与企业文化的传递者，往往一个药店营业员的服务礼仪标准能够代表公司的形象，标准的服务及优良的礼仪能够提升顾客的社会归属感，同时也是企业持续发展的重要竞争手段之一。

一、服务礼仪标准

1. 顾客进门时，或者顾客距营业员 2 m 内，营业员必须微笑迎上并主动热情招呼："您好！欢迎光临！请问有什么可以帮到您？"

2. 当顾客明确表示不需要营业员的服务时，应说："请随便看看，需要时随时叫我们。"

3. 当顾客明确表示需要什么商品时，营业员取药必须行动快捷准确，找到顾客所需商品后必须双手递上，并说："这是您需要的商品（药品），请看一看。"

4. 当顾客只是指出要哪一类型的商品时，如顾客说："×××在哪里？"营业员应右手平伸，五指并拢指向商品陈列方向，并说："请到这边好吗？谢谢！"

5. 顾客表示想买单时，营业员应当说："请问还需要什么其他的吗？"如果顾客表示不需要，请指示顾客到收银台付款，并说："请到收银台付款，谢谢！"

6. 如果营业员正忙于接待顾客，另有顾客需要服务时，应用缓和的语气请其稍等，并说："不好意思，请稍等一下，好吗？我马上就来。"并尽快完善对上一位顾客的服务。

7. 遇到不会讲普通话的顾客，而又听不懂顾客的语言，应微笑示意顾客稍候，并尽快请能听懂该语言的人员协助。

8. 服务完毕，顾客离开时，应向顾客致谢："谢谢，请慢走！"

二、六大基本接待用语

1. 您好！欢迎光临老百姓大药房！请问有什么能帮到您？

2. 这是您需要的××，请看一看。

3. 请到这边好吗？谢谢。

4. 不好意思，请稍等一下，好吗？我马上就来。

5. 请到收银台付款，谢谢。

6. 谢谢，请慢走。

切记要将"谢谢""慢走""不好意思""对不起"常挂嘴边。

三、营业中的答询用语

（一）解释用语

当顾客提出某些问题时，应当向顾客进行解释。解释时要诚恳、和蔼、耐心、细致。语言应得体委婉、以理服人，不能用生硬、刺激的语言伤害顾客，不能漫不经心，对顾客不负责任。

1. 顾客：你们的中药为什么价格高？

回答：（1）本店所销售的中药饮片都是经过手工挑拣，并且无硫黄熏制、染色、增重，所以就成本而言相对要高一些，本店就是看中厂家的产品质量和信誉度才销售的。

（2）本店的中药本身都是精选饮片，原料采购都是经过精选的道地药材，比如白芷、枸杞子、山药；同时精选药用部位，比如黄芪、甘草选择 1 ~ 1.5 cm 中段；而且药材全部手工挑选，比如连翘去籽、秆，山茱萸去核，白菊花去秆，地龙、蝉蜕去泥等，所有产品都是一片一片挑拣出来的，干净无杂，因为机器设备不能辨别、分理出中药杂质、非药用部位，所以药品等级要比市场上很多产品高出很多。

（3）因为本店采购的是国内知名厂家的产品，他们对炮制要求是相当严格的。在辅料方面，比如蜂蜜、黄酒、醋、油等都是经过严格检验的，包括辅料的配制比例，都是严格执行药典规范的。我们知道现在市场上很多产品像酒、醋一类炮制压根就不用辅料，蜂蜜很多也用红糖代替，也有未按投放比例投料生产的，这样炮制压根起不到应有的作用，所以本店的价格比起不规范炮制品来讲会高一些。

（4）本店经营的中药都是控硫饮片。硫黄熏蒸现在是有国家明令禁止的，熏蒸是为了使饮片美白、漂亮、杀虫、防腐、增加水分、降低成本，但是药材疗效也会受到影响，对人体的危害特别严重，尤其是对呼吸道和消化道黏膜。而控硫饮片的仓储过程对养护有特别的要求，且控硫饮片对药物控制更严格，比熏蒸的产品要复杂很多，所以成本自然会比硫熏的要高一些。

（5）本店的药材是一等优质产品，无杂质、无灰尘，您看一下干净程度，而且，现在按国家要求全部选用控硫道地药材，疗效好、安全性高。

2. 顾客：我看每家所卖的中药质量都差不多。

回答：其实在没做这行之前，我和您的想法一样，但做这行后我才觉得自己以前真的对中药的了解太少了。比如有些厂家为了不使药材生虫、发霉采用硫黄熏制，而硫黄熏制过的中药对人体伤害是很大的，尤其是呼吸道；还有些从非法渠道购进药材，很多品种里面掺杂着假药、劣药；还有些本身就是假药。本店销售的药材，厂家给我们提供了很好的质量保证，所以质量方面您可以放心。

3. 顾客：你们的中药和我以前买的片型、颜色都不一样。

回答：本店的销售是控硫饮片，炮制过程都是经过严格的程序，不经过硫熏、染色，所以颜色是本色的，没有硫黄熏蒸过的药材那么白、漂亮，但硫黄熏蒸后会降低疗效、影响健康。

4. 顾客：我都连续吃了一个星期了，怎么感觉不到效果，是不是你们的药是假的呢？

回答：本店中药的质量您可以放心，有些病症服用中药需要一个过程，如果处方对症的话，按医嘱剂量服用，肯定会有疗效的；如果按医嘱服用后效果不明显，建议您再看一下医生，看能不能调整一下处方。

（二）划价交费用语

1. 接待用语　您好，抓药吗？请稍等，我给您审方划价。

2. 审方划价　您的药是 3 剂，一剂 10 元，一共 30 元，请先到收银台交费，交费后请将小票返还给我（手心向上，指示收银方向）。

3. 调剂煎药　①对抓药者：我给您调配，您坐下休息一会儿，调配好后我叫您（递送茶饮）；②对煎制药者：办理煎制药手续；③对外出者：放心办您的事，调配好后给您放好，来时报名字取就可以了。

4. 划价时顾客提出价格高　营业员应明确告知顾客：是的，但中药是不能拿价格来比较的，它们的产地不同、用药等级不同、炮制规范与否甚至有无掺假，都会影响它的价格。我们的中药饮片都是选用正规知名厂家的产品，产品的选料、等级、炮制、贮藏等方面都是很规范的，因此可能某些品种比那些市场上卖的，或者个体户加工的产品要高一些（可挑选出 1 ~ 2 个自己掌握得很好的产品与市场普遍存在质量问题的产品做对比，通过品尝、特点描述或赠送几片让顾客自己对比）。如果同等质量的前提下，我们相信本店的价格绝不会比其他药店贵的，这点您放心。我们的产品是有质量保证的，是能确保您的疗效的。假如您的处方中有一味药出现质量问题，就会影响整个处方，处方丧失了治疗作用，就不是几块钱的问题了，不能因为便宜几块钱而延误了您的治疗。

5. 调配过程中应注意向顾客介绍的要点

（1）标准化调配与随意估量的差别，与中药疗效的关系（处方中药物克数的多少直接影响治疗效果）。

（2）熟练掌握"中药脚注"，能讲清楚"先煎、后下、包煎、捣碎"等的目的及不按标准进行处理的危害。

（3）能熟练举例介绍某些产品的特点（如等级、炮制、控硫、干净度等）。

介绍调配过程（或顾客对抓药速度提出疑问）：我们的药材是一等优质产品，无杂质、无灰尘，您看一下干净程度；我们严格执行中药调配程序，您看这样分戥退称，一戥一戥称量，每服药的剂量均匀，疗效确切。如果随意估量的话，我们是方便了许多，但每服药剂量误差太大，今天药量过重、明天剂量不足，药物的疗效可能会受到影响。抓取药品时分堆放置，一目了然，既方便查对，又防止差错，就是操作起来比较费时，让您久等了。

6. 调配后应主动介绍的要点　①中药的煎煮方法、服用方法；②煎、服的注意事项、禁忌等。

7. 顾客划了价不买药且要带走处方

（1）带钱不够：您现在带钱不够的话，先少买两剂试用，效果好了，再过来抓几剂好吗？

（2）若不买且是内方：您放心，我们会为您保存好处方的，您方便的时候过来说名字，我们及时给您调配。

（3）坚持带走内方：实在不好意思，处方是医疗文书，要归档管理的，以备上级部门检查。

（4）执意带走：那麻烦您稍等一会儿，我帮您抄一份好吗？

8. 煎药宣传　我们采用高压高温密封煎制，挤压彻底，不易挥发，而且自动过滤和封袋包装，药液清亮无灰尘，存放、携带和服用都方便（拿起其他煎好的药示意）。自己煎药，可根据自己的时间随时调控，就是易于挥发，药液过滤粗糙不清亮、有药尘、口感粗涩一些。

（三）发药送离用语

×××（请叫顾客名字），您的药抓好了（交代用法用量、特殊煎制法、注意事项等），如果还有什么不清楚的，可以打我们门店电话咨询，我是×××，请您慢走。

（四）道歉用语

使用道歉用语时应态度诚恳、语气温和，用自己的诚心实意取得顾客的谅解。不能推脱责任，也不能得理不饶人，更不能阴阳怪气地戏弄顾客。道歉时常用的礼貌语言有：

1. 对不起，让您久等了。

2. 请稍等一会儿，我给您换一下。

3. 非常抱歉，刚才是我错了，请原谅。

4. 不好意思，让您多跑了一趟。

5. 您提的意见非常好，是我们工作上的疏忽，特意向您道歉。

6. 非常抱歉，是我弄错了，耽误了您的时间。

（五）调解用语

如果顾客与营业员发生矛盾，就应该进行调解。调解时应态度和气，语气婉转，站在顾客的角度去考虑问题。虚心听取顾客意见，尽量不使矛盾激化。调解时常用的礼貌语言：

1. 对不起，是我不好，请多多原谅。

2. 真对不起，这位营业员是新来的，业务还不熟悉，请您原谅，您需要什么，我来帮您挑选。

3. 您好，如果您有什么意见请对我说，好吗？（语气诚恳、和蔼）

4. 实在对不起，刚才那位营业员态度不好，很不应该，我向您道歉。

5. 对不起，您先消消气，我叫那位营业员来给您赔礼道歉。

6. 非常感谢您给我们公司提出的宝贵意见。

四、十四条服务禁语

1. 我不知道，或我不太清楚。

2. 这不是我这个班的，我不清楚。

3. 你快一点好不好。

4. 这是厂家的问题，不关我们的事。

5. 就要这一点，是吧？

6. 这个东西人家都知道。

7. 跟你说你也不懂。

8. 开始你又不说清楚！或你又不早说。

9. 这个我们不负责。

10. 我不会。

11. 这是公司规定，改天我再和你联系吧。

12. 不可能，绝对不可能有这种事情发生！

第三节　服务流程设置

一、营业前准备

1. 打扫中药柜台卫生（图4-2）。

2. 检查日常所需调剂器械是否齐备，并摆放整齐。

3. 检查药斗中药是否短缺。

4. 检查贵细品种及精品摆放是否整齐，是否符合陈列要求。

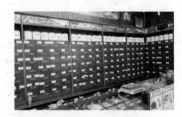

图4-2　中药柜台

二、营业中的工作

1. 收方、审方、划价 处方是否正规，配伍是否合理、有无配伍禁忌，剂量是否合适，对不符合规定的处方应拒绝调配，急症处方应优先调配。

2. 处方调剂与核对

（1）调配时应药味、计量、品规等级准确。

（2）对处方中标明"先煎、后下、包煎、烊化、冲服"等需特殊处理的药品按要求特殊处理，并在发药时向顾客详细说明。

（3）处方调配完毕，调剂人员应再次对照处方进行检查，无误后签名，并经他人复核无误在处方上签名后，方可发药。

3. 发药（煎药）及用药咨询

（1）再次核对顾客姓名，明确交代煎煮方法或服用方法、用量、注意事项和饮食禁忌等。

（2）对有煎药需求的顾客，需安排煎煮后发药。

4. 注意事项

（1）保持经营环境整洁，柜台、货架、地面干净，无药渣、杂物等；贵细精品柜应陈列美观、灯光明亮、干净无尘，说明书标签朝外。

（2）药物放置有序，调配用具如戥子、调配片、碾槽、铜窝、药匙、包装袋等用后随时清理干净、摆放有序；若调配毒性药品，应彻底洗净相关用具。

（3）调剂后及时闭合药斗、药盖，防止串斗、串味；药柜斗应经常清理、去除灰碎，杜绝混批、混斗、串斗、虫蛀、霉变、药品变质等现象。

（4）熟记价格与货位，是保障优秀调剂的基本功，为更快捷地熟悉产品价格货位，每位中药营业员需要给自己制订计划：①分解负责卖场区域，确定每天应掌握的范围或数量，循序渐进；②按照斗谱有序记价，掌握价格同时熟记药斗位置；③贵细、精品熟记不同等级价位。

（5）对贵细药品、毒性药品应专柜加锁、专人专账管理，做到逐日销存统计，每月清查一次，账物相符。

三、交接班管理

班组工作如同一条链锁，一环扣着一环，而交接班就是防止裂隙的纽带，畅达的信息链是保障工作高效、优质的基础。

1. 交班前准备 将柜台、货架、地面打扫干净，产品陈列整齐到位，交班记录填写详细，彻底清理垃圾篓。

2. 交接时工作 交接人员应将上一班有关销售、新品、调价、煎制药、顾客约定、工作通知与遗留工作信息等交代清楚。及时准确对账，保证账货相符，杜绝资金安全隐患。

3. 交班"六交""三不接"原则

（1）"六交"：一交任务指标；二交产品出入；三交财务账务；四交通知资讯；五交存在问题；六交工作重点。

（2）"三不接"：财物账务不清不接；产品陈列凌乱不接；卫生未清理不接。

第五章 中药调剂与处方应付

中药调剂系指按照中医处方要求，正确调配中药。调剂包含对处方药物进行合理的处理，是中药饮片从药房交付到患者手中的最后一道闸门，是保障中药质量及临床疗效的重要环节。它不仅可以保证药效充分发挥，还能有效避免药害事件的发生。

第一节 中药调剂程序与操作规程

中药调剂指具有规定资质的中药专业技术人员从医药消费者手中接到医生处方后，根据处方列出的药味、剂量、品规等级以及特殊要求，按照药事管理规定和专业技术操作规程，准确配制及发放药剂的过程。

一、中药处方的组成

中药配方是临床医生根据病情诊断后，开写给患者用药、取药的凭证，是提供给药剂配药的依据，具有法律、技术、经济意义，一张完整的中药处方，必须书写完整，符合君、臣、佐、使配伍原则，注明用量用法和煎煮法。

处方由君药、臣药、佐药、使药 4 个部分组成，现代又称"主、辅、佐、使"。

1. 君药（主药） 在一张处方中，君药是主要的必不可少的药物，指方剂中针对疾病的主证或主病，起主要治疗作用的药物。主药在一张处方中可以用一味或两味以上，且较辅药、佐药药味少而用量较大。

2. 臣药（辅药） 是辅助主药加强治疗主病或主证，同时针对兼病或对兼证起主要治疗作用的药物。

3. 佐药 可分为佐助药、佐制药或反佐药。

（1）佐助药：即配合君、臣药以加强治疗作用或直接治疗次要症状的药物。

（2）佐制药：即用于消除或减弱君、臣药峻烈之性的药物。

（3）反佐药：即与君药药性相反而又能在治疗中起相反相成作用的药物。

4. 使药 可分为引经药或调和药。

（1）引经药：即能引方中诸药直至病所的药物。

（2）调和药：即调和方中诸药性味的药物。如大多方剂中常加甘草，便是此意。

开处方时君、臣、佐、使的选用，并无一定格式。每一方中只有主药是必不可少的，至于臣、佐、使药则当根据病情和药性的具体情况来适当选择。例如，当某些处方的君药或臣药的功效较为广泛，本身就兼有佐、使的作用时，则可以不设佐、使药。一张处方中不一定要君药、臣药、佐药、使药完全具备才能称其为方。对于君、臣、佐、使四部分俱全的，称为完全方；而对于缺少臣、佐、使某一部分的，则称为不完全方。

二、中药处方调剂的基本程序与技术要求

中药处方审核、调配操作流程见图5-1。

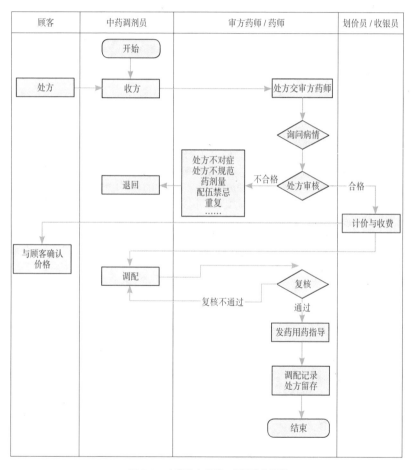

图5-1　中药处方审核、调配操作流程

（一）审方

审方是调配工作的重要环节，是确保用药安全有效，防止医疗用药事故的第一关。应由具有药师以上水平的人员负责审方。审方的内容包括以下几条（图5-2）。

1. 处方前记的审查　包括医疗单位名称、门诊或处方编号、科别、患者姓名、性别、年龄、处方日期、临床诊断等书写是否清楚或完整，便于了解处方来源、处方开出时间及患者的基本情况，便于判断药品选用与配伍是否合理、剂型是否符合治疗要求。处方日期超过3日的应该请处方医生重新签字方可调配。

2. 处方概貌的审查　审查药味名称、使用剂量、炮制要求、药引及特殊煎服法等是否书写完整、规范，处方正文是否有书写潦草不清、药味重复、

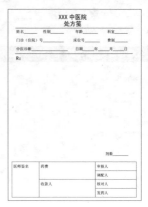

图5-2　中医处方

药量模糊或遗漏等情况。每张处方只限于一名患者的用药，处方笺字迹应当清楚，不得涂改；如发现处方中药味或剂量字迹模糊不清时，不可以主观猜测以免错配；如有修改，必须审查修改处是否有医生签名及修改日期。中药饮片与中成药或西药要分别开具处方；中药饮片的书写，一般按君、臣、佐、使的顺序排列。对处方中的缺味药，在审方时应先告知消费者，并征得处方医生的意见调换药味后配方；此外，对处方中的自备药引，也应该向患者说明，讲清自备的方法和用量。

3. 中药剂量与用法的审查　剂量与药物作用强度有密切关系，而剂量又有无效量、最小有效量、常用量、极量、中毒量、致死量、一日常用量、一日极量、疗程总量、突击量和维持量之分，同时还有老幼剂量的折算及毒性药品、麻醉药品的处方限量等要求。故需认真审查核实，尤其是毒性药或峻烈药用量，以确保用药安全有效。

4. 用药禁忌及其他不合理用药审查　中药的用药禁忌包括配伍禁忌，妊娠禁忌，服药禁忌（食忌，又称忌口）。此外还有老人、儿童、哺乳期妇女等特殊人群的用药审查。

5. 对医生签字的审查　包括处方下角医生签名处是否签名，超剂量用药和某些特殊情况用药是否注明用药原因，并签名、注明时间。

6. 其他　在处方审查中，如发现有问题或有疑问，应主动与医生联系；对明显错误处方或严重缺项处方应拒绝调配，退回处方，请处方医生自行纠正或重新开具处方。

（二）处方调剂

中药汤剂处方调剂的基本步骤为：备药→核校称量用具→再次审方→依序称量、分戥→核对（包括自对和他人复核）→包装。

1. 做好药物及包煎、先煎、后下等特殊用法药品的预先称量包装。

2. 按处方剂数要求，摆好药品存放盘或承接纸，校准戥秤或电子天平等称量器具。

3. 再次审方（图5-3），把握调剂内容和要求，尤其应认准剂量和特殊处理要求。

4. 依序称量、分戥（图5-4），称取药物时要按处方所列药物顺序依次进行，顺序摆放，以便核对。对处方中的每一味药物均应坚持准确称量，饮片总量分帖应按称量递减法进行。如

每剂中有当归 10 g，5 剂共 50 g，一次性称取后，逐一按每剂 10 g 递减称量，均匀地分布在 5 个药盘或承接纸上，应将总量误差控制在 3% ～ 5%。

方中有体轻松泡且量大的药材，如灯心草、通草、夏枯草之类，应先称取摆放于另一纸上，以免压盖其他药物；对熟地黄、瓜蒌、青黛等黏软、带色的药物可放于他药之上，以免黏于底部；对某些易于滚动的细小果实种子类药物，可放于承接纸的中心部位；鲜药应另行处理或另包，以免干湿相混，发霉变质；某些要求临方炒制、捣碎的应按方进行。对毒性中药如处方中未注明生用的应一律配以炮制品。见图 5-5。

5. 核对工作 应由具有药师以上专业技术职务的人员担任。核对一般可采用两种办法，或统一安排专人核对，或由调配人员互相校对。单独值班人员在无法实现互相核对的情况下，也可自行核对，核对完毕需签名。

核对的内容为：①核对患者的性别、年龄，严防张冠李戴；②核对所配药品与处方药品是否一致，有无错配、重配、漏配情况；③核对所配药品的品规、等级与数量是否相符；④核对实际调配数与处方开写数是否一致，处方总量是否超过有关规定，特别是有毒药品、麻醉药品应加倍注意；⑤核对临方炮制、特殊煎服法等要求，是否按方调剂；⑥核对用法用量及注意事项是否书写完整、正确，防止漏写、重写、错写及书写不清或用词不明的情况；⑦核对完毕后签名。

6. 包装与贴签 在药品处方调剂、核对完毕后，须及时包装或包扎，把处方捆扎在包装上，然后一并放入塑料袋中，外贴注明患者姓名、剂数等信息的字条。

（三）发药交代及用药咨询

发药交代是药品交付后防止用药安全事故，体现药学人员服务专业性与品位的关键环节。发药交代人员应做好下列工作：

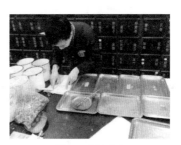

图 5-3 再次审方

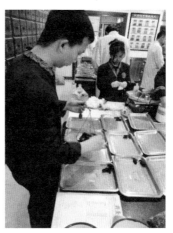

图 5-4 分戥退称

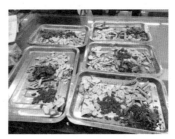

图 5-5 分堆放置

1. 应再次核对患者姓名、性别、年龄及临床诊断、处方内容。

2. 发药人员应耐心、详细地向患者交代清楚煎煮法、服用方法、服用量、服药时间及用药注意事项等。特别是中药汤剂中常有一味或多味需要采用特殊煎服法的，更应交代清楚。

3. 正确交代用药期间的饮食宜忌、中西药联用禁忌、中药贮存注意事项。

三、中药处方调剂中的注意事项

（一）处方"脚注"与"药引"

1. "脚注" 是指医生在处方药名旁对某些药物提出的简单说明和要求，一般有下列几方面：①煎服要求，如先煎、后下、另煎、包煎、冲服、烊化、研粉冲服或兑服等，一般注明在药品之后上方，并加括号。②计量单位标示，如蜈蚣、金钱白花蛇以"条"计，蛤蚧以"对"计。传统用药中大枣常以"枚"计，生姜以"片"计，荷梗、灯心草以"尺"计等，不过目前多按重量折算计。③加工炮制方法的标示，如捣碎、去心、去刺、去毛、去核、去芦、劈破、去皮壳，或酒炙、蜜炙、盐炙等，应在药名之前写出。

2. "药引" 即医生根据药剂性质或病证的需要，要求患者预备一些药物或辅料，加入药剂中一同煎服，以增强药物疗效、缓和药物的毒副作用、引药归经或起矫味作用。如辛温解表药中加入生姜、葱白；用半夏、天南星等药物时加生姜；用甘遂、芫花利水时，以醋炙，并用大枣以缓解毒性；清暑方中加鲜芦根、鲜荷叶；用盐水送服六味地黄丸以引药入肾；用酒送服跌打丸以活血止痛；用白糖、红糖、甘蔗汁等，以矫正不良气味，便于服用。

（二）药物并开

"并开"指将某些功效基本相同或配伍时能产生协同作用的药物简缩并列书写。此属传统处方习惯，不规范、不提倡使用，但时下仍常可见到，应熟悉其配付方法。调剂时，并开项应分别支付，如：处方常见"二冬"指麦冬和天冬，两者均具有养阴、益胃、清心肺的作用；"焦三仙"即焦麦芽、焦山楂、焦神曲，均有消食健胃作用。此外，用量写"各"字，两种药应各称此分量，如赤白芍各10g，则称赤芍10g、白芍10g；若只写赤白芍10g，则赤芍、白芍各称5g。见表5-1。

表5-1　　　　　　　　　　处方常见药名合写与应付饮片表

合写名称	调配应付	合写名称	调配应付
全紫苏	紫苏子、紫苏叶、紫苏梗	赤白苓或二苓	赤苓、茯苓
茯苓神	茯苓、茯神	川草乌或二乌	制川乌、制草乌
苏藿梗	紫苏梗、藿梗	羌独活、二活	羌活、独活
橘红络	橘红、橘络	二风藤	青风藤、海风藤
青陈皮	青皮、陈皮	天麦冬或二冬	天冬、麦冬
杏苡仁	苦杏仁、薏苡仁	柴前胡或二胡	柴胡、前胡
川怀膝	川牛膝、怀牛膝	防风己或二防	防风、防己
乳没药	乳香、没药	生熟地或二地	生地黄、熟地黄
猪茯苓	猪苓、茯苓	白前胡	白前、前胡

合写名称	调配应付	合写名称	调配应付
藿佩兰	藿香、佩兰	知柏	知母、黄柏
砂蔻仁	砂仁、豆蔻	炒知柏	炒知母、炒黄柏
桃杏仁	桃仁、苦杏仁	盐知柏	盐知母、盐黄柏
二蒺藜、潼白蒺藜	刺蒺藜、沙苑子	谷麦芽或二芽	炒谷芽、炒麦芽
二地	生地黄、熟地黄	生熟麦芽	生麦芽、炒麦芽
赤白芍、二芍	赤芍、白芍	生熟谷芽	生谷芽、炒谷芽
二母	知母、浙贝母	生熟稻芽	生稻芽、炒稻芽
二丑	黑丑、白丑	生熟枣仁	生枣仁、炒枣仁
二决明	石决明、决明子	生熟薏米	生薏苡仁、炒薏苡仁
冬瓜皮子	冬瓜皮、冬瓜子	生龙牡	生龙骨、生牡蛎
炒三仙	炒神曲、炒麦芽、炒山楂	龙牡	煅龙骨、煅牡蛎
焦三仙	焦神曲、焦麦芽、焦山楂	金银花藤或忍冬花藤	金银花、金银藤
焦四仙	焦神曲、焦麦芽、焦山楂、焦槟榔	腹皮子	大腹皮、生槟榔
枳壳实	枳壳、枳实	棱术	三棱、莪术
荆防风	荆芥、防风	芦茅根	芦根、茅根
苍白术或二术	苍术、白术		

（三）调剂中的用量注意事项

1. 公制与市制（十六位进制）计量单位换算

1 公斤 =1000 克；

1 斤（16 两）=0.5 公斤 =500 克；

1 两 =10 钱 ≈ 31.25 克；

1 钱 =10 分 ≈ 3.125 克；

1 分 =10 厘 ≈ 0.3125 克 =312.5 毫克；

1 厘 =10 毫 ≈ 0.03125 克 =31.25 毫克。

2. 临床处方的用量规律

（1）一般药物：干品 3 ~ 9 g，如黄芩、川芎、苍术；鲜品 15 ~ 60 g，如鲜生地黄、鲜芦根。

（2）质地较轻的药物：常用量 1.5 ~ 4.5 g，如木蝴蝶、灯心草、通草、蔷薇花等。

（3）质地较重的药物：常用量 9 ~ 45 g，如生地黄、熟地黄、何首乌、龙骨、石决明、磁石、生石膏等。

（4）贵细药：常用量 0.3 ~ 1 g，如羚羊角、牛黄、麝香、珍珠、猴枣散等。

（5）特殊药材的处方用量：多不入煎剂，而入丸散或取其药末予以冲服，临床应用多为0.01～0.5 g或不超过1 g，如牛黄、麝香、冰片、苏合香、珍珠粉。又如全蝎、蜈蚣、水蛭、土鳖虫等，研末冲服时临床使用多日服用量不超过1 g。有毒药物剂量请参见本书附录三。

四、中药处方管理

处方调配后，为了在一定时限内备查，须保存一定时间。按现行规定：每日处方应分类装订加盖封面，集中保存，普通处方保存1年，毒性药品处方保存2年，麻醉药品处方保存3年。处方保存期满后，经单位主管领导批准、登记备案，方可销毁。

第二节　中药斗谱编排与装斗、清斗

为了便于中药处方调配称量，防止错乱，保持一定存量，中药房供调配使用的饮片大多采用具有一定规格的带屉药柜。每个药屉再分1～3格，称为格斗或屉斗；每个屉斗中盛药1味，每屉可盛药1～3味，但装药量不等。

一、斗谱

斗谱是指一组或几组药柜中各屉斗及斗内前后饮片存放顺序及规律，即将饮片按一定规律排列在药屉或药斗的方法。中药斗谱应根据中药的性能、中医处方用药的配伍规律、饮片品种和使用频率等情况，按照知识性、科学性、方便性、安全性的原则进行设计，合理有序地存放，避免出现调剂差错、饮片串斗串味、饮片浪费、劳动强度大等问题。

（一）基本排列原则

常用的饮片品种应排列在齐胸高的四行药斗内，使之平身易取；不常用的品种则应放在斗架的高层或低层；体轻量大的药材应放在大斗内，如淡竹叶、芦根、夏枯草、荷叶之类；对性味、功效相似或相近的药材可一屉三格装，如全当归、归头、归尾或归身等。经常在同一处方中出现的药物应分别装于同屉格斗中或集中装捆，如乳香、没药、天冬、麦冬、稻芽、谷芽、桑叶、菊花，以及四物汤中的熟地黄、白芍、当归、川芎，六味地黄丸中的怀山药、牡丹皮、泽泻，八正散中的萹蓄、瞿麦、石韦等。相反、相畏的药材则不能同屉或上下排列存放；性状相似、功能各异的药材不能装于同一药屉中，如苦杏仁与桃仁之类；有恶臭气味的药材应与一般药材分开放置，如阿魏、芜荑等不应与一般药材同存。

（二）常见斗谱编排方式

1.按处方中经常配伍使用的药对组合排列　将同一处方中经常一起配伍应用者，如"相须""相使"配伍的饮片摆放在一起，便于调剂时查找，这是斗谱排列的经典方法。如麻黄与桂枝，黄柏与知母，大黄与芒硝，荆芥与防风，天麻与钩藤，黄芪与党参，羌活与独活，麦冬与天冬，金银花与连翘，柴胡、葛根与升麻，附子、干姜与肉桂，桃仁与红花，黄芩、黄连与黄柏，麦芽与谷芽，山楂与神曲，菊花与桑叶，玄参与地黄，射干与山豆根，茯苓与泽泻，乳香与没药，三棱与莪术，当归与川芎，杜仲与续断，陈皮与青皮，泽泻与猪苓，山药与薏苡仁，板蓝根与大青叶，辛夷与苍耳子，火麻仁与郁李仁等。

2. 按饮片性味功效主治组合排列　根据饮片的性、味、功效、主治分类排列，因功效主治相同的药材常常在同一张处方中出现。将同类药材排放在同一区域或邻近区域，便于配方人员调剂。如活血祛瘀药，川芎、桃仁、红花、赤芍、丹参；止咳平喘药，苦杏仁、百部、紫菀、款冬花；补气药，党参、黄芪、山药；清热解毒药，金银花、连翘、射干；祛风湿药，独活、威灵仙、防己、秦艽、徐长卿、海风藤等。

对使用频繁的专科用药，也可考虑排放在同一区域内，可大幅提高配方效率。如肿瘤科常用药藤梨根、半边莲、半枝莲、山慈菇、土贝母、白英、白花蛇舌草、全蝎、蜈蚣等；心理、睡眠门诊常用药酸枣仁、柏子仁、远志、茯神、龙骨、牡蛎、磁石、石决明等。

同一药物的不同炮制品，常放于一个斗内。如生栀子、炒栀子、生大黄、制大黄、生黄芪、炙黄芪、炒白术、土白术、生甘草、炙甘草、生鸡内金、炒鸡内金、生薏苡仁、炒薏苡仁、生山药、炒山药、生牡蛎、煅牡蛎、炒槟榔、焦槟榔、生黄芪、酒黄芪、生首乌、制首乌。

3. 按饮片药用部位排列　将饮片按其入药部位分为根茎、皮、花、果实种子、全草、动物、矿物等若干类。如根茎类，当归、大黄、黄连、党参、黄芪；草类，细辛、金钱草、荆芥、薄荷、益母草。每类饮片按一定顺序排列，这种斗谱排列的特点是分类清楚，便于熟悉记忆，适用于饮片品种少、配方量小的门店。

4. 按饮片质地轻重排列　根、茎、果实种子类饮片，如当归、大黄、陈皮、枳实、甘草、黄柏等，宜放于药柜中部；质地较轻且用量较少的饮片宜放于药柜的高层；质地坚硬、质量重的矿石类饮片和容易造成污染的炭类及粉末类饮片，如磁石、赭石、珍珠母、石决明、寒水石、石膏、龙骨、牡蛎、自然铜、滑石、蒲黄炭、血余炭、地榆炭等宜放于药柜下部瓷缸内；质地松、泡用量较大的叶、花类药材，如大青叶、蒲公英、菊花、淡竹叶、蝉蜕等放在调剂台下部大抽斗中。

（三）斗谱排列中应注意的问题

1. 外观性状相似的饮片，不宜编排在一起，尤其是功效不同的饮片。如蒲黄与海金沙、紫苏子与菟丝子、山药与天花粉、苦杏仁与桃仁、厚朴与海桐皮、荆芥与紫苏叶、大蓟与小蓟。

2. 同一植物来源以不同部位入药且功效不相同的饮片，不能编排在一起，如麻黄与麻黄根。

3. 药名相近，但性味功效不同的饮片，不应编排在一起，如附子与白附子、藜芦与漏芦、天葵子与冬葵子等。

4. 属于处方配伍禁忌的饮片，不能排在一起。如"十八反"中，川乌、草乌与半夏的各种炮制品，瓜蒌（瓜蒌皮、瓜蒌子、天花粉）、贝母（浙贝母、川贝母）、白蔹、白及；甘草与京大戟、甘遂、芫花；藜芦与人参、党参、西洋参、丹参、南沙参、北沙参、玄参、白芍、赤芍、细辛。"十九畏"中，丁香与郁金，芒硝（包括玄明粉）与荆三棱，人参与五灵脂，肉桂（官桂）与赤石脂等。以上药材均不宜放在一起。

二、中药饮片装斗操作流程

中药饮片装斗操作流程见图 5-6。

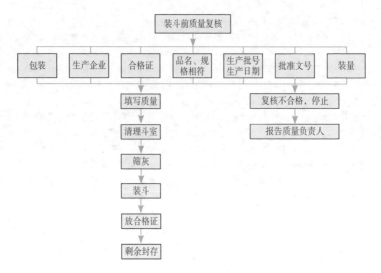

图 5-6　中药饮片装斗操作流程

（一）装斗前质量复核

1. 包装完整，并附有质量合格的标志。每批包装上，中药材标明品名、产地、供货单位；中药饮片标明品名、规格、产地、生产企业、生产日期、批号等；实施批准文号管理的中药材和中药饮片，在包装上还应标明批准文号。分装的中药饮片，每批包装上标明品名、规格、产地、生产日期、原生产企业、分装企业、分装日期、分装批号等。

2. 品名、炮制规格与国家药品标准炮制要求相符，与实物相符；未经炮制或炮制不合格的不能装斗。

3. 无质量变异，净度符合要求。

4. 填写质量复核记录，如以上项目出现不合要求情况，应停止装斗并报告门店质量负责人。

（二）装斗（图 5-7）

1. 坚持"三查三对"原则，对号入座，药斗上书写的药名与饮片包装合格证名称一致，药斗内残存的饮片与饮片包装内品种应一致，药斗内饮片与饮片包装内炮制的片型、规格应一致，不允许有错斗、借斗情况。

2. 坚持"先进先出"原则，装斗前应先倒出药斗内残存饮片，清扫斗内灰尘与死角，并将饮片过筛，将新进的饮片装斗后，再将原剩下的饮片装在表面。

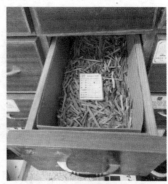

图 5-7　装斗

3. 饮片装斗应留有余地。一般饮片装斗后，其饮片与斗面应保留 2 cm 空间，细小种子类药材应保留 3 ～ 4 cm 的空间，以避免调配过程中推拉药斗用力过猛而使饮片外溢，导致串斗、混药事故而产生不良后果。

4. 原包装标签及合格证，应同时放入相应斗中，保存至饮片销售完。

5. 剩余饮片应保存在原包装中，若无标签应补全，并用胶带纸封好，按要求存储。

（三）中药饮片装斗注意事项

1. 富含油脂、糖分及黏液汁类的药材（如龙眼肉、柏子仁、桑椹、枸杞子、蜜紫菀等），不宜装斗，而应采用瓷缸、土陶瓷、搪瓷缸盛装并加盖，以避免泛油、糖化导致药材变质，必要时进冷柜在 2 ℃ ～ 10 ℃ 条件下保存。

2. 贵细中药材切制的饮片不宜装斗，而应用适当的容器密封保存，如西洋参、人参薄片等，以避免药材干枯失水或吸湿变色、生霉。

3. 吸湿性较强的药材（如天竺黄）、含盐易风化起霜的药材（如全蝎），芳香易挥发的药材（如冰片）等，均不宜装斗，而须用容器加盖保存。

4. 外用药不得与内服药同储装斗，而应集中陈列，一般在药柜最下层冷背处或另用容器存储，如硫黄、铅丹、胆矾等。

5. 中药饮片装斗加药前，必须对药品及容器进行清洁处理，特别是盛装蜜炙饮片的容器，必须对内部黏附的物质进行彻底清洗，擦拭干燥后装药，以避免污染和虫害。

6. 含糖较高及蜜炙饮片若需装斗，应用与木质药材相隔离的金属或塑料等盒盛装并加盖。

（四）装斗、调配、请货量的关系

1. 中药调剂必须有明确的常备药品贮用量，原则上药房贮用量不宜超过日消耗量的 30 倍，且不得少于日消耗量的 10 倍。贮药量要注意季节性温湿度的变化，便于在调拨领用时参考。

2. 补充品种必须以每日消耗统计或柜、箱、架上定位药品的查看为准。不得估计领用，以免造成积压或造成库房供求信息的错误。

3. 领用的药品要及时存放于柜、箱、架上，做到"用旧储新"，将生产时间较长的药品按批号摆放在前面或上面。

4. 在检查屉斗、箱、架的药品数量时，应同时查看饮片质量，发现变色、结块、霉变、虫蛀、蛛网等现象要及时处理。

三、中药饮片清斗操作流程

1. 操作流程

（1）准备好清斗工具：筛子、刷子、口罩等。

（2）倒出药斗内的饮片置筛中，筛去灰碎。注意保留标签。

（3）清扫斗内的灰尘与死角，将内斗、斗柜清理干净。

（4）做好清场工作。打扫卫生，清洁和整理工具。

（5）将筛好的饮片倒入内斗及放入相对应的标签。

（6）清斗完毕后，由中药饮片调剂员填写《中药饮片装斗质量复核及清斗记录》。

2. 注意事项

（1）中药斗柜必须定期清理，每月 1 次，防止饮片生虫、发霉、变质。

（2）上货时必须先清斗再装斗。

（3）细小种子果实类、矿物类、蜜炙类及炭类饮片，不需要筛灰，但不同批号的饮片装斗前，应当对药斗及容器内部黏附的物质进行清洁处理并记录。

（4）清斗中发现虫霉、走油等变质情况，应上报门店质量负责人处理。

（5）5～9 月属于中药易生虫霉变季节，需要加强清斗力度。

第三节　中药处方调配应付

处方应付，又称处方应配、处方给付，即药师接到处方后，根据医生开写的药味，按照规定及约定俗成的用药习惯调配药品。调配处方前需要确认的内容如下：是生品还是熟品，是哪一地域出产的药物，是哪一种炮制方法、炮制辅料炮制后的成品，品规等级是否符合要求，别名、俗名、处方用名与正名是否相符。如开"半夏"是发生半夏还是发法半夏，抑或姜半夏、清半夏；开"一见喜""榄核莲"怎么配；开"耳环石斛""霍山石斛"发什么等。常见中药饮片处方应付见表 5-2。

表 5-2　　　　　　　　　　常见中药饮片处方应付

类　别	通用药名	处方应付
1.解表药	麻黄	净麻黄、生麻黄、西麻黄，配生麻黄
	桂枝	嫩桂枝、桂枝尖、桂梢、桂咀、桂尖，配桂枝
	紫苏叶	苏叶、嫩苏叶、紫苏，配紫苏叶
	生姜	鲜生姜、鲜姜、生姜片、火姜，配生姜片
	香薷	香茹、细香薷、西香薷、小叶香薷、细叶香薷、大叶香薷、青香薷，配香薷
	荆芥	香荆芥、细荆芥、荆芥尾，配荆芥
	防风	北防风、关防风、口防风、苏防风、防丰、屏风，配防风片
	羌活	西羌活、西羌、川羌、蚕羌、条羌，配羌活（咀段）
	藁本	西芎、川藁本、辽藁本、香藁本、净藁本，配藁本（片）
	白芷	香白芷、杭白芷、川白芷、禹白芷、会白芷，配白芷（片）
	细辛	北细辛、辽细辛、华细辛，配细辛（有小毒）
	苍耳子	苍耳、苍耳实、炒苍耳、莫耳子，配炒苍耳子（有毒）
	辛夷	辛夷花、木笔花，配辛夷
	西河柳	柽柳、观音柳、山川柳、三春柳，配西河柳
	薄荷	苏薄荷、仁丹草，配薄荷
	牛蒡子	牛子、炒牛子、大力子、关大力、恶实、鼠粘子，配炒牛蒡子

连锁药店店员中药基础训练手册

类 别	通用药名	处方应付
	蝉蜕	蝉退、蝉衣、虫退、虫蜕、虫衣、蝉壳、蝉退壳，配蝉蜕（去头足）
	桑叶	冬桑叶、霜桑叶，配桑叶
	菊花	白菊花、甘菊花、亳菊花、怀菊花、黄菊花，配菊花
	蔓荆子	蔓京子、蔓荆实、炒蔓荆子，配炒蔓荆子；蔓荆子炭，配蔓荆子炭
	柴胡	北柴胡，配北柴胡；红柴胡、南柴胡，配南柴胡
	升麻	绿升麻、关升麻、北升麻、鬼脸升麻，配升麻（片）
	葛根	野葛，配葛根；煨葛根，配煨葛根
	淡豆豉	香豆豉、豆豉、黑豆豉、香豉，配淡豆豉
	浮萍	紫背浮萍、紫浮萍、水萍、田萍，配浮萍
	木贼	配木贼草（咀段）
	谷精草	戴星草、鼓子草、流星草、鱼眼草、文星草，配谷精草
2. 清热药	石膏	生石膏、石羔、细理石，配生石膏
	煅石膏	煅石膏，配熟石膏
	知母	肥知母、光知母、肉知母，配知母
	寒水石	凝水石、方解石、北寒水石、南寒水石，配寒水石；煅寒水石，配煅寒水石
	芦根	苇根、苇茎、干芦根，配芦根（段片）
	天花粉	花粉、瓜蒌根、栝楼根、蒌根，配天花粉（片）
	淡竹叶	竹叶，配淡竹叶（咀段）
	鸭跖草	鸭舌草、鸭脚草、竹叶菜、兰花竹叶、碧竹草，配鸭跖草
	栀子	山栀子、山栀仁、栀仁、山栀、净栀仁、黄栀子、生栀子、卮子，配生栀子
	夏枯草	夏枯球、夏枯头，配夏枯草
	决明子	草决明、马蹄决明、决明，配决明子；炒决明子，配炒决明子
	密蒙花	蒙花、蒙花珠，配密蒙花
	青葙子	野鸡冠花子，配青葙子
	黄芩	枯芩、子芩、条芩、片黄芩、片芩、酒芩，配酒炙黄芩（片）
	黄连	川连、味连、雅连、云连、鸡爪黄连，配黄连（片）
	黄柏	川黄柏、柏皮、黄檗，配川黄柏（丝片）
	龙胆	胆草、龙胆草、草龙胆、苦龙胆、坚龙胆、川龙胆、关龙胆，配龙胆（咀段）

类 别	通用药名	处方应付
	秦皮	岑皮、秦白皮、北秦皮、苦枥皮，配秦皮（块片）
	苦参	苦参片，配苦参（片）
	白鲜皮	白藓皮、北鲜皮、藓皮、白羊鲜，配白鲜皮（咀段）
	金银花	银花、忍冬花、双花、二宝花、二花、济银花、东银花、密银花，配金银花
	连翘	老翘、黄翘，配连翘
	穿心莲	一见喜、榄核莲，配穿心莲
	大青叶	蓝叶、蓝靛叶、大青，配大青叶
	板蓝根	大青根、蓝根、蓝靛根，配板蓝根（片）
	青黛	建青黛、青黛粉，配青黛
	绵马贯众	贯仲、管仲，配贯众
	蒲公英	卜公英、公英，配蒲公英
	紫花地丁	地丁草、地丁、紫地丁，配紫花地丁
	野菊花	野菊、野黄菊、苦薏，配野菊花
	重楼	蚤休、七叶一枝花、金钱重楼、灯台七、七叶一盏灯，配重楼（有小毒）
	拳参	草河车，配拳参片
	漏芦	祁州漏芦，配漏芦
	土茯苓	冷饭团、仙遗粮、仙余粮、土苓、红土茯苓、白土茯苓，配土茯苓片
	鱼腥草	蕺菜、肺形草，配鱼腥草
	金荞麦	荞麦三七、野荞麦根、金锁银开、野荞麦、苦荞麦根、荞当归、开金锁，配金荞麦
	大血藤	红藤、活血藤、血藤、红血藤、大活血、省藤，配大血藤片
	败酱草	败酱，配败酱草
	射干	乌扇、扁竹根，配射干片
	山豆根	豆根、广豆根、苦豆根、南豆根，配山豆根片（有毒）
	马勃	净马勃、大马勃，配马勃
	青果	青果、橄榄子、甘榄，配橄榄
	木蝴蝶	千层纸、云故纸、白故纸、千张纸、玉蝴蝶、洋故纸，配木蝴蝶
	白头翁	白头公、老翁花，配白头翁
	马齿苋	马齿菜、马苋、长寿菜、安乐菜，配马齿苋
	鸦胆子	鸭胆子、鸦胆、鸭旦子，配鸦胆子（有毒）

类　别	通用药名	处方应付
	地锦草	铺地锦、斑地锦、扑地锦、乳汁草, 配地锦草
	半边莲	急解素、半边旗、半边菊、配半边莲
	白花蛇舌草	蛇舌草、二叶葎、蛇舌癀、配白花蛇舌草
	山慈菇	山茨菇、毛慈菇, 配山慈菇 (有小毒)
	千里光	九里明、黄花母、九龙光、九岭光, 配千里光
	白蔹	山地瓜、野红薯, 配白蔹片
	四季青	冬青, 配四季青
	地黄	生地黄、干地黄、干生地、生地、怀地黄、淮生地、怀生地、细生地、大生地, 配地黄
	玄参	乌玄参、浙玄参、元参、黑参, 配玄参 (片)
	牡丹皮	丹皮、刮丹皮、粉丹皮、原丹皮、花王皮, 配牡丹皮 (咀段)
	赤芍	赤芍药、京赤芍、川赤芍、红芍药、草芍药, 配赤芍 (片)
	紫草	紫草根、软紫草、老紫草、野紫草, 配紫草
	水牛角	水牛角片、牛角片、水牛角粉, 配水牛角片或粉
	青蒿	草蒿、黄花蒿, 配青蒿
	地骨皮	全皮、枸杞根皮, 配地骨皮
	白薇	配白薇; 炙白薇, 配蜜炙白薇
	银柴胡	银胡, 配银柴胡
	胡黄连	胡连, 配胡黄连
3. 泻下药	大黄	生大黄、生军、庄黄、西大黄、川军、将军、锦纹, 配生大黄。
	芒硝	盆硝、盐硝, 配芒硝
	番泻叶	泻叶、泡竹叶, 配番泻叶
	芦荟	芦会, 配芦荟
	火麻仁	麻子仁、麻仁、火麻子、大麻仁, 配火麻仁 (捣碎); 炒火麻仁, 配炒火麻仁
	郁李仁	李仁肉, 配郁李仁; 炒郁李仁, 配炒郁李仁
	甘遂	醋甘遂、制甘遂, 配醋炙甘遂 (有毒); 煨甘遂, 配煨甘遂
	京大戟	大戟、醋大戟, 配醋制京大戟 (有毒)
	芫花	闷头花、闹鱼花, 配醋炙芫花 (有毒)
	商陆	配醋炙商陆 (有毒)

类　别	通用药名	处方应付
	牵牛子	丑牛子、黑丑、白丑、二丑，配炒牵牛子（有毒）
	千金子	续随子，配生千金子（有毒，捣碎）
	巴豆霜	江子、刚子，配生巴豆（大毒，捣碎）
4.祛风湿药	独活	香独活、川独活、肉独活、大活，配独活片
	威灵仙	灵仙、铁脚威灵仙，配威灵仙（有小毒）；酒威灵仙，配酒炙威灵仙
	徐长卿	摇竹消、寮刁竹，配徐长卿
	川乌	乌头、川乌头、生川乌，配生川乌（大毒）
	蕲蛇	祁蛇、五步蛇、棋盘蛇、蕲蛇肉、酒蕲蛇，配酒炙蕲蛇（段片，有毒）
	乌梢蛇	乌蛇、乌风蛇，配制乌梢蛇段片；酒乌梢蛇，配酒炙乌梢蛇
	木瓜	宣木瓜、酸木瓜、川木瓜，配木瓜片
	蚕沙	原蚕沙、晚蚕沙，配蚕沙
	伸筋草	石松、小伸筋、绿毛伸筋，配伸筋草
	油松节	黄松节、松节，配油松节（块片）
	海风藤	风藤、巴岩香，配海风藤
	青风藤	青藤、寻风藤、清风藤、滇防己、大青木香、青防己，配青风藤
	丁公藤	包公藤、麻辣子，配丁公藤（有毒）
	昆明山海棠	火把花、断肠草、掉毛草，配昆明山海棠（有大毒）
	路路通	枫球子、枫实、枫香果，配路路通
	穿山龙	竹根薯、穿地龙、黄姜、野山药，配穿山龙
	秦艽	左秦艽、西秦艽，配秦艽（咀段）；酒秦艽，配酒炙秦艽
	防己	粉防己、汉防己，配防己片
	桑枝	嫩桑枝，配桑枝片
	豨莶草	豨莶、猪冠麻叶，配豨莶草
	臭梧桐	海州常山，配臭梧桐（段片）
	海桐皮	刺桐皮、钉桐皮，配海桐皮
	络石藤	络石、络石草，配络石藤
	雷公藤	黄藤根、震龙根，配雷公藤（大毒）
	老鹳草	老官草、老贯草，配老鹳草
	丝瓜络	丝瓜瓤、丝络、千层楼，配丝瓜络

类　别	通用药名	处方应付
	五加皮	南五加皮、刺五加皮、细柱五加,配五加皮
	桑寄生	桑上寄生、广寄生,配桑寄生
	狗脊	金毛狗脊、制狗脊、犬片,配炒制过的狗脊片
	千年健	年健、千年见、年见,配千年健(有小毒)
	雪莲花	雪莲、雪荷花、大木花,配雪莲花(有小毒)
5.化湿药	广藿香	海藿香,配广藿香
	佩兰	佩兰叶、省头草、兰草,配佩兰
	苍术	漂苍术、茅苍术、北苍术、关苍术,配米泔水制苍术;焦苍术,配炒焦的苍术
	厚朴	川朴、紫油厚朴、温朴、姜朴,配姜炙厚朴
	砂仁	缩砂仁、阳春砂、缩砂密、西砂仁,配砂仁;盐砂仁,配盐炙砂仁
	白豆蔻	豆蔻、白蔻、波蔻、蔻仁,配豆蔻;豆蔻壳,配豆蔻壳
	草豆蔻	草蔻、草蔻仁、草扣仁,配草豆蔻
	草果	草果仁,配草果;姜草果,配姜汁炙草果
6.利水渗湿药	茯苓	茯灵、云苓、白茯苓、赤茯苓、松苓,配茯苓(片或块片)
	猪苓	猪茯苓,配猪苓片
	泽泻	川泽泻、建泽泻,配盐炙泽泻(片);麸炒泽泻,配麸炒泽泻
	薏苡仁	苡仁、薏仁、薏仁米、薏米、米仁、苡仁米,配薏苡仁
	冬瓜皮	白瓜皮、东瓜皮,配冬瓜皮
	玉米须	玉麦须、棒子毛、玉蜀黍蕊,配玉米须
	香加皮	北五加皮、杠柳皮、香五加皮,配香加皮(有毒)
	枳椇子	鸡爪梨、甜半夜、龙爪、碧久子、鸡爪果、枳枣,配枳椇子
	车前子	前仁、车前仁、江车前、平车前,配盐水炒车前子
	滑石	脱石、活石、画石,配滑石粉
	木通	川木通、小木通、绣球藤,配川木通
	通草	通脱木、大通草、白通草,配通草;小通草,配小通草
	瞿麦	去麦、山瞿麦、石竹、句麦,配瞿麦
	萹蓄	萹竹、百节草,配萹蓄
	地肤子	扫帚子、扫帚菜子,配地肤子
	海金沙	海金砂,配海金沙

类　别	通用药名	处方应付
	石韦	石皮、石兰，配石韦
	灯心草	灯草、灯心、水灯心，配灯心草
	绵草薢	粉草薢、绵草薢、川草薢，配草薢
	茵陈	茵陈蒿、绵茵陈、西茵陈，配茵陈
	金钱草	过路黄、川金钱草，配金钱草
	虎杖	酸筒杆、斑杖、号筒草，配虎杖
	地耳草	田基黄、雀舌草、七寸金，配地耳草
	垂盆草	佛指甲、鼠牙半支，配垂盆草
	鸡骨草	红母鸡草、黄头草、猪腰草，配鸡骨草
7. 温里药	附子	附片、制附片、熟附片、雄片、盐附片、白附片、明附片、黄附片、煨附片、烤附片(本附片)、黑附片、炮附片、淡附片，配经过炮制的附子(有毒)；白附片、明附片，配白附片；黑附片、黑顺片，配黑附片
	肉桂	紫油桂、上桂、玉桂、企边桂、清化桂、中安桂、肉桂粉，配肉桂粉
	干姜	北姜、均姜、白姜、川姜、干生姜，配干姜
	吴茱萸	吴萸、吴芋、制吴萸、炒吴萸，配经过炮制的吴茱萸(有小毒)；姜吴萸，配姜汁炙吴茱萸；盐吴萸，配盐炙吴茱萸；醋吴萸，配醋炙吴茱萸
	丁香	公丁香、公丁、丁子香，配丁香
	小茴香	谷茴、小茴、茴香、盐茴香，配盐炒小茴香
	高良姜	良姜，配高良姜
	花椒	秦椒、蜀椒、川椒、巴椒、红椒、青椒，配花椒；炒花椒，配炒过的花椒
	胡椒	白胡椒、古月，配白胡椒；黑胡椒，配黑胡椒
	荜茇	荜拨、毕勃，配荜茇
	荜澄茄	澄茄子、荜呈茄、呈茄子、澄茄，配荜澄茄
	陈皮	橘皮、广橘皮、新会皮、广皮、广陈皮，配陈皮丝片；陈皮炭，配陈皮炭
	青皮	广青皮、个青、四花青皮，配醋炙青皮；麸炒青皮，配麸炒青皮
	枳实	鸡眼枳实、江枳实、炒枳实，配麸炒枳实
	木香	云木香、广木香，配木香片
	沉香	沉水香、白木香、伽南香、角沉、伽沉，配沉香粉
	檀香	老山檀香、檀香木，配檀香片
	川楝子	金铃子、楝实，配清炒过的川楝子(有小毒)；盐川楝子，配盐炒川楝子；醋川楝子，配醋炙川楝子

类　别	通用药名	处方应付
	香附	香附子、制香附、醋香附、香附米，配醋炙香附
	乌药	天台乌药、台乌药、台乌，配乌药片；酒乌药，配酒炒乌药；盐乌药，配盐炒乌药；麸炒乌药，配麸炒乌药
	荔枝核	荔核、荔仁、大荔核，配荔枝核；盐荔枝核，配盐炙荔枝核
	佛手	佛手片、佛手柑、福寿柑，配佛手片
	香橼	香橼片、香橼皮、香圆皮、陈皮香橼，配香橼片
	玫瑰花	红玫瑰、刺玫花、徘徊花，配玫瑰花
	梅花	绿梅花、白梅花、绿萼梅，配梅花
	娑罗子	天师栗、梭罗子、苏罗子，配娑罗子
	薤白	薤白头、薤根，配薤白
	大腹皮	大腹毛、腹毛、伏毛，配大腹皮
	柿蒂	柿钱、柿丁、柿蕚，配柿蒂
	刀豆	刀豆子、大刀豆，配刀豆种子
	甘松	香松、甘松香、甘香松，配甘松
	九香虫	配清炒过的九香虫
	山楂	北山楂、楂肉、楂片，配山楂片；炒山楂，配炒山楂；焦山楂，配炒焦的山楂
	麦芽	大麦芽、生麦芽，配生麦芽
	稻芽	稻谷芽，配生稻芽
	莱菔子	萝卜子，配炒后捣碎的莱菔子
	鸡内金	炒鸡内金、制鸡内金、内金、炒内金，配砂炒鸡内金；醋鸡内金，配醋炙鸡内金
	使君子	使君肉、使君仁、使均子、均仁、均肉、留球子、炒使君子，配炒使君子仁（去壳）
	苦楝皮	苦楝根皮、楝根皮，配苦楝皮（有毒）
	槟榔	大腹子、花槟榔、花片、大白，配槟榔片
	雷丸	竹苓芝、雷矢，配雷丸片或雷丸粉（有小毒）
	芜荑	无荑，配芜荑
	鹤虱	鹄虱、北鹤虱，配鹤虱（有小毒）
	榧子	榧实、香榧子、大榧子、玉山果，配榧子（捣碎）；炒榧子仁，配炒榧子仁
8. 止血药	大蓟	大蓟草、大蓟根、刺蓟、虎蓟，配大蓟

类 别	通用药名	处方应付
	小蓟	刺儿菜、刺儿草，配小蓟
	地榆	配生地榆片
	槐花	配生槐花；炒槐花，配炒槐花；槐米、槐花米，配槐米
	侧柏叶	扁柏叶、柏树叶、柏叶，配生侧柏叶
	白茅根	茅根、白花茅根，配白茅根
	苎麻根	苎麻菀、苎根，配苎麻根
	三七	滇三七、田三七、田七、三七粉、田三漆、参三七、盘龙七、山漆、金不换，配三七片或三七粉
	茜草	血见愁、茜草根、茜根，配茜草根切片
	蒲黄	蒲黄粉、生蒲黄，配生蒲黄粉
	花蕊石	花乳石、花尔石，配花蕊石粉末；煅花蕊石，配煅花蕊石粉末
	白及	配白及片
	仙鹤草	龙牙草、脱力草，配仙鹤草
	紫珠叶	配紫珠叶
	棕榈	棕榈，配棕榈炭
	血余炭	发炭、血余，配血余炭
	藕节	光藕节，配藕节生品
	艾叶	艾、蒿、蕲艾、祁艾、冰台、香艾、灸草，配艾叶（生品）；醋艾叶，配醋炙艾叶
	炮姜	黑姜、姜炭，配炮姜
9.活血化瘀药	川芎	芎穷、抚芎、茶芎、大川芎，配川芎片
	延胡索	延胡、元胡索、元胡、玄胡、玄胡索、醋延胡，配醋炙延胡索
	郁金	川郁金、温郁金、桂郁金、黑郁金、绿丝郁金、广郁金、玉金，配郁金片；醋郁金，配醋炙郁金
	姜黄	黄姜、宝鼎香，配姜黄片
	乳香	滴乳香、熏陆香、天泽香、炙乳香、制乳香、尔香，配醋炙乳香
	没药	明没药、制没药、醋没药、末药，配醋制没药
	五灵脂	溏灵脂、散灵脂、灵脂、灵脂米、灵脂块、醋灵脂，配醋炙过的五灵脂
	降香	降真香、降真、紫藤香，配降香片
	丹参	紫丹参、赤丹参、会丹参，配丹参片
	红花	红蓝花、草红花、刺红花，配红花

类　别	通用药名	处方应付
	桃仁	净桃仁、光桃仁、大桃仁、桃核仁，配桃仁（燀去皮）；炒桃仁，配炒桃仁
	益母草	坤草、茺蔚草，配益母草
	牛膝	怀牛膝、淮牛膝、杜牛膝、怀膝，配怀牛膝（寸段或咀段）
	泽兰	地瓜儿苗、草泽兰、虎兰，配泽兰
	鸡血藤	血风藤，配鸡血藤片
	王不留行	王不留、留行子、麦蓝子，配炒王不留行；生王不留行子，配生王不留行子
	月季花	月月红、月季红、四季花，配月季花
	凌霄花	紫葳花、陵霄花、紫葳华、杜灵霄花，配凌霄花
	土鳖虫	地鳖虫、土鳖、地鳖、土元、土别、地别虫，配土鳖虫（有小毒）；炒土鳖虫，配炒土鳖虫
	马钱子	番木鳖、苦实、马前、牛银，配马钱子（大毒）
	自然铜	煅自然铜、醋自然铜，配经醋煅淬的自然铜
	骨碎补	毛姜、申姜、猴姜，配炒制过的骨碎补片
	苏木	苏枋木、苏方木、苏枋，配苏木片
	血竭	麒麟竭、麒麟血，配血竭
	儿茶	孩儿茶、方儿茶、黑儿茶、儿茶膏，配儿茶
	北刘寄奴	寄蒿奴，配南刘寄奴；阴行草，配北刘寄奴
	莪术	蓬莪术、温莪术、文术、醋莪术，配醋炙过的莪术片
	三棱	京三棱、荆三棱、黑三棱、醋三棱，配醋炙过的三棱片
	水蛭	制水蛭、蚂蟥、马蜞，配滑石粉炒过的水蛭段片（有毒）
	虻虫	蜚虻、牛虻，配虻虫（有小毒）；炒虻虫，配清炒或米炒虻虫
	斑蝥	斑猫、花斑猫、斑蚝、花斑毛，配米炒斑蝥（大毒）
	穿山甲	炮穿山甲、炮山甲、炮甲、甲珠、甲片、川山甲，配油砂炒制并经醋炙的穿山甲（片）
10.化痰止咳平喘药	天南星	南星、制南星，配制天南星（有小毒）
	白附子	牛奶白附、鸡心白附、禹白附、制白附，配制白附子（天南星科独角莲）（有毒）
	芥子	白芥子、黄芥子，配炒芥子
	大皂角	皂角、长皂荚、长皂角、大皂荚、大皂角，配皂荚段片（有小毒）；皂角炭，配皂角炭

类　别	通用药名	处方应付
	旋覆花	旋复花、复花、伏花、金沸花，配旋覆花；炙旋覆花，配蜜炙旋覆花
	白前	鹅管白前，配白前；炙白前，配蜜炙白前
	猫爪草	三散草，配猫爪草
	川贝母	包括川贝、尖贝、尖贝母，并有松贝、青贝、炉贝、平贝、伊贝、湖北贝母之分，价格差异较大，一般松贝、平贝用于配方较多。松贝配松贝，平贝配平贝
	浙贝母	象贝、贝母、大贝母、元宝贝、珠贝，配浙贝母（切片）
	瓜蒌	栝楼、全瓜蒌，即瓜蒌皮、瓜蒌子（捣碎）合配
	竹茹	淡竹茹、竹二青、青竹茹、姜炙竹茹，配姜汁炙竹茹
	天竺黄	天竹黄、竹黄，配天竺黄
	前胡	信前胡、白花前胡、紫花前胡，配前胡
	桔梗	苦桔梗、卢如、白药，配桔梗；炙桔梗，配蜜炙桔梗
	海藻	配海藻
	胖大海	通大海、大海子、安南子、大发，配胖大海
	昆布	江白菜、纶布、海昆布，配昆布
	黄药子	黄独根、黄独、黄药根，配黄药子片（有毒）
	蛤壳	蛤壳、海蛤粉、蛤粉、文蛤粉，配蛤壳粉；煅海蛤壳，配煅海蛤壳粉
	浮海石	海浮石、浮石、苏海石、石花、浮水石，配浮海石
	瓦楞子	瓦垄子、瓦弄子，配瓦楞子粉
	礞石	青礞石，配煅青礞石；金礞石，配煅金礞石
	苦杏仁	光杏仁、杏仁，配㸆去皮的苦杏仁（有小毒）
	紫苏子	黑苏子、杜苏子，配苏子；炒紫苏子，配炒紫苏子；炙苏子，配蜜炙苏子
	百部	配百部生片
	紫菀	子元，配紫菀；炙紫菀，配蜜炙紫菀
	款冬花	冬花，配款冬花（生品）
	马兜铃	马蔸铃、马兜苓、兜铃、刁铃、北马兜铃，配马兜铃
	枇杷叶	杷叶、巴叶，配枇杷叶
	桑白皮	桑皮、桑根白皮、桑根皮，配桑白皮
	葶苈子	葶苈、甜葶苈、苦葶苈、北葶苈、南葶苈，配葶苈子
	白果	白果仁、银杏，配白果仁（有毒）；炒白果仁，配炒白果仁

类　别	通用药名	处方应付
	矮地茶	矮茶、紫金牛、平地木、矮茶风，配矮地茶
	洋金花	风茄花、曼陀罗花、白曼陀罗花、羊惊花、酒醉花，配洋金花（有毒）
11. 安神药	朱砂	丹砂、辰砂、光明砂、汞砂、飞朱砂，配水飞过的朱砂粉（有毒）
	磁石	灵磁石、活磁石、玄武石、吸铁石、玄石、慈石，配磁石粉；醋磁石，配火煅醋淬的磁石
	龙骨	生龙骨、五花龙骨、青花龙骨、白龙骨，配生龙骨（粗颗粒或粉末）
	琥珀	血珀、血琥珀、云珀、虎珀，配琥珀（粗颗粒或粉末）
	酸枣仁	枣仁、生枣仁、山枣仁，配生枣仁
	柏子仁	柏实、柏子、柏仁、侧柏子，配柏子仁；炒柏子仁，配炒柏子仁
	灵芝	三秀、灵芝草、紫芝、赤芝、菌灵芝、灵芝菇，配灵芝片
	首乌藤	夜交藤、何首乌藤，配首乌藤
	远志	远志肉、志肉、志通、远志通，配制远志肉（多用甘草水制）
	合欢皮	合欢、夜合皮、合昏皮，配合欢皮
12. 平肝息风药	石决明	九孔决明、生石决、鲍鱼壳，配生石决明（粗末或粉末）
	珍珠母	真珠母、珠母、明珠母，配珍珠母粉；煅珍珠母，配煅珍珠母粉
	牡蛎	左牡蛎、生牡蛎，配生牡蛎（粉末）；煅牡蛎，配煅牡蛎
	紫贝齿	紫贝、贝齿、文贝，配紫贝齿（打成粗颗粒）；煅紫贝齿，配煅紫贝齿颗粒或粉末
	赭石	代赭石、煅赭石，配经醋煅淬且研成细粉的赭石
	蒺藜	刺蒺藜、白蒺藜、杜蒺藜、蒺藜子，配清炒过的刺蒺藜；盐蒺藜，配盐炒蒺藜
	罗布麻叶	配罗布麻（有小毒）
	羚羊角	羚羊角片、羚羊角粉、羚角，配羚羊角片或羚羊角粗粉
	珍珠	真珠、珍珠粉，配豆腐煮制后研成的珍珠粉
	钩藤	嫩钩藤、双钩藤、双勾、钩耳、勾耳，配钩藤
	天麻	明天麻、明麻、煨天麻、姜天麻，配天麻片
	地龙	广地龙、苏地龙，配滑石粉烫炒过的地龙片；酒地龙，配酒炙地龙片
	全蝎	全虫、蝎子，配用薄荷水炙过的全蝎（有毒）
	蜈蚣	百足之虫，配蜈蚣（蜈蚣有大小之分，且历代以条计量、计价；有毒）
	僵蚕	白僵蚕、僵虫、天虫，配麦麸炒过的僵蚕
13. 开窍药	牛黄	西牛黄、金山黄、丑宝，配天然牛黄

类　别	通用药名	处方应付
	麝香	元寸、当门子、脐香、遗香，配麝香
	冰片	龙脑香、龙脑、梅片，配天然冰片（右旋龙脑）
	苏合香	苏合油、苏合香油，配苏合香
	石菖蒲	菖蒲，配石菖蒲片
14. 补虚药	人参	配白参或生晒参
	西洋参	花旗参、原皮西洋参、种光参、野山西洋参、国产西洋参，分别配不同品规的西洋参
	党参	西党参、西党、潞党、文党、条党、上党人参，配党参
	太子参	孩儿参、童参、米参，配太子参
	黄芪	绵黄芪、绵芪、黄耆、北芪、晋芪、生黄芪，配生黄芪片
	白术	於术、冬术、山蓟、山精，配白术
	山药	怀山药、淮山药、淮山、薯蓣，配山药片
	白扁豆	扁豆、炒扁豆，配炒制的白扁豆；生扁豆，配生扁豆
	甘草	生甘草、国老，配生甘草片
	大枣	红枣、枣，配大枣
	刺五加	配刺五加（根、根茎或茎的切片）
	绞股蓝	七叶胆，配绞股蓝
	红景天	配红景天（段片）
	沙棘	沙枣、醋柳果，配沙棘
	蜂蜜	白蜜、蜜、蜜糖、炼蜜，配蜂蜜
	鹿茸	花鹿茸、梅花鹿茸、鹿茸片，配梅花鹿茸片；马鹿茸，配马鹿茸片；酥鹿茸、鹿茸粉，配经酒酥炙过的鹿茸片或粉
	肉苁蓉	苁蓉、甜苁蓉、淡苁蓉、大芸、淡大芸、甜大芸，配肉苁蓉片
	巴戟天	巴戟、巴吉天、巴戟肉，配蒸制过的巴戟肉
	淫羊藿	仙灵脾、羊藿叶、羊合叶、三枝九叶草，配淫羊藿；制淫羊藿，配羊油脂炙过的淫羊藿
	仙茅	仙毛、独茅根，配仙茅段片（有毒）；酒仙茅，配酒炙仙茅
	补骨脂	黑故子、破故子、婆固脂、怀故子、盐故纸，配盐炙补骨脂
	杜仲	盐杜仲，配盐炙杜仲；酒仲，配酒炙杜仲
	续断	川续断、川断，配生续断片
	锁阳	琐阳，配锁阳片

类　别	通用药名	处方应付
	益智	益智仁、益智子，配盐炙益智
	菟丝子	吐丝子、菟丝、盐菟丝子，配盐炙菟丝子；酒菟丝子，配酒炙菟丝子
	沙苑子	沙苑蒺藜、潼蒺藜、沙蒺藜、关蒺藜，配盐炙沙苑子
	蛤蚧	酥蛤蚧、酒蛤蚧，配酒酥制过的蛤蚧（切成小块，且已酥制者）
	冬虫夏草	冬虫草、夏草冬虫、虫草，配冬虫夏草
	核桃仁	胡桃仁、胡桃肉、胡桃、核桃肉，配核桃肉
	胡芦巴	胡芦巴、芦巴子、炒芦巴子，配盐炙胡芦巴
	韭菜子	韭子、炒韭菜子，配盐炙韭菜子
	紫石英	萤石、氟石，配紫石英
	海狗肾	腽肭脐，配滑石粉炒过或酒酥制的海狗肾段片
	海马	大海马、三斑海马、对海，配制海马（用时酒酥捣碎或研粉）
	紫河车	人胞、胎盘、胞衣、混沌衣，配紫河车粉
	哈蟆油	雪蛤油、林蛙油，配哈蟆油
	当归	秦归、西归、云归、川归、全当归、文元，配当归片
	熟地黄	熟地、大熟地、怀熟地、伏地，配熟地黄片
	白芍	白芍药、芍药、杭白芍、亳芍药、京白芍、川白芍、金芍药、生白芍，配白芍生片
	何首乌	首乌、地精、红内消、赤首乌、小独根，配何首乌
	阿胶	驴皮胶、驴胶、傅致胶，配阿胶
	龙眼肉	龙眼、桂圆肉、元眼肉，配龙眼肉
	北沙参	条参、北条参、莱阳参、辽沙参，配北沙参；米炒北沙参，配米炒北沙参
	南沙参	沙参、泡参，配南沙参片；炙沙参，配蜜炙沙参片
	麦冬	川麦冬、杭麦冬、麦门冬、大麦冬、寸冬，配麦冬
	天冬	天门冬、明天冬，配天冬段片
	百合	菜百合，配百合
	石斛	金钗石斛、环草石斛、马鞭石斛、黄草石斛，配石斛
	玉竹	葳蕤、玉竹参、尾参，配玉竹段片
	黄精	熟黄精、制黄精，配蒸制成的黄精；酒黄精，配酒黄精
	枸杞子	宁夏枸杞、西枸杞，配宁夏枸杞；血枸杞、北枸杞、血杞子，配血枸杞子
	桑椹	桑椹子、桑甚子，配桑椹

类　别	通用药名	处方应付
	墨旱莲	旱莲草、旱莲，配墨旱莲
	女贞子	冬青子、冬青、女贞、酒女贞子、制女贞子，配酒蒸制过的女贞子
	黑芝麻	黑脂麻、胡麻仁、胡麻、乌麻子、巨胜子、巨胜，配黑芝麻
	龟甲	龟板、龟版、制龟板、酥龟板、败龟板、玄武板、炒龟板，配油砂炒醋制过的龟扳
	鳖甲	炒鳖甲、炙鳖甲、制鳖甲，配醋鳖甲
15. 收涩药	麻黄根	配麻黄根（片）
	浮小麦	浮水麦、浮麦，配浮小麦
	五味子	辽五味、北五味，配五味子；醋五味子，配醋炙过的北五味子
	乌梅	熏梅、梅实、乌梅肉，配乌梅，醋乌梅，配醋炙乌梅
	五倍子	文蛤、百虫仓，配五倍子
	罂粟壳	粟壳、御米壳、米壳，配罂粟壳（按麻醉药品管理规定配发，有毒）；炙罂粟壳，配蜜炙罂粟壳
	诃子	诃藜勒、诃子肉，配诃子
	石榴皮	石榴、安石榴、酸石榴，配石榴皮；石榴皮炭，配石榴皮炭
	肉豆蔻	肉蔻、肉果、玉果、煨肉蔻，配煨制过的肉豆蔻；肉蔻霜，配肉蔻霜
	赤石脂	石脂，配赤石脂（粉末）
	禹余粮	太乙禹余粮、禹粮石、余粮石、白禹粮、太乙禹粮石、太一余粮，配煅制后研成粉末的禹余粮；醋禹余粮，配醋炙禹余粮
	山茱萸	枣皮、山萸肉、萸肉、酒萸肉，配拌酒蒸过的山茱萸
	覆盆子	覆盆、复盆子，配覆盆子；盐覆盆子，配盐炙覆盆子
	桑螵蛸	桑蛸、螵蛸、桑上螳螂窝，配桑螵蛸（蒸制）；盐桑螵蛸，配盐炙桑螵蛸
	金樱子	金罂子、金英子、糖罐子，配金樱子肉；炙金樱子，配蜜炙金樱子
	海螵蛸	乌贼骨、乌鲗骨、乌贼鱼骨，配海螵蛸；炒海螵蛸，配炒海螵蛸
	莲子	莲肉、白莲子、莲子肉、建莲子、湘莲子，配莲子肉；炒莲肉，配炒莲肉
	芡实	鸡头米、芡实米、鸡头实，配芡实（生品）
	刺猬皮	猬皮、仙人衣，配炒制过的刺猬皮（切成块片）
	椿皮	椿白皮、椿根白皮、香椿皮，配椿白皮（香椿皮）
	鸡冠花	鸡公花，配鸡冠花；鸡冠花炭，配鸡冠花炭
16. 涌吐药	常山	恒山、黄常山、鸡骨常山，配常山（片，有毒）；酒常山，配酒炙常山
	瓜蒂	甜瓜蒂、苦丁香、瓜丁，配甜瓜蒂（有毒）

类　别	通用药名	处方应付
	胆矾	翠胆矾、绿胆矾、蓝矾、配胆矾（含水硫酸铜，有毒）
	藜芦	配藜芦（有大毒）
17.攻毒杀虫 止痒药	雄黄	明雄黄、飞雄黄、天阳石、鸡冠石、配水飞过的雄黄粉（有大毒）
	硫黄	石硫黄、配制硫黄（粉末或粗粒，多供外用；有毒）
	白矾	明矾、雪矾、云母矾、配白矾
	蛇床子	蛇米、蛇床实、配蛇床子
	土荆皮	土槿皮、荆树皮、金钱松皮、配土荆皮（有毒）
	蟾酥	蟾蜍眉酥、酒蟾酥、配蟾酥（极毒）
	蜂房	露蜂房、配蜂房（块状，有毒）
	大蒜	配大蒜（捣碎）
18.拔毒化腐 生肌药	常山	恒山、黄常山、鸡骨常山、配常山（片，有毒）；酒常山，配酒炙常山
	瓜蒂	甜瓜蒂、苦丁香、瓜丁、配甜瓜蒂（有毒）
	红粉	升药、小升丹、三仙丹、红升丹、配红粉（大毒，外用）
	轻粉	汞粉、腻粉、扫粉、配经升华制得的轻粉（有毒，一般多外用）
	炉甘石	甘石、卢甘石、制炉甘石、芦甘石、配煅烧过并经水飞的炉甘石
	硼砂	蓬砂、盆砂、月石、煅硼砂、煅月石、多配煅制后研成的碎粉
	铅丹	黄丹、朱丹、红丹、漳丹、彰丹、朱粉、松丹、陶丹、铅黄、丹粉、 配铅丹

第六章　中药煎服法与代煎

中药的用法多种多样，可根据防治疾病的需要选用合适的剂型。传统的中药剂型有汤剂、丸剂、滋膏剂、散剂、搽剂、熏剂、酊剂、药条等。常见的给药途径有口服、皮肤给药、吸入、舌下给药、直肠给药等，随着中药注射剂型的出现又增添了穴位注射、静脉注射、肌内注射和皮下注射等。在众多剂型中，汤剂是中药最常使用的剂型之一，最早可追溯到商代的《伊尹汤液经》。汤剂采用煎煮法制作，清代徐大椿所著《医学源流论》曰："煎药之法，最宜深讲，药之效不效，全在乎此。夫烹饪禽鱼羊豕，失其调度，尚能损人，况药专以之治病，而可不讲乎？其法载于古方之末者，种种各殊。"说的就是中药汤剂的煎煮方法是很有讲究的，对中药疗效有显著的影响。

第一节　中药煎煮容器、加水量与火候控制

中药汤剂煎煮，直接影响有效成分的提取效率，因而对煎煮容器、用水、火候和煎煮方法都有相应的要求。

一、煎煮器具的选择

煎煮的容器必须要性质稳定，不容易与药物起化学反应。首选沙锅，沙锅导热均匀、化学性质稳定，并有保温的特点。若无沙锅，瓦罐、紫砂、陶瓷、不锈钢容器亦可，切忌用铜、铁、铝等金属制成的器具，这些容器易与药物发生化学反应，影响药物疗效。搅拌药物可选用竹木制品的勺子，忌用塑料用品。

二、煎煮用水和煎前浸泡

水是煎煮中药时最重要的因素之一。通常只要符合饮用水标准的清洁新鲜水源均可用于中药煎煮，如自来水、井水等，不能使用久沸的水或放置在热水瓶中较久的水。头煎必须加冷水，二煎、三煎可加温水或热水，更利于药物有效成分持续释放和溶解。

煎煮中药时，加水量很重要。如果加水过少，可能不足以煎煮出药物中的有效成分；如果加入过多水，则不仅耽误时间，还会使药液的浓度降低、影响疗效。加水量与药物的吸水量、煎药时间、煎煮火候及患者所需药量有关。一般头煎以水淹没药物一横指（约 2 cm 高）为宜，二煎和三煎加水量没过药物即可。质地坚硬、黏稠或需久煎的药物，加水量可较一般药略多；质地疏松、有效成分易挥散或煎药时间较短的药，加水量淹没药物即可。切忌煎药途中临时加水。

多数药物煎煮前，宜用冷水或 25 ℃ ~ 50 ℃温水浸泡，一般可浸泡 20 ~ 30 分钟。中药不经浸泡直接加热煎煮，易使药物表面的淀粉糊化、蛋白质凝固，阻塞中药的毛细管道，使水分难以

进入饮片内部，饮片中有效成分也难以向外扩散。煎前浸泡，既有利于有效成分充分溶出，又可缩短煎煮时间，避免因煎煮时间过长导致有效成分散失、破坏过多。以种子、果实、块状、片状为主的药物、补益方剂可浸泡 1 小时。"先煎、后下"的药材需要单独浸泡。夏天气温高，浸泡时间不宜过长，以免馊腐变质。

三、煎煮火候及时间

明代李时珍《本草纲目》曰："凡服汤药，虽物专精，修治如法，而煎药者鲁莽造次，水火不良，火候失度，则药亦无功。"可见"控制火候"对中药汤剂药效的影响十分关键。火候，即指火力的大小与火势的急慢。对火候的控制主要取决于不同药物的性质和质地。煎中药的火力按大小有文火、武火之分，文火就是小火，武火就是大火、旺火。武火的火焰大、力道猛烈，可以使温度急速上升，使药液很快沸腾，但也容易烧焦、煎煳；文火的火焰较小，力道比较温和。所以煎药时，通常先用武火将药液烧开，再用文火慢慢煎煮。煎煮得当才可以使药物之间充分作用，有效成分溶出彻底、增强疗效。

中药煎煮时间从药液煮沸后开始计时。过长时间地煎煮，会令药物有效成分蒸发减少或被长时间高温环境破坏，导致药效降低；过分浓缩的药汁又会加重苦味，给服药带来困难，易产生恶心、呕吐等副作用。此外，煎煮时应定时搅拌，以防止糊锅，煎煳的中药切忌服用。煎煮火候及时间见表 6-1。

表 6-1 煎煮火候及时间

汤剂类型	火候	头煎煎药时间（min）	二煎煎药时间（min）
一般药	未沸前用大火，沸后用小火，以免药汁溢出或过快熬干	10 ~ 20	10 ~ 15
解表药、其他芳香性药物	应用大火迅速煮沸数分钟，改用小火略煮即可，以避免久煎而致香气挥散，药性损失	20 ~ 25	15 ~ 20
补益滋腻药、矿物药	大火煮沸后用小火慢慢熬煎，煎煮时间需延长	30 ~ 35	20 ~ 25

四、煎煮次数

一般说来，每剂药至少应煎 2 次，质地坚硬与补益性的药物最好煎 3 次。因为药物煎煮时有效成分先溶解于进入药物组织内的水液中，再通过分子运动扩散到药物外部的水中。当药物内部和外部溶液的浓度达到平衡时，有效成分就不再溶解了，这时只有将药液滤出，重新煎煮，有效成分才能继续溶解，尽量多地将有效成分煎出来，多次煎出的药液合并为一份汤剂。煎好的药液保存时要放到密闭容器里，置于冰箱冷藏室（0 ℃ ~ 5 ℃）中，可保存 30 天，取出服用时需加热。若发现药液表面浮有气泡或变味等异常现象，表明药液变质不可服用。

第二节　特殊煎服法

一般药可同时入煎，但有些药物因其性状、性能和临床用途不同，需要采取特殊的煎煮和入药方法。特殊煎服方法，应在处方中用脚注标明。

一、先煎

有效成分难溶于水和含有毒性成分的中药饮片，需要在群药煎煮前单独先煎 30 ~ 60 分钟。矿石类、贝壳类、动物甲角类中药饮片，一般要求打碎先煎 30 ~ 60 分钟后，再与其他药物同煎，以便使有效成分充分析出，如磁石、赭石、石膏、石决明、赤石脂、紫石英、牡蛎、蛤壳、瓦楞子、珍珠母、龟甲、鳖甲、自然铜、水牛角、钟乳石、禹余粮、鹿角霜、滑石等，其中水牛角需先煎 3 小时以上。毒性饮片均应先煎、久煎 45 ~ 60 分钟，以降低毒性、保证用药安全，如制川乌、制草乌、附子等。

二、后下

气味芳香、含挥发性有效成分以及有效成分受热不稳定的中药饮片，久煎易降低药效或使其失效，因此无需浸泡，在群药第一煎煎好前 5 ~ 10 分钟投入微煎，第二煎可与群药一起煎煮，称为"后下"。后下药物有豆蔻、沉香、青蒿、降香、砂仁、钩藤、徐长卿、番泻叶、薄荷等。

三、包煎

需包煎的药材包括：有刺激性绒毛、容易漂浮于液面不便煎煮的药物；呈粉末状或煎后容易使药液混浊的药物；煎后药液黏稠，不便滤取药汁的药物；加热时易引起焦化、糊化的药物。以上药物可用洁净的布、无纺布袋或滤纸袋单独包好后煎煮。适宜"包煎"的药物包括儿茶、车前子、辛夷、海金沙、旋覆花、葶苈子、蛤蚧粉、滑石粉、蒲黄等。

四、另煎

另煎药应当切成小薄片，煎煮约 2 小时，取汁；另炖药应当切成薄片，放入有盖容器内加入冷水（一般为药量的 10 倍左右），隔水炖 2 ~ 3 小时，取汁。主要适用于某些贵细药物，为了更好地煎出有效成分，或避免有效成分被同剂中其他药物的药渣吸附，如人参、西洋参、红参等。煎液可以另服，也可与其他煎液混合服用。

五、烊化

某些胶类、黏性大且易熔化的药物，为避免入煎黏锅而影响其他药物煎煮，须单独用水或黄酒加热烊化后，用煎好的药液冲服。也可将此类药物放入其他煎好的药液中加热烊化后服用。如阿胶、鹿角胶、龟甲胶等。

六、冲服

某些用量较轻的贵重、易被高温破坏药效或有效成分难溶于水的药物，需用温开水或药液冲开其药粉服用，如川贝母、平贝母、湖北贝母、鹿茸、猪胆粉等。应注意需冲服的药物在冲入药液后应立即服用，静置会使药物沉淀而被当作杂质丢弃。

七、煎汤药水

某些质轻、用量多、体积大且吸水量大的药物，如玉米须、丝瓜络等，与其他药物同时煎煮，难以煎出有效成分；有的药物与其他药物同煎会造成煎液混浊，如灶心土等。以上两类中药饮片宜先于其他药物煎煮，在煎煮前均应先行浸泡，浸泡时间一般不少于30分钟，煎煮后过滤去渣或取其上清液，再用过滤液或上清液煎煮其他药物，称作"煎汤代水"。

第三节　中药代煎

药店常使用中药煎药机（图6-1），新型的煎药机具有饮片浸泡、先煎后下、自动加热调节、药物煎煮定时、自动搅拌、滑动锁紧、自动二煎、二煎自动加水计量、药渣自动分离、均分包装、自动清洗等功能。煎药室的管理及煎药流程与操作，应符合国家中医药管理局制定并施行的《医疗机构中药煎药室管理规范》。

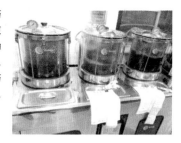

图6-1　煎药机

一、煎药室的环境管理

中药煎药室应当宽敞、明亮、远离各种污染源，地面、墙面、屋顶应当平整、洁净、无污染、易清洁，有有效的通风、除尘、防积水以及消防等设施，各种管道、灯具、风口以及其他设施应当避免出现不易清洁的部位。工作区内应当设有储藏、准备、煎煮、清洗等功能区域，配备完善的煎药设备设施、储药设施、冷藏设施以及量杯（筒）、过滤装置、计时器、贮药容器、药瓶架等。煎药工作台面应当平整、洁净。

二、煎药室人员管理

煎药室应当由具备一定理论水平和实际操作经验的中药师具体负责煎药室的业务指导、质量监督及组织管理工作。煎药人员应当经过中药煎药相关知识和技能培训并考核合格后方可从事中药煎药工作。煎药人员应当注意个人卫生。煎药前要进行手的清洁，工作时应当穿戴专用的工作服并保持工作服清洁。传染病、皮肤病等患者及体表有伤口未愈合者不得从事煎药工作。

三、煎药操作管理

（一）收取代煎药物

核对顾客姓名、处方药味、剂数、重量和诊疗疾病，发现疑问应及时与调剂药师核对确认；审查无疑问的，填写代煎记录，内容包括收方时间、顾客姓名、号牌、煎药付数、煎药袋数、收方人等，并请顾客签字确认。收取代煎药物后，应将号牌、处方、药物集中存放，并附加一份煎药记录；号牌、原处方、煎药记录自此时起，必须紧随煎药袋、浸泡容器、煎煮容器和盛药容器转移，并采取有效隔离措施，以避免混淆。

（二）中药代煎

使用煎药机煎煮中药，应当在常压状态下煎煮药物，煎药温度一般不超过 100 ℃。一次只煎煮同一顾客的同一处方药品。煎药前先核对顾客姓名和处方，并在煎药记录上勾选核对结果并签字。煎药应当使用符合国家卫生标准的饮用水，用水量一般以浸过药面 2 ~ 5 cm 为宜，花、草类药物或煎煮时间较长的药物应当酌量加水。待煎药物应当先行浸泡 30 分钟。每剂药一般煎煮 2 次，煎煮时间应当根据方剂的功能主治和药物的功效确定，药料应当充分煎透，做到无糊状块、无白心、无硬心。煎药量应当根据儿童和成人分别确定，儿童每剂一般煎至 100 ~ 300 mL，成人每剂一般煎至 400 ~ 600 mL，将 2 次煎出药汁混合后再分装，分装剂量应当均匀。凡注明有先煎、后下、另煎、烊化、包煎、煎汤代水、久煎、冲服、泡服等特殊煎煮要求的中药饮片，应当按照要求或医嘱操作；内服药与外用药应当使用不同的标识区分。煎前浸泡、煎药开始、煎药时间设定、火候调整、特殊煎药处理、药液分装等环节，均需记录关键的时间点和操作内容，并签名后存档。煎药时应当防止药液溢出、煎干或煮焦，煎干或煮焦者应丢弃，处方退回中药房重新调配，禁止发给顾客使用。包装后同一顾客的同一处方药汁应集中摆放，并挂上号牌，等待顾客取药。不同处方的药液不得混放，防止出现张冠李戴的现象，保证用药安全。

（三）发药

核对药袋标签上顾客姓名、药剂数量，向顾客交代服用方法及注意事项，并请顾客签名取药。

（四）煎药设备清洁与养护

煎药用具、容器应清洁干净，每煎完一剂后，应严格按清洗程序清洗容器和药袋。不同处方继续煎药前必须更换干净药袋。严格按照中药煎药机和液体包装机使用说明书使用，停止煎药时先关掉电源开关，然后拔下电源插头和联机插头，随后清洗擦干备用。煎药机由煎药人员维护和保养，其他人员不得擅自使用，应做到用后及时清洗洁净备用，并做好养护标识和养护记录。

第七章 贵细、精品饮片管理

第一节 5种常用贵细药功效解读

　　名贵中药材，又称贵细药品，一般是指疗效显著、来源特殊或生长年限长、稀少、价格昂贵和市场紧缺的药物。根据历史相沿形成的传统认知，一般将以下药材作为贵细药材进行管理：人参类（包括野山参、高丽参、红参、白参、生晒参、全须生晒参、红参须、白参须等及其不同品规），洋参类（包括多种进口西洋参、多种国产洋参及其不同品规），灵芝、铁皮石斛、珍珠、蛤蚧、燕窝、雪蛤、牛黄、鹿茸、鹿鞭、麝香、肉苁蓉、海龙、海马、海星、海参、蕲蛇、金钱白花蛇、玳瑁、阿胶、龟甲胶、鳖甲胶、川贝母、天麻、三七、冬虫夏草、西红花、沉香、檀香、琥珀、血竭、天竺黄、安息香、苏合香等。此类药材应采用专人负责、专柜加锁、专用账册、重点管理。

一、人参

　　【性味归经】性平味甘、微苦、微温，归脾、肺经。

　　【性状】主根肥大、圆柱状，端部上生密纹，下部多分生侧根，须根细长，上有多数疣状物，俗称"珍珠疙瘩"；根茎俗称"芦头"，多为马牙形，俗称"马牙芦"。由于根部肥大，形若纺锤，常有分叉，全貌颇似人的头、手、足和四肢，故称为"人参"（图7-1）。

　　【功效】大补元气，补益脾肺，生津止渴，宁神益智。具有滋补强壮，提高体力和脑力，缓解疲劳，提高血液中血红素含量，调节中枢神经系统的作用，对于治疗心血管疾病、胃和肝脏疾病、糖尿病、不同类型的神经衰弱等均有较好的疗效。

　　【分类】不同参类及功效见表7-1。

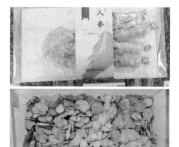

图7-1　人参

表7-1　　　　　　　　　　　　　　　不同参类及功效

分 类	功 效
生晒参	性较平和、不温不燥，既可补气，又可生津，适用于扶正祛邪，增强体质和抗病能力
红参	温补、补气中带有刚健温燥之性，长于振奋阳气，适用于救急回阳
野山参	性平、大补元气、固脱生津、安神、补虚救脱，能强精健身益寿延年
西洋参（图7-2）	补气养阴、清热生津，用于气血阴亏、内热、咳喘痰血、虚热烦倦、消渴、口燥咽干

【服用方法】

1. 煮服法　将人参切片，取 3 g 放入沙锅内，加适量水，用文火煮 10 分钟左右，早餐前空腹将参片与参汤一起服下。

2. 炖服法　将人参切片，每日取 2 ~ 5 g 放入瓷碗中加适量水浸泡 3 ~ 5 小时，碗口加盖，再将其置于锅内，隔水蒸炖 20 ~ 30 分钟，早餐前半小时服用。

3. 蒸服法　将人参用小火烘干，研成细末，每次取 5 g，用 1 个鸡蛋拌入，蒸熟后服用。

4. 含服法　将人参放在沙锅内用水稍蒸片刻，使其软化，再切成薄片，放在干净的小玻璃瓶内，每日早餐前和晚餐后各含服 2 ~ 4 片，细细咀嚼咽下。

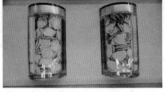

图 7-2　西洋参

5. 冲服法　将人参用小火烘干，研成细粉，每次取 5 g 置于杯中，加入少量蜂蜜，用开水冲入，加盖 5 分钟，可分数次服用，以空腹服用为佳。

6. 配枣法　取新鲜西洋参 20 g、大枣 5 枚，加水适量，隔水蒸成参枣汤，每天早晨空腹和晚上临睡前服用。

7. 炖鸡法　将老母鸡去内脏洗净，取西洋参片 50 g 放入鸡肚内，再用线缝合鸡肚。加水淹没鸡体，不加盐，先用大火烧开，再用小火炖，炖至鸡肉熟烂，汤液剩 2/3 即可。每天吃一小碗鸡肉和鸡汤。

8. 人参麦冬茶　西洋参 3 g、麦冬 10 g，沸水浸泡，代茶饮。

9. 人参川贝梨　雪梨 1 个，西洋参、川贝各 3 g，将梨削去带梨柄的部分，挖去梨核，放入西洋参、川贝，盖上带柄的梨，用牙签插定，加水、冰糖适量，放碗中蒸熟，分 2 次食用。

【注意事项】服用参类的同时不能喝浓茶，不能和萝卜同时服用。

二、冬虫夏草

【性味归经】甘、平，归肺、肾经。

【性状特点】麦角菌科真菌冬虫夏草菌寄生在蝙蝠蛾科昆虫幼虫上的子座及幼虫尸体的干燥复合体。虫体似蚕，长 3 ~ 5 cm，直径 3 ~ 8 mm，外表黄棕色至土黄色，粗糙，环纹明显。头部红棕色，足 8 对，中部 4 对较明显，表面有环节 20 ~ 30 个。质脆，断面淡黄色。子座细长，呈圆柱形，表面灰棕色至棕黄色，有细纵皱纹，头部稍膨大，质柔韧，断面类白色，似纤维状，气味腥，味微苦。（图 7-3）

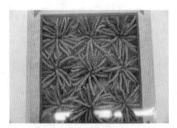

图 7-3　冬虫夏草

【功效】滋补、免疫调节、抗菌、镇静催眠、抗疲劳，具有调节心脏、肝脏、呼吸系统、肾脏、造血、血脂等功能。

【服用方法】

1. 冬虫夏草鸭　取雄鸭 1 只，冬虫夏草 5 ~ 10 枚，葱、姜、食盐各适量。将雄鸭去毛和内脏洗净后，放入沙锅或铝锅内，再放入冬虫夏草和食盐等，加水用小火煨炖，熟烂即可（或将冬虫夏草放入鸭腹内，置瓦锅中，加清水适量，隔水炖熟，调味服食）。具有补虚助阳功效，适用于久病体虚、贫血、肢冷自汗、盗汗、阳痿遗精等症。

2. 冬虫夏草酒　取冬虫夏草 10 g、白酒 0.5 L。将冬虫夏草捣碎，装入净瓶中，倒入白酒，加盖密封，置阴凉干燥处，7 日后开启，过滤去渣，即可饮用。适用于虚劳羸瘦、病后体弱、神疲乏力、自汗盗汗、饮食减少、阳痿遗精、腰膝酸软、失眠、痰饮喘咳等症。

3. 虫草蛋　取冬虫夏草 3 g、鸡蛋 2 个、冰糖 30 g。将冰糖加入水中溶化，打入鸡蛋，打成蛋浆；冬虫夏草用温水洗净，放入鸡蛋碗内，使其浮在蛋浆表面，然后隔水炖熟。可治病后体弱、久不复原、身体羸弱，还可作为痰饮喘咳、虚喘、自汗、盗汗、阳痿、遗精、腰膝酸软患者的辅助治疗。

4. 冬虫夏草补虚茶　取冬虫夏草 5 ～ 10 g、西洋参 5 g、黄芪 10 g。水煎服代茶饮，适用于病后体弱、盗汗、阳痿遗精、乏力等。

【注意事项】

1. 风湿性关节炎患者应减量服用。

2. 儿童及孕妇和哺乳期妇女、感冒发热、脑出血患者不宜服用。

3. 有实火或邪盛者不宜服用。

三、鹿茸

【性味归经】甘、咸、温，归肾、肝经。

【性状特点】鹿科动物雄鹿头上未骨化而密生茸毛的幼角。鹿茸体轻、质硬而脆、气微腥、味咸。通常有 1 ～ 2 个分支，外皮红棕色、多光润，表面密生红黄色或棕黄色细茸毛，皮茸紧贴、不易剥离。鹿茸以粗壮、挺圆、顶端丰满、毛细柔软、色红黄、皮色红棕、有油润光泽者为佳。（图 7-4）

【功效】生精补髓、养血益阳、强健筋骨。治疗一切虚损、耳聋、目暗、眩晕、虚痢，可调节血压、心率，强身健体、促进伤口愈合。

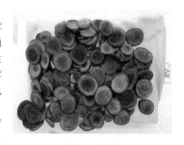

图 7-4　鹿茸

【服用方法】

1. 鹿茸蒸蛋　取鹿茸 5 g（研细粉）、鸡蛋 2 个、盐及胡椒粉各适量。鸡蛋敲破，倾入碗中，加入鹿茸、盐、胡椒粉一并搅匀，蒸熟食。可补肾壮阳、益精血，用于气虚阳弱、精血不足、阳痿、夜尿多、手足冰冷、血压偏低。

2. 鹿茸鸡蛋汤　鸡肉 120 g、红参 6 g、鹿茸 2 g。将鸡肉洗净切块，红参蒸软切片，全部材料放入碗中，加入开水适量，放入大锅中隔水用大火炖煮 1 小时，饮用汤汁即可。适用于小便频多、腰膝酸软、头晕耳鸣、精神疲乏等症。

3. 鹿茸酒　鹿茸 10 g、山药 30 g。以白酒 500 g 浸渍，每次饮 1 ～ 2 小杯。适用于肾阳虚、阳痿遗精、腰膝酸软。

【注意事项】

1. 有"五心烦热"症状（两手两足心发热，并自觉心胸烦热）、阴虚者不宜用。

2. 小便黄赤，咽喉干燥、干痛，不时感到烦渴且具有内热症状者不宜用。

3. 经常流鼻血、女子行经量多、血色鲜红、舌红脉细，表现为血热者不宜用。

4. 正逢伤风感冒者不宜用。

5. 有高血压、头晕、走路不稳、易动怒、肝火旺者不宜用。

四、天麻

【**性味归经**】甘、平，归肝经。

【**性状特点**】天麻块茎呈椭圆形或长条形，略扁，皱缩而稍弯曲。长 3 ~ 15 cm，宽 1.5 ~ 6 cm，厚 0.5 ~ 2 cm。表面黄白色至淡黄棕色，略透明，有纵皱纹及由潜伏芽排列成的多轮横环纹，有时可见棕褐色菌索，具点状横点或膜质鳞叶。顶端有残留茎基（春麻），或为红棕色至深棕色鹦哥嘴状顶芽（冬麻）；末端有自母体麻脱落后的圆脐形疤痕。质坚实、不易折断，断面较平坦、角质样、黄白色或淡棕色。气微、性平、味甘、微辛。以质地坚实、体重、有鹦哥嘴、无空心者为佳。（图 7-5）

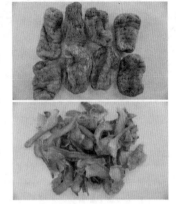

图 7-5　天麻

【**功效**】平肝息风，祛风定惊。用于头晕目眩、肢体麻木、小儿惊风、癫痫、高血压、耳源性眩晕，具有镇痛、镇惊、抗惊厥、降血压的功效。

【**食用方法**】

1. 芎麻蒸鱼　天麻 15 g、川芎 10 g、鲤鱼 1 尾。将鲤鱼清洗干净后剖开，放入天麻、川芎，加入生姜、胡椒、盐等，置碗中，添适量水蒸熟。用于肝阳上亢、头晕或高血压。

2. 天麻粉　10 g/d，温水冲服。

3. 天麻百合排骨汤　天麻、百合、排骨、姜、醋、盐适量。将天麻浸泡片刻，排骨洗干净放入沙锅，加水煮开去沫，然后放醋、姜、天麻一起炖，水开后改小火慢煨半小时，放入百合，开锅放盐调味即可。

【**注意事项**】

1. 天麻不宜久煎。

2. 天麻不可与御风草根同用。

3. 津液衰少、血虚、阴虚等患者均需慎用天麻。

五、灵芝

【**性味归经**】甘、平，归心、肺、肝、肾经。

【**性状特点**】菌盖呈肾形、半圆形或近圆形。直径 10 ~ 18 cm，厚 1 ~ 2 cm；皮壳坚硬，黄褐色至红褐色，有光泽，具环形棱纹和辐射性皱纹；边缘薄而平截，常稍内卷，菌肉白色至棕色，孢子细小、黄褐色。（图 7-6）

【**功效**】可提高免疫力，具安神、保肝解毒、改善心血管系统功能、抗衰老、抗神经衰弱功效。

【服用方法】

1. 灵芝饮品　将灵芝切片后加清水，放置于文火上炖煮 2 小时，取其汁加入蜂蜜调服即可。

2. 灵芝黑白木耳汤　取灵芝 6 g、黑木耳 6 g、银耳 6 g、蜜枣 6 枚、瘦猪肉 200 g，蒸煮即可。具有强心补脑、降血压血脂、预防冠心病的功效。

3. 灵芝白酒　取灵芝 30 g，切碎置于瓶中，加白酒 500 mL，封口浸泡 7 日。日服 2 次，每次 10 ~ 20 mL。适用于神经衰弱、失眠、消化不良、咳嗽气喘、老年性支气管炎。

4. 灵芝清补汤　取灵芝 15 g、红枣 23 g、党参 23 g、枸杞子 24 g、人参须 15 g、猪排骨 300 g，盐适量。将灵芝等药材浸入 6000 mL 的水中约 10 分钟（用布袋装好，扎口），再加入排骨，文火煮 3 小时，捞出布袋，再加盐调味，每次 250 ~ 300 mL，吃肉喝汤，每天一次。可清润提神、健脾开胃。

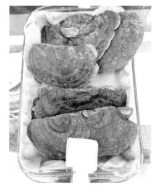

图 7-6　灵芝

【注意事项】

1. 灵芝对抗肿瘤、治疗神经衰弱、糖尿病、高血压等疾病有相当的功效，还有保肝解毒的作用，最好与维生素 C 一起服用。

2. 处于手术前后 1 周内或正在大出血的患者不宜服用。

第二节　常用贵细药的存储

中药与贵细药的储藏养护应讲究科学、掌握规律，尤其注重于"勤""早"两字，科学管护，勤检查、早处置，防患于未然，以达到保质保效之目的。

要做到"三防三诊"：① "三防"即防潮、防霉、防虫，这是保存中药材的根本。中药的大敌主要是虫害与霉变。害虫喜温、怕热、怕冷、怕干、怕净，因此要做到一净、二燥、三通风、四冷藏（5 ℃以下），此条件下一般的害虫即可死亡；第五则是曝晒或烘干（45 ℃以上），但不耐高温的中药材则不宜用此法。也可利用以药养药或以药克虫的方法，如大茴香、川椒、吴茱萸、干姜等，预防虫害效果颇好，且不会影响或降低药效。② "三诊"即望、闻、切，是判断中药材储存是否良好的手段。望，即观察中药材的颜色变化，如果发现已发黄、变绿，要警惕霉变；闻，浓烈的中药材，药味变淡、丧失或闻到浓烈膏油味，要小心其变质；切，手摸药材表面，若摸到虫蛀粉末、油状物、水分或湿气，要小心其受潮。

（一）人参

人参的特点是易受潮、易霉变。对确定已经干透的人参，可用塑料袋密封以隔绝空气，置阴凉处保存即可。梅雨季节要密封后放入冰箱中冷藏。

已生虫的人参应轻轻敲打以除去虫卵、虫粪及虫体，再置阳光下晾晒或于 50 ℃烘烤，以杀死虫卵和虫体。有霉点的人参应先晒干或烘干，用软毛刷或牙刷刷去霉尘，然后再用温水刷净，晒干即可。

（二）西洋参

西洋参的特点是易受潮，味道浓郁，容易串味、走味。用棕色玻璃瓶保存可抗氧化。深棕色玻璃瓶为最合适容器，瓶盖垫用胶皮内垫可防潮，瓶内可放入适量干燥剂。

（三）鹿茸

鹿茸干燥后用细布包好，放入木盒内，在其周围放些花椒，封好盖，存放在通风的地方，可防蛀、防霉、防风干。如果保存得当，三五年内药效不会发生变化。

（四）冬虫夏草

冬虫夏草易生虫发霉，主要虫害是谷蛀虫和花斑皮虫，可盛于有盖陶瓷盅或广口磨口瓶中，底部放入炒米防潮，并放入两粒八角。储藏要点是防潮、防蛀和防虫。如果量少且储藏时间短的话，只需将药材与花椒放在密闭的玻璃瓶中，置冰箱中冷藏，随用随取；也可喷洒少量95%医用乙醇或50度左右的白酒密封储存。无论如何保存，冬虫夏草放得越久药效越弱。（图7-7）

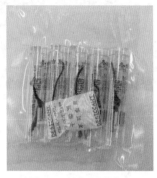

图7-7 冬虫夏草的储存

（五）海马、海龙、海参、海星、燕窝

此五味海药易受潮、生虫、发霉或日久空壳。故应将晒干或烘干的海马（图7-8）、海龙（图7-9）、海参、海星、燕窝装入有盖瓷盅内密封后置阴凉干燥处。定时检查，海产品含钠盐，潮湿即晾晒。可加数粒花椒防虫，加干燥剂如石灰块、炒米等防霉。

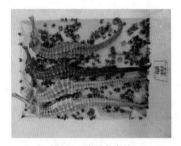

图7-8 海马的存储

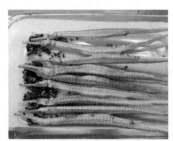

图7-9 海龙的储存

干燕窝的存放方法是密封后放入冰箱冷藏。也可以把燕窝晾至足干，方法是用吹风机冷风吹干或在空调下晾干，密封后置于室内阴凉干燥处。应注意的是燕窝要避免被太阳晒。炖好的燕窝，如果一次无法吃完，可装入玻璃瓶或瓷瓶中，密封后放入冰箱保存。一般而言，保鲜期可长达十余天。必须注意：炖燕窝时，不能添加冰糖等，以免在存放过程中化水。

（六）麝香、西红花

此两种药材含挥发性成分并具有特殊气味，又极怕串味，密封保存最为关键。可装在瓷罐或玻璃瓶内，用蜡转圈滴在瓶口处封严，置阴凉干燥处或冰箱中冷藏保存。

（七）阿胶

阿胶遇热、遇潮均易软化，在干燥寒冷处又易碎裂。可将阿胶放入食用包装袋内，扎紧口，放入冰箱内冷藏。一旦从冰箱内取出，就要立刻制作，取出后仍要将剩下的阿胶密封好。

（八）三七、天麻

此两味药易遭虫蛀和霉变，可装入干燥玻璃瓶或搪瓷盅内，加入炒米及八角以防霉防虫，加盖封口存之。春夏梅雨天气候湿热，应做到勤检查，若受潮、发霉、虫蛀，可置于阳光下曝晒、敲、撞、刷以消虫除霉，但切制成薄片的天麻则不宜用此方法。

第三节 贵细与精品饮片陈列管理

一、陈列原则

良好的陈列能吸引消费者，增强其购买欲，增加销售机会，能在与同类产品的竞争中处于优势，是在无广告支持的情况下实现销售的重要手段。

（一）陈列标准

1. 以最能吸引消费者的方式来展示。

2. 将产品明显地展示出来。

（二）陈列要素

店堂亮敞、窗几明净、陈列药品清洁、干净、醒目，无破损、污物、灰尘，让顾客有一个美观大方、整洁舒适的购物环境，有愉悦的心情，有购买的欲望，如实地向顾客介绍药品的优缺点、适用范围。增强顾客信任感，自主选择商品，当好顾客的参谋，指导合理用药。

（三）陈列要求

1. 品规齐全，让消费者认识更多的品种、规格，扩展选购范围。

2. 确定黄金陈列位商品。陈列位置对销量的影响大致为：从膝盖以下的部位移到腰围线，销量增加约30%；从腰围线的部位移到平视线，销量增加约60%。

3. 定期清洁整理货架，及时更换破损和过期产品，先进先出，及时补货。

二、陈列方式

1. 主题陈列（图7-10） 这是将商品陈列融入一个主题环境中的一种形式。主题选择有很多，如各种节日、庆典活动、重大事件都可以融入商品陈列中去，营造一种特殊的气氛，吸引消费者注意。

2. 端架陈列 端头即货架两端，这是销售极佳的陈列位置，端架陈列即在货架两端进行商品陈列。端架陈列的商品可以是单种商品，也可以是组合商品，后者效果更佳。

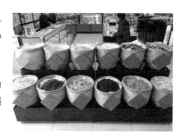

图7-10 主题陈列

3. 悬挂陈列（图7-11）　是用固定的或可以转动的有挂钩的陈列架来陈列商品的一种方法，适用于小包装精品饮片。

4. 量感陈列（图7-12）　是通过陈列技巧使顾客在视觉上感到商品量很多的陈列方法。量感陈列的具体手法很多，如店内吊篮、店内岛、壁面挑选、铺面、平台、售货车及整箱大量陈列等。

5. 阶梯式陈列　是将箱装、盒装、罐装商品堆积成阶梯状（2层以上）的陈列方法。

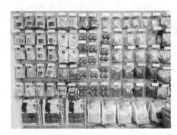

图7-11　悬挂陈列

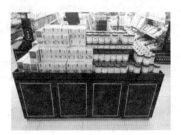

图7-12　量感陈列

三、贵细药品陈列

1. 礼盒陈列（图7-13）　礼盒、精品、小包装的陈列按前文陈列标准执行。

2. 散装贵细货品陈列（图7-14）　散装精品须陈列在密闭的前柜中，光线效果要好；片型较大的药品，排列要整齐，要把药材最好的一面展现给顾客。药材不可堆积过多或过高。

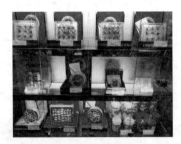

图7-13　礼盒陈列

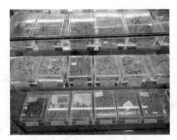

图7-14　散装贵细货品陈列

第四节　精品饮片组方销售

1. 莲子＋山药＋枸杞子　具有益气健脾、渗湿止泻之功效，用于治疗脾胃气虚、运化失职、湿浊下注之便溏泄泻，食少纳呆，消瘦乏力。面色无华，胸脘痞闷等。

2. 决明子 + 菊花　治疗目赤头痛。

3. 决明子 + 火麻仁　润肠通便。

4. 薏苡仁 + 大枣　妇女产后饮滋补汤水，既可调理身体、缓解恶露不绝，亦可滋润皮肤、活血养颜，减少面部蝴蝶斑或产后面色黑滞。

5. 薏苡仁 + 百合 + 绿豆　清热解毒，除烦热、疗湿疹，适用于面部扁平疣、痤疮、雀斑、皮肤干燥等。

6. 薏苡仁 + 莲子 + 百合 + 粳米 + 红糖　有健脾祛湿、润肺止泻、健肤美容的作用，适用于大便溏烂、下肢湿疹、面部痤疮等。

7. 西洋参 + 枸杞子 + 黄芪　有补气养阴生津、滋脾润肺、滋补肝肾、益精明目、提高人体免疫力的作用。

8. 柠檬 + 胎菊　美白祛斑、清热去火。

9. 绞股蓝 + 山楂 + 决明子 + 枸杞子　降脂、减肥。

10. 麦冬 + 冰糖　生津润燥、清热利肺、预防便秘。

11. 麦冬 + 枸杞子 + 决明子　补气益肾、利咽、明目强体。

12. 麦冬 + 金银花 + 胖大海 + 枸杞子　养阴润肺、清热去火，适用于咽喉肿痛、肠胃不畅、头痛目赤等。

13. 木蝴蝶 + 菊花 + 金银花 + 甘草　治疗慢性咽炎。

14. 芡实 + 莲子　补脾止泻、养心安神、健脾补肾，常喝能够缓解压力，防止因工作紧张造成失眠等症状。

15. 山药 + 芡实 + 薏苡仁　健脾益胃。

16. 山药 + 芡实 + 薏苡仁 + 大枣　治疗贫血。

17. 山药 + 芡实 + 薏苡仁 + 大枣 + 茯苓　健脾补气，强身健体。

18. 山药 + 芡实 + 薏苡仁 + 百合　润肺止咳，养阴清热。

19. 苦丁茶 + 决明子　治疗肝炎。

20. 金莲花 + 贡菊 + 竹叶　清热降火，清暑解热。

21. 人参花 + 三七花　清热解毒，减肥降压。

22. 柠檬 + 金莲花　祛除口臭。

23. 苦荞 + 黄芪　适用于气虚者。

24. 苦荞 + 枸杞子　适用于肾虚者。

25. 苦荞 + 灵芝　增强免疫力。

26. 金银花 + 山楂　治疗感冒发热、头痛咽痛。

27. 金银花 + 菊花 + 山楂 + 蜂蜜　治疗暑热头痛，心烦口渴。

28. 百合 + 莲子 + 冰糖　润肺补气。

29. 百合 + 金银花 + 冰糖　有润肺、清火、安神的功效。

30. 金银花 + 玫瑰花 + 麦冬 + 山楂　理气解郁、滋阴清热，适用于肝郁虚火上升、脸色枯黄、皮肤干燥者。

31. 龙眼肉 + 枸杞子 + 玫瑰花　养血滋阴、养颜润肤、调节内分泌失调，长期服用效果显著。

32. 玫瑰花 + 桑椹 + 麦冬 + 枸杞子　疏肝明目、补肾固精、调经养颜，适用于肝肾两亏、月经不调者。

33. 玫瑰花 + 冰糖　气味芬芳、味甘微甜、促进食欲，能活血行气、调经止痛，长期服用，效果显著。

34. 四物汤（当归 + 白勺 + 川芎 + 熟地黄）　主要用于血瘀气滞，心悸失眠，头晕目眩、面色无华，妇人月经不调、经量少或闭经。

35. 破壁饮片组合

（1）男人三宝（淫羊藿 + 西洋参 + 黄芪）：补益肾阳、益气养阴、清热生津，用于肾虚气短、易疲劳的男性。

（2）女人三宝（黄芪 + 当归 + 玫瑰花）：益气养血、行气解郁、调经止痛，用于气血不足、面气萎黄、月经不调的女性。

（3）老人三宝（三七 + 丹参 + 西洋参）：活血化瘀、通脉止痛、益气养阴，用于患心脑血管疾病的老年人。

第五节　饮片切制与粉碎及设施设备管理

一、切片操作

（一）切片工具
切片工具主要有台式切片机（图 7-15）。

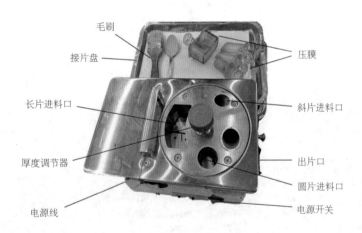

图 7-15　台式切片机

（二）切片操作流程

1. 第一步（收药称重）

（1）称重前应确保电子秤开机处于归零状态，称重后告知顾客药品重量。

（2）告知顾客切片过程中进行烘烤及加热处理，会造成水分流失，影响重量。建议顾客在旁监督，避免投诉。

2. 第二步（干燥烘软）

（1）设置烤箱或微波炉温度低于55 ℃，时间3～5分钟，依据药品特性酌情调整。

（2）直接放入药品烘干，微波炉温度较高，可用干净毛巾包裹药品。

3. 第三步（切片机切片）　切片机可切出0.2～0.3 mm厚度饮片，切片有不同形状进料口，可根据顾客需求及商品性状切出相应形状片形，如斜片、圆片等。

切片步骤（图7-16）为备料→入料→切片→出料。

（1）备料：准备需要切片的物料、托盘。

（2）入料：将塑料压模取出，调整好切片厚度，开启机械后，将物料放入进料口中即可。

（3）切片：若物料过长，先用手压住物料；切到低于工作台口时，用压模压住物料（严禁直接用手进行操作，以防止手指割伤），物料自动切片。

本机使用中，严禁用手、毛刷或其他工具直接伸入工作台中，避免切伤手指及损坏机械等事故发生。

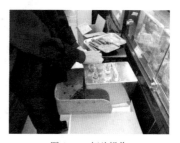

图7-16　切片操作

（4）出料：从出料口出料，即切片完毕后，应切断电源、打开小门，用毛刷将物料刷出。

（5）切片后设备养护：使用结束后，应将刀片清理干净，擦油，形成保护膜，严禁用水直接清洗机器，避免对机械造成损伤。再次使用时，用医用乙醇消毒处理刀片。

（三）切片操作注意事项

1. 故障及维修方法（表7-2）

表7-2　　　　　　　　　　　　　　切片机故障及维修方法

故障表现	故障原因	维修方法
通电后电机不运转	①电源接触不良或插头松动	①修复电源或调换插头
	②开关接触不良	②修理或更换同规格开关
切片不均匀、无光泽、产生粉末较多	①刀片不锋利	①卸下刀片用磨石磨锋利
	②切片物料硬度太大	②将切片物料烘软
	③切片物料的黏汁将刀刃黏住	③卸下刀片将黏汁磨去
	④用力不均匀	④切片时用力均匀
工作时电机停止转动	①送料过多，将刀盘卡住	①看下刀盘，取出卡住的物料
	②开关接触不良	②开关触点调整或调换开关

2. 适用范围

（1）中药类：黄芪、三七、玉竹、地黄、天麻、当归、田七、板蓝根、白术、甘草、何首乌、连翘、藿香、穿心莲、参茸类等。

（2）食品类：葛根、山药、山楂、红薯、土豆、生姜、陈皮、香蕉、核桃等。

二、打粉操作

（一）打粉工具

打粉工具见图7-17。

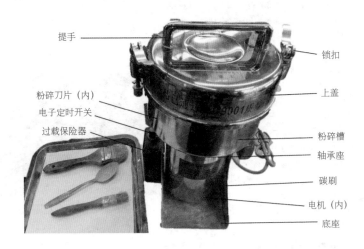

提手 —

锁扣

粉碎刀片（内）
电子定时开关
过载保险器

上盖

粉碎槽
轴承座

碳刷

电机（内）
底座

图7-17　打粉机

（二）打粉操作步骤（图7-18）

1. 关闭电源开关，打开上盖（顺时针关，逆时针开）。

2. 将干燥药物放入粉碎箱内，粉碎物必须干燥，不宜加工潮湿、含油脂较多、含糖量高的中药；粉碎物量勿超过粉碎槽容量的1/2。

3. 关紧上盖，插上电源，打开定时器开关。

4. 一般中药粉碎只需1～2分钟，硬药粉碎3分钟即可，如阿胶打粉一般15～20秒即可；三七、天麻需要40～50秒停止休息2～3分钟，重复2～3次才能完成打粉过程。当滚动的声音比较均匀时，说明药物已粉碎成粉，即可关机。

5. 打开上盖，倒出粉末。

（三）打粉操作注意事项

1. 上盖打开时，请勿启动开关。

2. 打粉机不能连续长时间使用，每次开机时间不得超过5分钟。如果加工数量较多，应间

连锁药店店员中药基础训练手册

隔使用，防止轴承过热，损坏电机。

3. 长期使用后，碳刷和刀片如磨损严重，需要更换；经常检查刀片的螺丝，必须紧固。

4. 故障处理方法（表7-3）

5. 适用范围

（1）中药材：阿胶、乳香、黄芪、三七、天麻、海马、菟丝子、西洋参、人参、紫河车、贝母、珍珠、白芷、薏苡仁。

（2）食材：绿豆、大米、玉米、辣椒、胡椒。

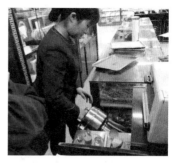

图7-18　打粉操作

表7-3　　　　　　　　　　　　　打粉机故障处理方法

故障表现	产生原因	排除方法（必须切断电源才能进行以下操作）
通电后电机不转动	①电源接触不良或插头松动	①修复电源或调换接头
	②电源开关接触不良	②修理或更换开关
	③微动开关接触不良	③调整微动开关
通电后电机转动过慢或不转并产生振动	①机械部分卡住（粉碎机槽内有异物）	①清除粉碎槽内异物，开机先空转后再喂料
	②电源电压过低	②调整电源电压
电机机壳表面过热	①负荷过大	①减少工作压力
	②电机潮湿	②干燥电机
	③电源电压过低	③调整电源电压

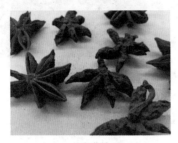

八角茴香

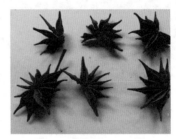

伪八角茴香

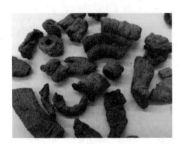

巴戟天

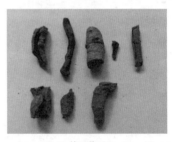

伪巴戟天

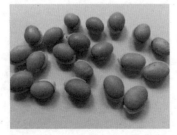

白扁豆

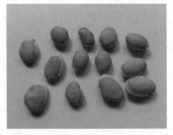

伪白扁豆

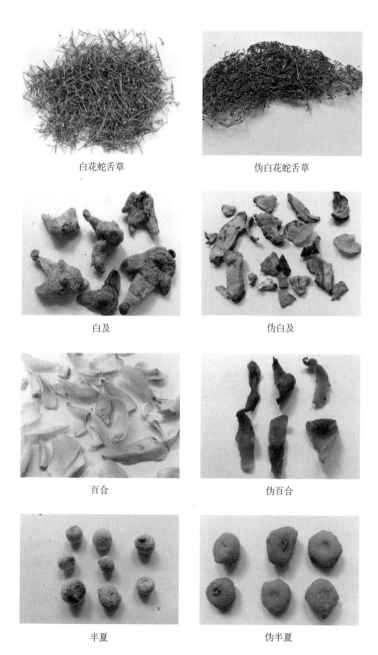

白花蛇舌草

伪白花蛇舌草

白及

伪白及

百合

伪百合

半夏

伪半夏

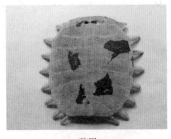

鳖甲

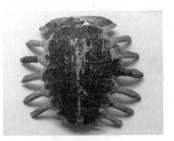

伪鳖甲

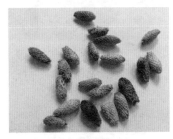

苍耳子

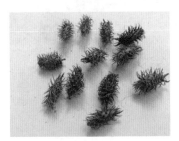

伪苍耳子

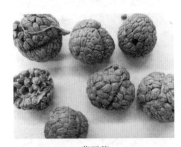

草豆蔻

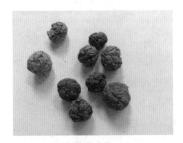

伪草豆蔻

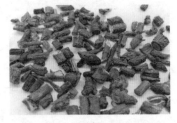

柴胡

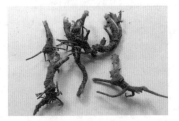

伪柴胡

连锁药店店员中药基础训练手册

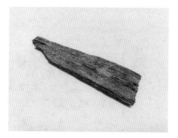

沉香

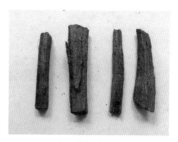

伪沉香

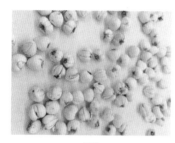

川贝

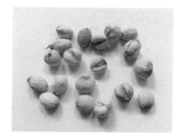

伪川贝

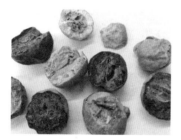

川楝子

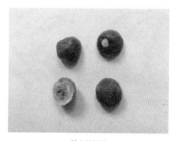

伪川楝子

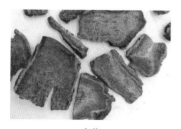

大黄

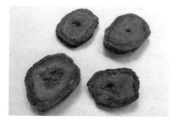

伪大黄

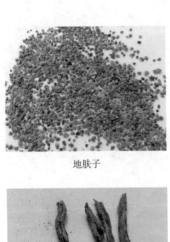

地肤子

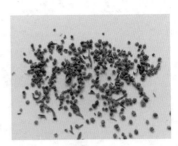

伪地肤子

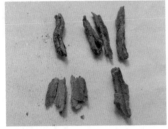

地骨皮

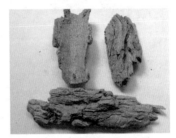

伪地骨皮

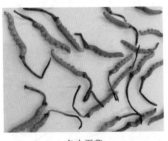

冬虫夏草

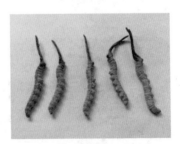

伪冬虫夏草

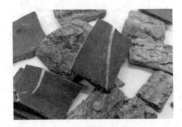

杜仲

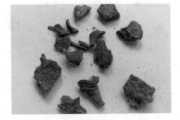

伪杜仲

连锁药店店员中药基础训练手册

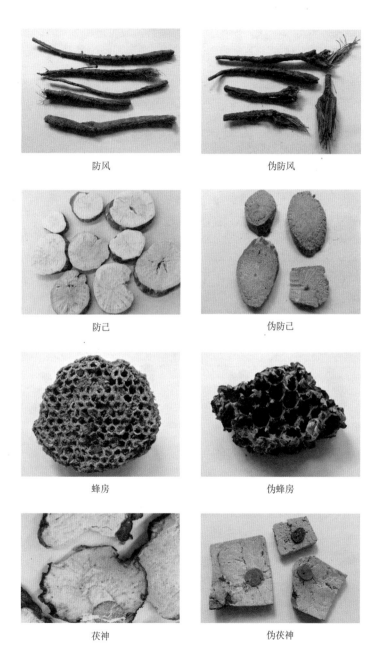

防风

伪防风

防己

伪防己

蜂房

伪蜂房

茯神

伪茯神

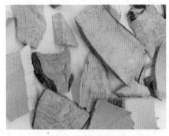

岗梅

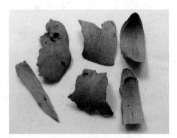

伪岗梅

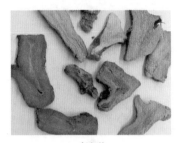

高良姜

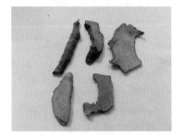

伪高良姜

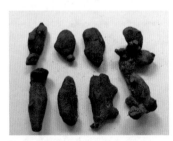

骨碎补

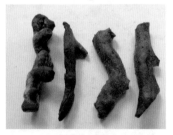

伪骨碎补

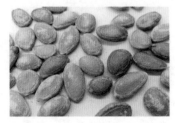

瓜蒌子

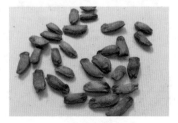

伪瓜蒌子

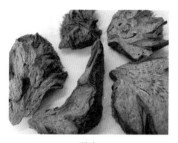

贯众

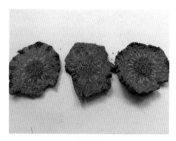

伪贯众

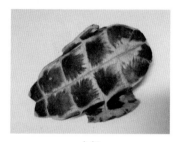

龟板

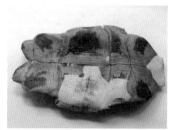

伪龟板

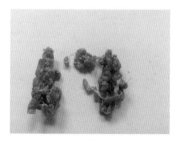

哈蟆油

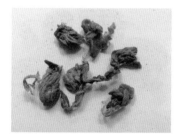

伪哈蟆油

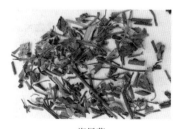

海风藤

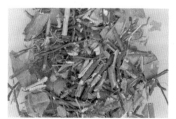

伪海风藤

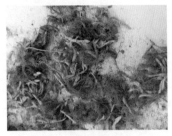

合欢花

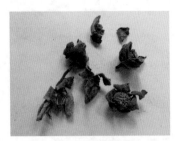

伪合欢花

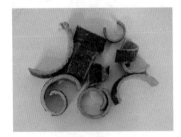

合欢皮

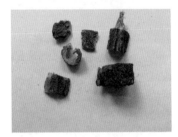

伪合欢皮

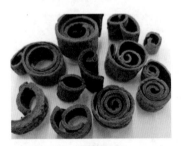

厚朴

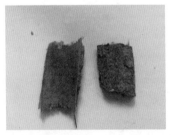

伪厚朴

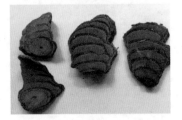

鸡血藤

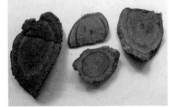

伪鸡血藤

连锁药店店员中药基础训练手册

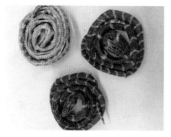

金钱白花蛇

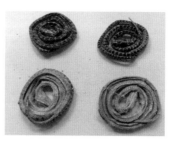

伪金钱白花蛇

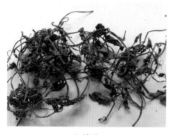

金钱草

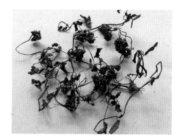

伪金钱草

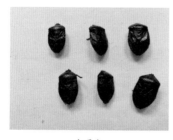

九香虫

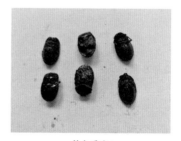

伪九香虫

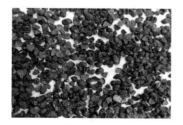

韭菜子

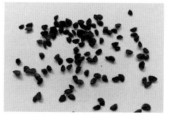

伪韭菜子

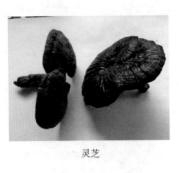

灵芝

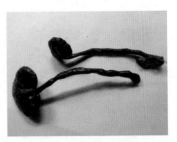

伪灵芝

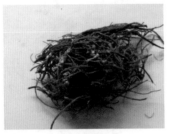

龙胆

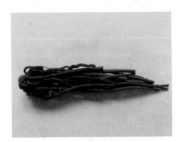

伪龙胆

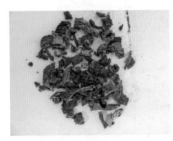

漏芦

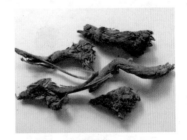

伪漏芦

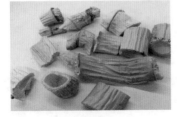

芦根

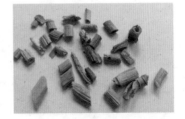

伪芦根

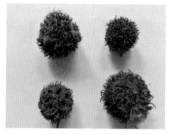

路路通

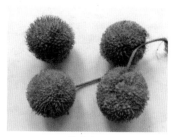

伪路路通

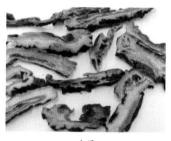

木瓜

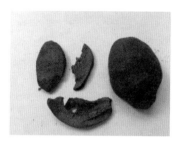

伪木瓜

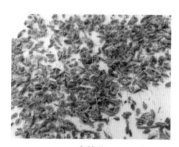

南鹤虱

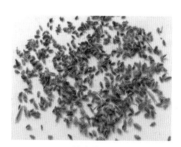

伪南鹤虱

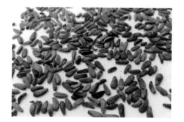

牛蒡子

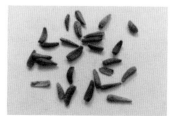

伪牛蒡子

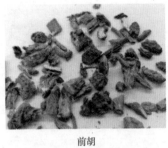
前胡

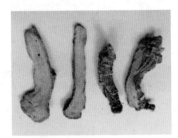
伪前胡

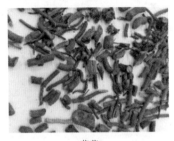
茜草

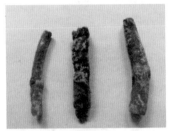
伪茜草

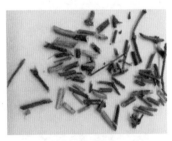
忍冬藤

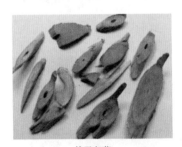
伪忍冬藤

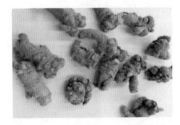
三七

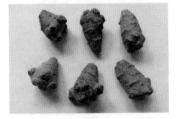
伪三七

连锁药店店员中药基础训练手册

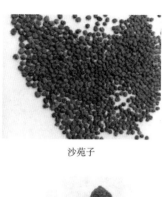
沙苑子

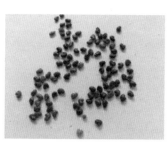
伪沙苑子

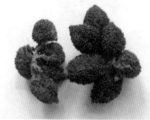
砂仁

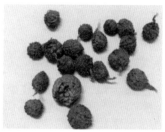
伪砂仁

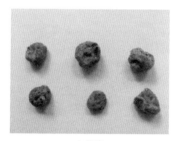
山慈菇

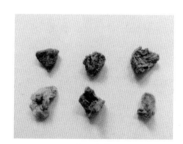
伪山慈菇

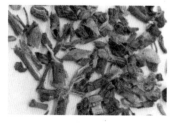
山豆根

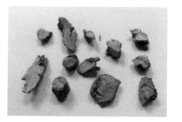
伪山豆根

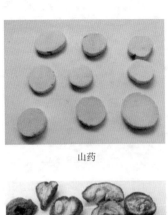

山药

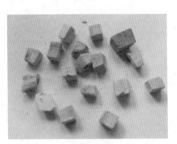

伪山药

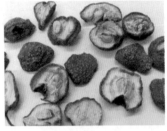

山楂

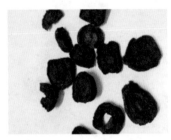

伪山楂

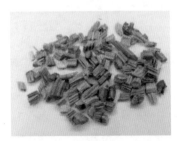

石斛

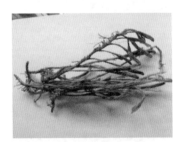

伪石斛

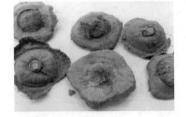

柿蒂

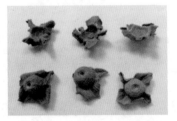

伪柿蒂

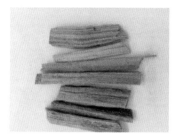

松节

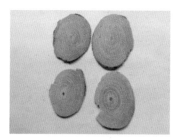

伪松节

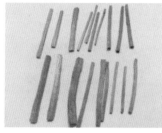

苏木

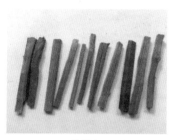

伪苏木

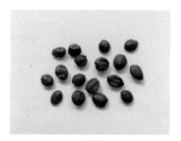

酸枣仁

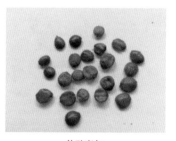

伪酸枣仁

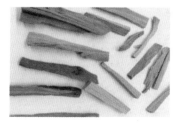

檀香

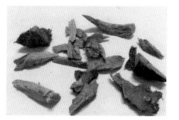

伪檀香

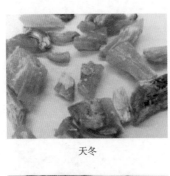

天冬

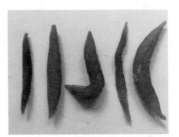

伪天冬

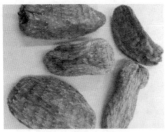

天麻

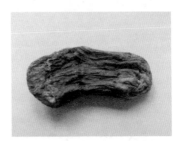

伪天麻

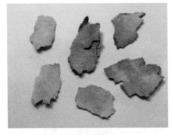

土茯苓

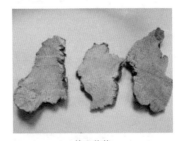

伪土茯苓

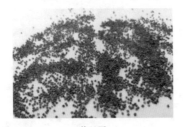

菟丝子

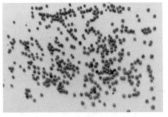

伪菟丝子

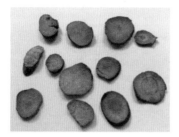

乌药

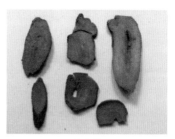

伪乌药

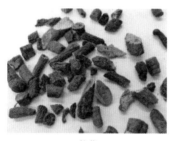

仙茅

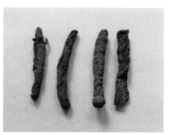

伪仙茅

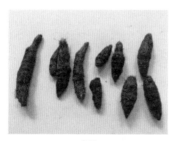

香附

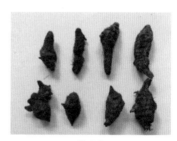

伪香附

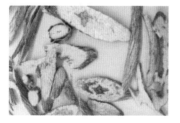

银柴胡

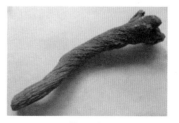

伪银柴胡

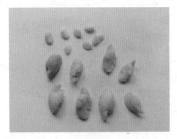

鱼脑石

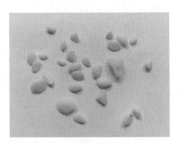

伪鱼脑石

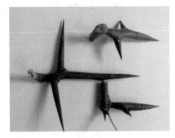

皂角刺

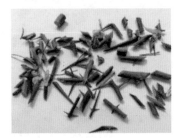

伪皂角刺

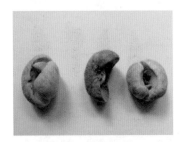

浙贝

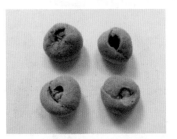

伪浙贝

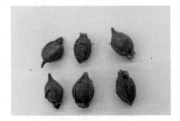

栀子

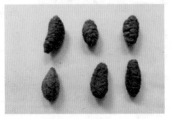

伪栀子

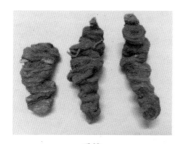

重楼

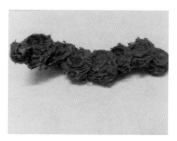

伪重楼

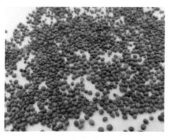

紫苏子

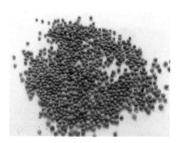

伪紫苏子

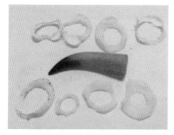

羚羊角

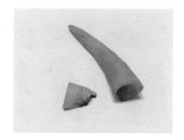

伪羚羊角

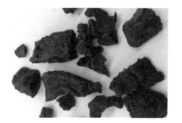

制何首乌

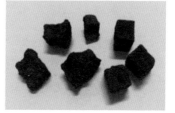

伪制何首乌

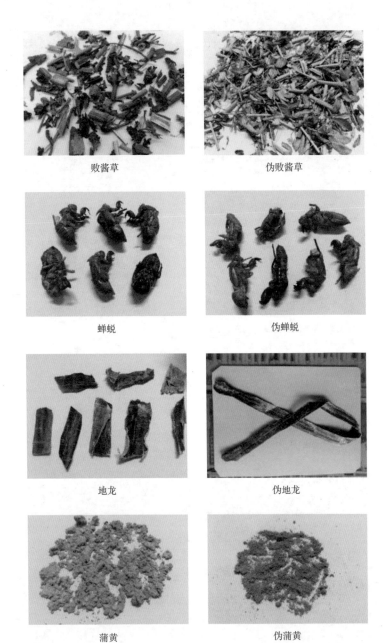

败酱草   伪败酱草

蝉蜕   伪蝉蜕

地龙   伪地龙

蒲黄   伪蒲黄

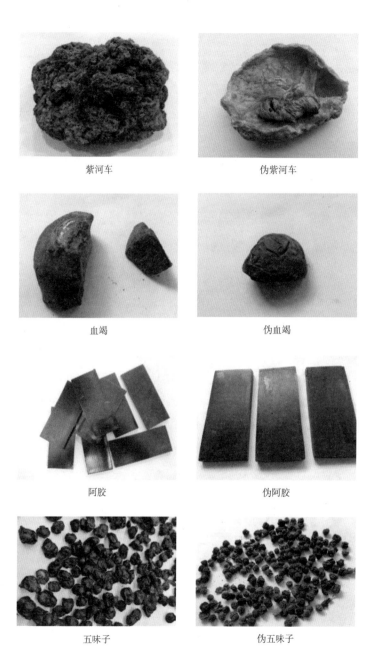

紫河车 伪紫河车

血竭 伪血竭

阿胶 伪阿胶

五味子 伪五味子

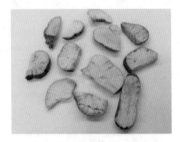

金果榄

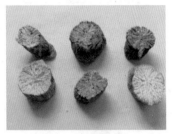

伪金果榄

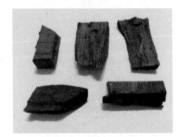

降香

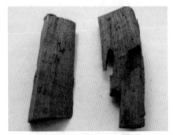

伪降香

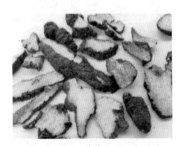

猪苓

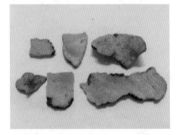

伪猪苓

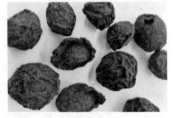

乌梅

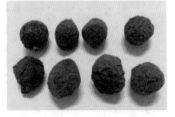

伪乌梅

连锁药店店员中药基础训练手册

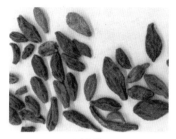

西青果

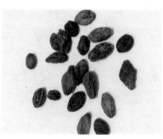

伪西青果

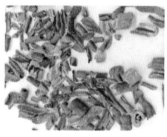

五加皮

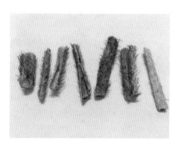

伪五加皮

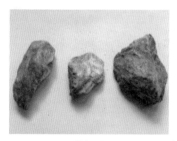

阳起石

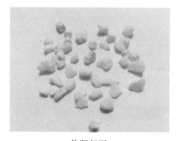

伪阳起石

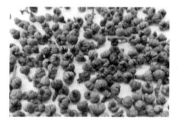

吴茱萸

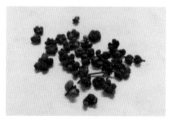

伪吴茱萸

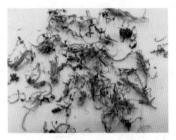

半边莲

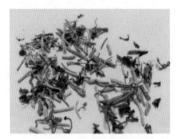

伪半边莲

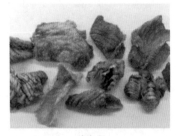

鸡内金

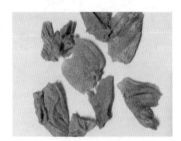

伪鸡内金

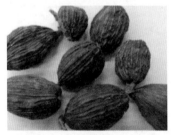

草果

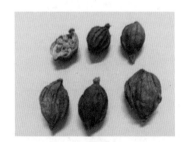

伪草果

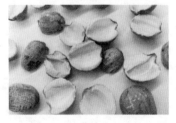

莲子

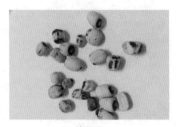

伪莲子

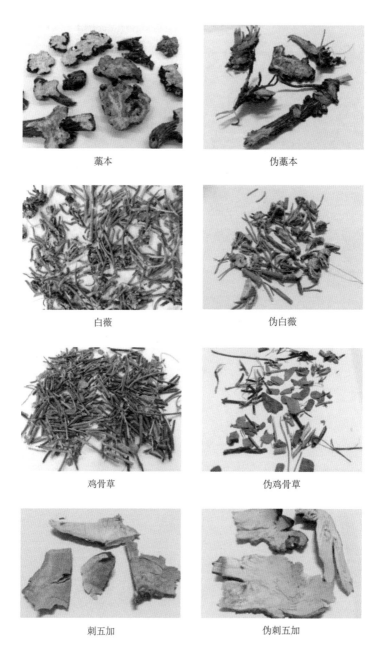

藁本

伪藁本

白薇

伪白薇

鸡骨草

伪鸡骨草

刺五加

伪刺五加

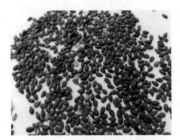
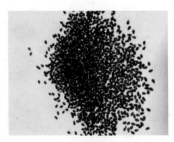

黑芝麻 　　　　　　　　　　　伪黑芝麻

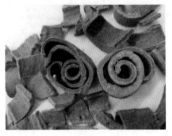
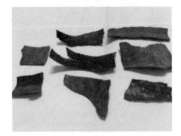

肉桂 　　　　　　　　　　　伪肉桂

附录二　审方中药师日常工作点检表

审方中药师:				年　　月　　日	
时间	工作内容	检查结果	后期跟进	备注	
每日工作					
中药饮片销售	1.中药斗正名正字	完成□未完成□			
	2.向顾客索取正规处方	完成□未完成□			
	3.核查处方前记、正文、后记是否规范	完成□未完成□			
	4.核查处方是否违反"十八反""十九畏"	完成□未完成□			
	5.对所调配的饮片质量负有监督的责任	完成□未完成□			
	6.签字:审方、复核、调配员在处方上签字确认	完成□未完成□			
	7.留存处方(原件/扫描件/照片)与处方药销售记录	完成□未完成□			
	8.审方系统及时点单	完成□未完成□			
每月工作					
每日抽查上月的中西成药处方	1.核查处方所列药品有无擅自更改或代用现象,处方中是否有配伍禁忌或超剂量	完成□未完成□			
	2.有配伍禁忌或超剂量的处方,是否经过处方医师更正或重新签字确认	完成□未完成□			
每日抽查上月的中药饮片调剂记录、销售记录、处方	1.核查处方所列药品有无擅自更改或代用现象,处方中是否有配伍禁忌或超剂量	完成□未完成□			
	2.有配伍禁忌或超剂量的处方,是否经过处方医师更正或重新签字确认	完成□未完成□			
	3.是否违反中药"十八反""十九畏"及符合妊娠禁忌要求	完成□未完成□			
	4.中药饮片特殊煎服方法是否在处方中注明	完成□未完成□			
资料整理	处方、处方药销售记录按月整理归档保存	完成□未完成□			

附录三 《中华人民共和国药典》（2020年版一部）注明"有大毒""有毒""有小毒"品种及剂量

有大毒					
序号	药味	剂量	序号	药味	剂量
1	川乌	炮制后用	6	巴豆霜	0.1 ~ 0.3 g
2	马钱子	0.3 ~ 0.6 g	7	红粉	外用
3	马钱子粉	0.3 ~ 0.6 g	8	闹羊花	0.6 ~ 1.5 g
4	天仙子	0.06 ~ 0.6 g	9	草乌	炮制后用
5	巴豆	外用	10	斑蝥	0.03 ~ 0.06 g

有毒					
序号	药味	剂量	序号	药味	剂量
1	三颗针	9 ~ 15 g	16	半夏	内服 3 ~ 9 g，多外用
2	干漆	2 ~ 5 g	17	朱砂	0.1 ~ 0.5 g
3	土荆皮	外用	18	华山参	0.1 ~ 0.2 g
4	山豆根	3 ~ 6 g	19	全蝎	3 ~ 6 g
5	千金子	1 ~ 2 g	20	芫花	1.5 ~ 3 g。醋芫花研末吞服，一次 0.6 ~ 0.9 g，一日一次。外用适量
6	千金子霜	0.5 ~ 1 g	21	苍耳子	3 ~ 10 g
7	制川乌	1.5 ~ 3 g	22	两头尖	1 ~ 3 g
8	天南星	外用	23	附子	3 ~ 15 g
9	制天南星	3 ~ 9 g	24	苦楝皮	3 ~ 6 g
10	木鳖子	0.9 ~ 1.2 g	25	金钱白花蛇	2 ~ 5 g，研粉吞服 1 ~ 1.5 g
11	甘遂	0.5 ~ 1.5 g	26	京大戟	1.5 ~ 3 g
12	仙茅	3 ~ 10 g	27	制草乌	1.5 ~ 3 g
13	白附子	3 ~ 6 g	28	牵牛子	3 ~ 6 g
14	白果	5 ~ 10 g	29	轻粉	外用适量；内服每次 0.1 ~ 0.2 g，一日 1 ~ 2 次
15	白屈菜	9 ~ 18 g	30	香加皮	3 ~ 6 g

续表

		有毒				
序号	药味	剂量	序号	药味	剂量	
31	洋金花	0.3 ~ 0.6 g	38	雄黄	0.05 ~ 0.1 g	
32	柴胡	3 ~ 10 g	39	蓖麻子	2 ~ 5 g	
33	臭灵丹草	9 ~ 15 g	40	蜈蚣	3 ~ 5 g	
34	狼毒	熬膏外敷	41	罂粟壳	3 ~ 6 g	
35	常山	5 ~ 9 g	42	蕲蛇	3 ~ 9 g; 研末吞服, 一次 1 ~ 1.5 g; 一日 2 ~ 3 次	
36	商陆	3 ~ 9 g	43	蟾酥	0.015 ~ 0.03 g	
37	硫黄	外用适量, 内服 1.5 ~ 3 g, 炮制后入丸散服			—	

		有小毒			
序号	药味	剂量	序号	药味	剂量
1	丁公藤	3 ~ 6 g	17	金铁锁	0.1 ~ 0.3 g
2	九里香	6 ~ 12 g	18	草乌叶	1 ~ 1.2 g
3	土鳖虫	3 ~ 10 g	19	南鹤虱	3 ~ 9 g
4	大皂角	1 ~ 1.5 g	20	鸦胆子	0.5 ~ 2 g
5	川楝子	5 ~ 10 g	21	重楼	3 ~ 9 g
6	小叶莲	3 ~ 9 g	22	急性子	3 ~ 5 g
7	飞扬草	6 ~ 9 g	23	蛇床子	3 ~ 10 g
8	水蛭	1 ~ 3 g	24	猪牙皂	1 ~ 1.5 g
9	艾叶	3 ~ 9 g	25	绵马贯众	4.5 ~ 9 g
10	北豆根	3 ~ 9 g	26	绵马贯众炭	5 ~ 10 g
11	地枫皮	6 ~ 9 g	27	紫萁贯众	5 ~ 9 g
12	红大戟	1.5 ~ 3 g	28	蒺藜	6 ~ 10 g
13	两面针	5 ~ 10 g	29	榼藤子	10 ~ 15 g
14	吴茱萸	2 ~ 5 g	30	鹤虱	3 ~ 9 g
15	苦木	枝 3 ~ 4.5 g; 叶 1 ~ 3 g	31	翼首草	1 ~ 3 g
16	苦杏仁	5 ~ 10 g			—

附录四 3类应特殊管理的中药品种（毒性中药、按麻醉药品管理的中药、实行批准文号管理的品种）

	毒性中药				
序号	药味	序号	药味	序号	药味
1	砒石（红砒、白砒）	11	生巴豆	21	生天仙子
2	砒霜	12	斑蝥	22	雪上一支蒿
3	水银	13	红娘虫	23	蟾酥
4	生马钱子	14	青娘虫	24	轻粉
5	生川乌	15	生甘遂	25	红粉
6	生草乌	16	生狼毒	26	雄黄
7	生附子	17	生藤黄	27	白降丹
8	生白附子	18	生千金子	28	红升丹
9	生半夏	19	洋金花		——
10	生南星	20	闹羊花		——

	按麻醉药品管理的中药饮片
序号	药味
1	罂粟壳

	批准文号管理品种				
序号	药味	序号	药味	序号	药味
1	冰片	10	芒硝	19	湘曲
2	人工牛黄	11	水牛角浓缩粉	20	鲜竹沥
3	龙血竭	12	松节油	21	龟甲胶
4	胆南星	13	金龙胆草浸膏	22	鹿角胶
5	滑石粉	14	樟脑	23	黄明胶
6	青黛	15	建曲	24	海龙胶
7	阿胶	16	蜂蜜	25	六神曲
8	石膏	17	人工麝香		
9	煅石膏	18	半夏曲		——

附录五　常用中药饮片通用斗谱

常用中药饮片通用斗谱

鬼箭羽 毛冬青	蟾皮 露蜂房	九香虫 露蜂房	椿皮 香椿皮	鸦胆子 鸦胆皮	荔枝核 橘核	预知子 刀豆子	苘麻子 马兜铃	山楂 桂子	红豆蔻 草豆蔻 砂仁	草河车	丁香 母丁香	藜芦 瓜蒂	贯众 常山	麻黄 雷丸	没食子 五倍子 石榴皮
穿山甲 王不留行	降香 苏木	凌霄花 凤仙花	小蓟 地榆	芫花 大蓟	大茴 小茴	玫瑰花 娑罗子	马兜铃	益智仁 覆盆子	高良姜 吴茱萸	地骨皮 银柴胡 胡黄连	花椒 椒目	漏芦 秦皮 白头翁	白前 白薇	龟甲 鳖甲	皂角刺 皂荚 长毛皂角 猪牙皂
三棱 莪术	土鳖虫 水蛭	全蝎 蜈蚣	儡盆 地龙	苍耳子 辛夷	香橼 佛手	甘松 合欢皮	乌药 香附	白附片 黑顺片	肉苁蓉 锁阳	山豆根 射干	干姜 炮姜	制南星 制白附	白芥子 紫苏子	昆布 海藻	石菖蒲 九节菖蒲
延胡索 郁金	姜黄 片姜黄	活血藤 鸡血藤	羌活 独活	苍术 地皮	枳实 枳壳	苍术 厚朴	川木香 云木香	太子参 扁豆	天冬 麦冬	生地 玄参	丹皮 赤芍	瓜蒌皮 瓜蒌子	桔梗 沙参 前胡	苦杏仁 百部	川木通 木通
川芎 丹参	细辛 白芷	麻黄 桂枝	荆芥 防风	化橘红 化皮	青皮 陈皮	神曲 山楂	山药 薏苡仁	白术 法半夏	黄精 玉竹	知母 花粉	连翘 栀子	浙贝母 土贝母	紫菀 款冬花	五加皮 香加皮	防己 雷公藤
红花 桃仁	荆芥 防风		柴胡 葛根	柴胡 葛根	青皮 陈皮	稻芽 麦芽	黄芪 党参	甘草 大枣	女贞子 桑椹子	黄芩 黄连	黄柏 苦参	生大黄 熟大黄	杜仲 续断	桑寄生 槲寄生	海风藤 络石藤 南蛇藤
川牛膝 怀牛膝	牛蒡子 薄荷		瞿麦 萹蓄	藿香 佩兰	大腹皮 槟榔	炒麦芽 鸡内金	芡实 莲子肉	侧柏叶 仙鹤草	栀子仁 郁李仁	茵陈蒿 青蒿	金钱草 广金钱草	桑枝 桑皮	木瓜 狗脊	制川乌 制草乌	石楠藤 天仙藤
紫草 刘寄奴	香薷 鹅不食草		萆薢 石韦	草薢 石韦	乌梅 山楂	墨旱莲	车前草 芦根	火麻仁 亚麻子	蒲黄 五灵脂	夜交藤 忍冬藤	冬瓜皮 冬瓜子	巴戟天 淫羊藿	蛇床子 地肤子	路路通 艾叶	豨莶草 臭梧桐
益母草 泽兰	紫苏叶	淡竹叶	木贼	灯心草 通草	白鲜皮 川楝皮	枇杷叶 竹茹		鱼腥草		桑叶 菊花		金银花 连翘		蒲公英 紫花地丁 野菊花	

中药饮片（种子、粉末等）瓷缸屉斗图谱表

芦荟	扁豆花	葛花	枳椇子	茼麻子	赤小豆	黑芝麻	韭菜子	浮小麦	粳米	黑豆	红曲	苍耳子	蕤仁	使君子	南瓜子	雷丸粉	胆南星	半夏曲
自然铜	磠石	大豆黄卷	稽豆衣	莱菔子	千金子霜	瓜蒌霜	胡芦巴	兔丝子	沙苑子	楮实子	紫苏子	葶苈子	青葙子	车前子	南天仙子	松花粉	茺蔚子	海金沙
没药	乳香	寒水石	芒硝	玄明粉	煅石膏	生石膏	生龙骨	煅龙骨	生牡蛎	煅牡蛎	生石决明	煅石决明	珍珠母粉	珍珠粉	硫黄	白石英	阳起石	阴起石
肉蔻霜	天竺黄	鹿角霜	望月砂	夜明砂	青黛	滑石粉	赤石脂粉	磁石粉	赭石粉	蛇含石粉	禹余粮粉	蛤壳	密陀僧粉	炙甘草	炙黄芪	炙远志	冬瓜皮	枇杷叶

中药饮片（贵细药）瓷罐屉斗图谱表

鹿胶	龟胶	阿胶	海龙	天麻	海马	珍珠	玛瑙	麝香
羚羊角	西洋参	红参	晒参	白参	糖参	参须	鹿茸	鹿筋
紫河车	肉桂粉	沉香粉	金钱白花蛇	冬虫夏草	蕲蛇	松贝母	西红花	牛黄
血竭	冰片	胖大海	安息香	苏合香	三七	枸杞子	熊胆粉	海狗肾

中药饮片（炭药）屉斗图谱表

乌梅炭	焦槟榔	黄柏炭	银花炭	黄芩炭	栀子炭	焦栀子	槐花炭
地榆炭	小蓟炭	大黄炭	蒲黄炭	艾叶炭	棕榈炭	血余炭	百草霜
侧柏炭	大蓟炭	藕节炭	荆芥炭	茅根炭	芥穗炭		

图书在版编目（CIP）数据

连锁药店店员中药基础训练手册 / 谢子龙，殷旭主编.
-- 长沙：湖南科学技术出版社，2020.8
　　ISBN 978-7-5357-9890-9

　　Ⅰ．①连… Ⅱ．①谢… ②殷… Ⅲ．①中药学－手册
Ⅳ．①R28-62

中国版本图书馆CIP数据核字(2020)第022225号

连锁药店店员中药基础训练手册
主　　审：刘绍贵　饶　健
主　　编：谢子龙　殷　旭
责任编辑：李　忠　姜　岚
出版发行：湖南科学技术出版社
社　　址：长沙市湘雅路276号
　　　　　http://www.hnstp.com
邮购联系：本社直销科　0731-84375808
印　　刷：长沙新湘诚印刷有限公司
　　　　　（印装质量问题请直接与本厂联系）
厂　　址：长沙市开福区伍家岭新码头95号
邮　　编：410008
版　　次：2020年8月第1版
印　　次：2020年8月第1次印刷
开　　本：850mm×1168mm　1/32
印　　张：10
字　　数：495千字
书　　号：ISBN 978-7-5357-9890-9
定　　价：58.00元